全国中医药行业高等教育"十四五"规划教材

全国高等中医药院校规划教材（第十一版）

中医耳鼻咽喉科学

（新世纪第五版）

（供中医学、针灸推拿学等专业用）

主编 刘蓬

中国中医药出版社

·北京·

图书在版编目（CIP）数据

中医耳鼻咽喉科学 / 刘蓬主编 . —5 版 . —北京：
中国中医药出版社，2021.6（2025.4 重印）
全国中医药行业高等教育"十四五"规划教材
ISBN 978–7–5132–6811–0

Ⅰ .①中… Ⅱ .①刘… Ⅲ .①中医五官科学—耳鼻咽
喉科学—中医学院—教材 Ⅳ .① R276.1

中国版本图书馆 CIP 数据核字（2021）第 052706 号

融合出版数字化资源服务说明

全国中医药行业高等教育"十四五"规划教材为融合教材，各教材相关数字化资源（电子教材、PPT 课件、视频、复习思考题等）在全国中医药行业教育云平台"医开讲"发布。

资源访问说明

扫描右方二维码下载"医开讲 APP"或到"医开讲网站"（网址：www.e-lesson.cn）注册登录，输入封底"序列号"进行账号绑定后即可访问相关数字化资源（注意：序列号只可绑定一个账号，为避免不必要的损失，请您刮开序列号立即进行账号绑定激活）。

资源下载说明

本书有配套 PPT 课件，供教师下载使用，请到"医开讲网站"（网址：www.e-lesson.cn）认证教师身份后，搜索书名进入具体图书页面实现下载。

中国中医药出版社出版

北京经济技术开发区科创十三街 31 号院二区 8 号楼
邮政编码　100176
传真　010–64405721
廊坊市佳艺印务有限公司印刷
各地新华书店经销

开本 889×1194　1/16　印张 12　彩插 0.75　字数 336 千字
2021 年 6 月第 5 版　2025 年 4 月第 5 次印刷
书号　ISBN 978–7–5132–6811–0

定价　49.00 元
网址　www.cptcm.com

服 务 热 线　010–64405510　　微信服务号　zgzyycbs
购 书 热 线　010–89535836　　微商城网址　https://kdt.im/LIdUGr
维 权 打 假　010–64405753　　天猫旗舰店网址　https://zgzyycbs.tmall.com

如有印装质量问题请与本社出版部联系（010–64405510）

匡海学（黑龙江中医药大学教授、教育部高等学校中药学类专业教学指导委员会主任委员）

吕志平（南方医科大学教授、全国名中医）

吕晓东（辽宁中医药大学党委书记）

朱卫丰（江西中医药大学校长）

朱兆云（云南中医药大学教授、中国工程院院士）

刘　良（广州中医药大学教授、中国工程院院士）

刘松林（湖北中医药大学校长）

刘叔文（南方医科大学副校长）

刘清泉（首都医科大学附属北京中医医院院长）

李可建（山东中医药大学校长）

李灿东（福建中医药大学校长）

杨　柱（贵州中医药大学党委书记）

杨晓航（陕西中医药大学校长）

肖　伟（南京中医药大学教授、中国工程院院士）

吴以岭（河北中医药大学名誉校长、中国工程院院士）

余曙光（成都中医药大学校长）

谷晓红（北京中医药大学教授、教育部高等学校中医学类专业教学指导委员会主任委员）

冷向阳（长春中医药大学校长）

张忠德（广东省中医院院长）

陆付耳（华中科技大学同济医学院教授）

阿吉艾克拜尔·艾萨（新疆医科大学校长）

陈　忠（浙江中医药大学校长）

陈凯先（中国科学院上海药物研究所研究员、中国科学院院士）

陈香美（解放军总医院教授、中国工程院院士）

易刚强（湖南中医药大学校长）

季　光（上海中医药大学校长）

周建军（重庆中医药学院院长）

赵继荣（甘肃中医药大学校长）

郝慧琴（山西中医药大学党委书记）

胡　刚（江苏省政协副主席、南京中医药大学教授）

侯卫伟（中国中医药出版社有限公司董事长）

姚　春（广西中医药大学校长）

徐安龙（北京中医药大学校长、教育部高等学校中西医结合类专业教学指导委员会主任委员）

高秀梅（天津中医药大学校长）

高维娟（河北中医药大学校长）

郭宏伟（黑龙江中医药大学校长）

唐志书（中国中医科学院副院长、研究生院院长）

彭代银（安徽中医药大学校长）

董竞成（复旦大学中西医结合研究院院长）

韩晶岩（北京大学医学部基础医学院中西医结合教研室主任）

程海波（南京中医药大学校长）

鲁海文（内蒙古医科大学副校长）

翟理祥（广东药科大学校长）

秘书长（兼）

陆建伟（国家中医药管理局人事教育司司长）

侯卫伟（中国中医药出版社有限公司董事长）

办公室主任

周景玉（国家中医药管理局人事教育司副司长）

李秀明（中国中医药出版社有限公司总编辑）

办公室成员

陈令轩（国家中医药管理局人事教育司综合协调处处长）

李占永（中国中医药出版社有限公司副总编辑）

张峘宇（中国中医药出版社有限公司副总经理）

芮立新（中国中医药出版社有限公司副总编辑）

沈承玲（中国中医药出版社有限公司教材中心主任）

编审专家组

全国中医药行业高等教育"十四五"规划教材
全国高等中医药院校规划教材（第十一版）

组　长

余艳红（国家卫生健康委员会党组成员，国家中医药管理局党组书记、局长）

副组长

张伯礼（天津中医药大学教授、中国工程院院士、国医大师）

秦怀金（国家中医药管理局副局长、党组成员）

组　员

陆建伟（国家中医药管理局人事教育司司长）

严世芸（上海中医药大学教授、国医大师）

吴勉华（南京中医药大学教授）

匡海学（黑龙江中医药大学教授）

刘红宁（江西中医药大学教授）

翟双庆（北京中医药大学教授）

胡鸿毅（上海中医药大学教授）

余曙光（成都中医药大学教授）

周桂桐（天津中医药大学教授）

石　岩（辽宁中医药大学教授）

黄必胜（湖北中医药大学教授）

前 言

为全面贯彻《中共中央 国务院关于促进中医药传承创新发展的意见》和全国中医药大会精神，落实《国务院办公厅关于加快医学教育创新发展的指导意见》《教育部 国家卫生健康委 国家中医药管理局关于深化医教协同进一步推动中医药教育改革与高质量发展的实施意见》，紧密对接新医科建设对中医药教育改革的新要求和中医药传承创新发展对人才培养的新需求，国家中医药管理局教材办公室（以下简称"教材办"）、中国中医药出版社在国家中医药管理局领导下，在教育部高等学校中医学类、中药学类、中西医结合类专业教学指导委员会及全国中医药行业高等教育规划教材专家指导委员会指导下，对全国中医药行业高等教育"十三五"规划教材进行综合评价，研究制定《全国中医药行业高等教育"十四五"规划教材建设方案》，并全面组织实施。鉴于全国中医药行业主管部门主持编写的全国高等中医药院校规划教材目前已出版十版，为体现其系统性和传承性，本套教材称为第十一版。

本套教材建设，坚持问题导向、目标导向、需求导向，结合"十三五"规划教材综合评价中发现的问题和收集的意见建议，对教材建设知识体系、结构安排等进行系统整体优化，进一步加强顶层设计和组织管理，坚持立德树人根本任务，力求构建适应中医药教育教学改革需求的教材体系，更好地服务院校人才培养和学科专业建设，促进中医药教育创新发展。

本套教材建设过程中，教材办聘请中医学、中药学、针灸推拿学三个专业的权威专家组成编审专家组，参与主编确定，提出指导意见，审查编写质量。特别是对核心示范教材建设加强了组织管理，成立了专门评价专家组，全程指导教材建设，确保教材质量。

本套教材具有以下特点：

1.坚持立德树人，融入课程思政内容

将党的二十大精神进教材，把立德树人贯穿教材建设全过程、各方面，体现课程思政建设新要求，发挥中医药文化育人优势，促进中医药人文教育与专业教育有机融合，指导学生树立正确世界观、人生观、价值观，帮助学生立大志、明大德、成大才、担大任，坚定信念信心，努力成为堪当民族复兴重任的时代新人。

2.优化知识结构，强化中医思维培养

在"十三五"规划教材知识架构基础上，进一步整合优化学科知识结构体系，减少不同学科教材间相同知识内容交叉重复，增强教材知识结构的系统性、完整性。强化中医思维培养，突出中医思维在教材编写中的主导作用，注重中医经典内容编写，在《内经》《伤寒论》等经典课程中更加突出重点，同时更加强化经典与临床的融合，增强中医经典的临床运用，帮助学生筑牢中医经典基础，逐步形成中医思维。

3.突出"三基五性",注重内容严谨准确

坚持"以本为本",更加突出教材的"三基五性",即基本知识、基本理论、基本技能,思想性、科学性、先进性、启发性、适用性。注重名词术语统一,概念准确,表述科学严谨,知识点结合完备,内容精炼完整。教材编写综合考虑学科的分化、交叉,既充分体现不同学科自身特点,又注意各学科之间的有机衔接;注重理论与临床实践结合,与医师规范化培训、医师资格考试接轨。

4.强化精品意识,建设行业示范教材

遴选行业权威专家,吸纳一线优秀教师,组建经验丰富、专业精湛、治学严谨、作风扎实的高水平编写团队,将精品意识和质量意识贯穿教材建设始终,严格编审把关,确保教材编写质量。特别是对32门核心示范教材建设,更加强调知识体系架构建设,紧密结合国家精品课程、一流学科、一流专业建设,提高编写标准和要求,着力推出一批高质量的核心示范教材。

5.加强数字化建设,丰富拓展教材内容

为适应新型出版业态,充分借助现代信息技术,在纸质教材基础上,强化数字化教材开发建设,对全国中医药行业教育云平台"医开讲"进行了升级改造,融入了更多更实用的数字化教学素材,如精品视频、复习思考题、AR/VR等,对纸质教材内容进行拓展和延伸,更好地服务教师线上教学和学生线下自主学习,满足中医药教育教学需要。

本套教材的建设,凝聚了全国中医药行业高等教育工作者的集体智慧,体现了中医药行业齐心协力、求真务实、精益求精的工作作风,谨此向有关单位和个人致以衷心的感谢!

尽管所有组织者与编写者竭尽心智,精益求精,本套教材仍有进一步提升空间,敬请广大师生提出宝贵意见和建议,以便不断修订完善。

国家中医药管理局教材办公室

中国中医药出版社有限公司

2023年6月

编写说明

　　《中医耳鼻咽喉科学》是根据2021年2月在北京召开的全国中医药行业高等教育"十四五"规划教材主编会议精神，由全国26所高等中医药院校教师集体编写而成，供高等中医药院校中医、针灸推拿等专业使用。

　　本教材在编写过程中参考历版全国规划教材，重点吸收了比较成熟的第2版规划教材《中医喉科学讲义》、第5版规划教材《中医耳鼻喉科学》及全国中医药行业高等教育"十一五"规划教材《中医耳鼻咽喉科学》的优点，在全国中医药行业高等教育"十三五"规划教材《中医耳鼻咽喉科学》基础上进行了修订。本教材具有以下几个特点：①学科范围明确。中医耳鼻咽喉科学的研究范围包括耳、鼻、咽喉及口齿等几个部位的生理、病理及常见疾病的中医药防治。根据中医传统，"咽喉"有狭义和广义两种含义：狭义者，"咽"与"喉"分别有各自的含义和功能；广义者，以"喉"泛指咽喉及口齿。本教材中的"咽喉"两种含义兼而有之，在各论中咽喉口部常见疾病集中在一章中进行编写。②篇幅适当。根据教材使用对象为非耳鼻喉科专业的中医本科生及不超过60学时的教学时数，精选教学内容，文字精练。③中医特色突出。教材所选疾病大多为中医治疗较有优势或有学科特色的病种，根据中医对疾病的命名及定义原则对每种中医病名的定义进行了规范，使其内涵和外延明确，概念清晰，避免与西医的疾病进行简单的一一对应。④编写体例突出中医思维。根据中医教学实际，将"诊断与鉴别"放在概述之下，使学生更容易明白中医疾病的定义与诊断之间的相互联系。⑤融入课程思政内容，体现教材服务于教育"立德树人"的根本任务。

　　本教材分总论与各论两大部分。总论系中医耳鼻咽喉科学的基础理论，其中包含三个小单元的知识：第一个小单元为第一章绪论，介绍中医耳鼻咽喉科学的定义及特点，并简要介绍本学科的发展历史；第二个小单元为第二章耳鼻咽喉的结构与功能、第三章耳鼻咽喉科常用检查法，介绍耳鼻咽喉口齿局部的基本结构、功能及临床上检查这些结构与功能的方法；第三个小单元包括第四章耳鼻咽喉与脏腑经络的关系、第五章耳鼻咽喉疾病的病因病机概要、第六章耳鼻咽喉疾病的治疗概要，是从中医整体角度认识耳鼻咽喉口齿局部的生理、病理变化以及内外兼治的治疗特色与方法。各论分别介绍耳部、鼻部、咽喉口部常见疾病，由于各部的肿瘤在病因病机与辨证论治上具有一些共性，为方便教学，将各部的肿瘤单独列为一章集中进行介绍。每种疾病分概述、诊断与鉴别、病因病机、辨证及治疗、预防与调护、预后及转归等栏目，主要围绕"是什么""为什么""怎么办"三个问题展开论述。其中概述、诊断与鉴别两个栏目主要回答该疾病"是什么"；病因病机主要回答"为什么"患病；辨证及治疗、预防与调护、预后及转归三个栏目主要回答"怎么办"。部分重点疾病之后设置了知识拓展，简要介绍一些与前述主要内容密切相关的课外小知识，以拓宽视野。书后附有耳鼻咽喉口齿结构名词解释、常用方剂，供师生查阅参考。

本教材在主编的主持下，由27位编委会成员分工进行编写：其中第一章由刘蓬、谢强编写；第二章由何伟平、冷辉、黄小瑾、周凌、刘蓬编写；第三章由周凌、冷辉、谢慧、黄小瑾、刘蓬编写；第四章由刘蓬、周凌、黄小瑾、谢强编写；第五章由谯凤英、谢强编写；第六章由谢强、谢慧、王仁忠、刘蓬、孙永东编写；第七章由刘蓬、何伟平、谢慧、冷辉、谯凤英、毋桂花、郭树繁、陈宇、张治成、秦琼、唐旭霞、滕磊编写；第八章由周凌、花君霞、马华安、王贤文、孙永东、韩梅、彭凌艳、杨荣刚、王仁忠、刘蓬编写；第九章由谢强、王仁忠、张勉、韩梅、王贤文、花君霞、闫占峰、陈宇、郭树繁、黄小瑾、刘蓬编写；第十章由朱露美、刘蓬、谢慧编写；附录一由刘蓬、白丽君编写；附录二由何伟平、白丽君、谢慧编写。本教材融合出版数字化资源编创工作由刘蓬、谢慧主持，全体编委参与编写。初稿编写后由副主编分工审阅、修改，最后由主编统一修改、审定。在编写过程中，召开了两次编写会议集中讨论。广州中医药大学王士贞教授作为本教材的主审参加了两次会议，并系统审阅了全书。

在教材编写过程中，得到编写者所在院校的大力支持，在此一并表示感谢。

由于本教材编写时间较为仓促，加之编写者工作繁忙，学识及水平有限，因此书中缺点、错误在所难免，恳请各院校师生在使用过程中提出宝贵意见，以便今后进一步修订、完善。

《中医耳鼻咽喉科学》编委会

2021年5月

目 录

各 论

总　论

扫一扫，查阅本章数字资源，含PPT、音视频、图片等

一、中医耳鼻咽喉科学的定义和特点

中医耳鼻咽喉科学是运用中医基本理论和中医思维方法研究人体耳、鼻、咽喉及口齿的生理、病理及其疾病防治规律的一门临床学科。

中医学认为，人体是一个有机的整体，耳、鼻、咽喉及口齿虽位居人体头颈部，为外在的独立器官，但其通过经络的沟通与内在的五脏六腑发生着密切的联系。由于耳、鼻、咽喉及口齿具有孔小洞深的特点，必须借助于专科器械才能观察，这一切决定了中医耳鼻咽喉科学既有中医学的共同特点，又具有自己的专科特点：它以中医整体观念为指导思想，以脏腑经络学说为理论基础，吸取了部分现代的诊疗技术，临床上强调局部与整体相结合，辨病与辨证相结合，内治与外治相结合，治疗与调养相结合。因此，学习中医耳鼻咽喉科学，必须具备扎实的中医理论基础，同时，还必须具备中医内科学和外科学等相关学科的知识。

二、中医耳鼻咽喉科学发展简史

中医耳鼻咽喉科学是一门古老而新兴的学科。

夏商时期（公元前 21 世纪—前 1046 年），人们对耳鼻咽喉口齿的生理和疾病已有了初步的认识，如在殷墟甲骨文中就有"疾耳""疾言""贞旨自疾"（"自"，即鼻之意），及"贞病舌""贞病口"等记载。从文字结构及其意义上看，当时已经知道耳听声音、鼻嗅气味的功能，并有耳鼻咽喉口齿病证的初步记录。牙齿的疾病也有记载，如"🦷"字，即表示牙齿上的窟窿，或牙齿被蛀空有洞，类似后世所称的龋病，这应该是世界上关于龋齿的最早记载，较之古代埃及、印度、希腊等地的类似记载早数百年至一千年。

西周时期（公元前 1046—前 770 年），人们在生活实践中已认识到疾病与自然环境和气候异常变化的密切关系，如《礼记·月令》记载的"季秋行夏令，则其国大水，冬藏殃败，民多鼽嚏"，认为气候的异常变化是鼽嚏发病的重要原因。

春秋战国时期（公元前 770—前 221 年）是中国文化的轴心时期，出现了"诸子蜂起，百家争鸣"的局面，对后世影响深远的文化经典大多出自这一时期，医药方面亦不例外，这些经典中记载了不少耳鼻咽喉口齿疾病的防治经验。如《山海经》中载有元龟、白鹈等多种防治耳病、喉病的药物。《左传·僖公二十四年》提出"耳不听五声之和为聋"，这是关于耳聋的最早定义。1973 年长沙马王堆出土的帛书《五十二病方》是我国现存最早的医籍之一（成书于公元前 6 世纪至公元前 4 世纪），其中涉及耳鼻咽喉口齿方面的内容有多处，如聋、耳疆（耳廓冻伤）、鼻衄、鼻抉（鼻损伤）、嗌痛等，还涉及有关耳鼻咽喉口齿的生理、病理和医方。这一时期产生了

系统总结医学实践经验的巨著《黄帝内经》（以下简称《内经》），它奠定了中医学的理论基础，其中关于耳鼻咽喉口齿方面的论述亦是相当丰富的。它首次提出：五官是五脏的外窍，五脏通过经络联系将五官与全身连为一个整体。如《灵枢·五阅五使》指出："鼻者，肺之官也；目者，肝之官也；口唇者，脾之官也；舌者，心之官也；耳者，肾之官也。"《灵枢·脉度》谓："肺气通于鼻，肺和则鼻能知香臭矣；心气通于舌，心和则舌能知五味矣……肾气通于耳，肾和则耳能闻五音矣。"脏腑的病理变化，可循经反映于五官，因此五官的功能活动在一定程度上反映了五脏的生理功能和病理变化，如《灵枢·本神》谓"肺气虚，则鼻塞不利，少气"，《素问·气厥论》谓"胆移热于脑，则辛频鼻渊，鼻渊者，浊涕下不止也"。《内经》中所记载的耳鼻咽喉口齿病证有多种，并总结了一系列重要的治疗原则和方法，还记载了不少针刺治疗耳鼻咽喉口齿疾病的方法。如《灵枢·刺节真邪》谓："刺邪，以手坚按其两鼻窍，而疾偃，其声必应于针也。"这是类似咽鼓管自行吹张法的最早记载。《内经》中的脏腑与官窍相关学说及有关耳鼻咽喉口齿生理病理的论述为后世耳鼻咽喉口齿科学的发展奠定了坚实的理论基础。《难经》在《内经》的基础上，对耳、鼻、咽喉、口齿等部位的解剖也进行了全面而详细的论述，尤其是对咽喉的解剖做了进一步补充。《神农本草经》是我国现存最早的药物学专著，载药 365 种，其中论及治疗耳鼻咽喉口齿疾病的药物 50 余种，这些药物大多沿用至今。《史记·扁鹊仓公列传》谓："（扁鹊）过雒阳，闻周人爱老人，即为耳目痹医。"因此，生活于春秋战国时期的名医扁鹊可称为世界上最早的五官科医生。

秦汉时期（公元前 221—公元 220 年），医学分为九科，其中有口齿科，咽喉科也包括在内。《淮南子·氾论训》记载："喉中有病，无害于息，不可凿也。"说明当时已有外治方法治疗喉病，且有严格的适应证和禁忌证。张仲景著《伤寒杂病论》，以六经论伤寒，以脏腑论杂病，创立了包括理、法、方、药在内的辨证论治体系，对耳鼻咽喉口齿疾病的治疗也有很大的影响。如《伤寒论》对少阴咽痛证进行辨证论治，运用猪肤汤、甘草汤、桔梗汤、苦酒汤、半夏散及汤等不同方药治疗不同的咽喉病，确有成效，成为后人治疗咽喉诸病的常用方法。《金匮要略》最先描述"妇人咽中如有炙脔"一症，即后世所称"梅核气"，所创立的半夏厚朴汤一直沿用至今。又如《金匮要略》中有用皂荚末吹入鼻内及用薤汁灌入鼻内或耳中以抢救危重病患者的方法，可以说是吹鼻法、滴鼻法及滴耳法的最早记载。

魏晋南北朝时期（220—581 年），葛洪所著的《肘后备急方》记载了百虫入耳及气道异物、食道异物之处理方法，例如用韭菜取食道鱼骨等，还提出了用药液（或药末）滴耳治疗耳部疾病。皇甫谧所著之《针灸甲乙经》对于耳鼻咽喉口齿疾病的针灸治疗也有不少记载。这一时期首次有了关于拔牙术的记载，如《晋书·温峤传》说："峤先有齿疾，至是拔之。"唇裂及其修补术在这一时期也有了记载，如《晋书·魏泳之传》记载："魏泳之生而兔缺，年十八……医曰：可割而补之，但须百日进粥，不得笑话……泳之遂闭口不语，唯食薄粥……及瘥。"牙齿的卫生保健也得到高度的重视，并提出了一些有效的方法和方药。南北朝时期的文学家刘峻在《类苑》中记载用猪牙皂角、生姜、升麻、地黄、墨旱莲、槐角子、细辛、荷叶、青盐等烧煅研熬，用以揩牙，可使牙齿牢固。

隋唐时期（581—907 年），巢元方等所著之《诸病源候论》，设专卷论述耳鼻咽喉口齿疾病之病因，并注意到小儿的生理特点，对小儿耳鼻咽喉口齿疾病设专卷论述，全书论及耳鼻咽喉口齿疾病 130 余候，共 40 余种疾病，特别提出了脓耳误治或失治所致之脓耳变证等危候。624 年由唐政府设立的太医署是世界上最早的医学校，分医学部和药学部，医学部分医科、针科、按摩科和咒禁科四大科，医科下分体疗、疮肿、少小、耳目口齿、角法 5 个专业，可见当时"耳目口齿"（类今之五官科）已开始形成一个独立的专科，这在耳鼻咽喉科学的发展史上是一件大事。孙思邈在所著之《备急千金要方》《千金翼方》中将鼻、口、舌、唇、齿、喉、耳病归为七窍病，收集治法甚多，列方291首，列有通九窍药及治疗衄血、耳聋、口干舌燥药等；除内治外，还广泛地采用药物外治、手术、针灸、砭法、导引、食疗等，如提出用烧灼法治疗咽喉疾病。王焘所著之《外台秘要》中记载的治疗耳鼻咽喉口齿疾病方药不下400首，其中提到用杨柳枝蘸药揩齿法，"每朝杨柳枝咬头软，点取药揩齿，香而光亮"，这大概是世界上关于刷牙的最早记载。

两宋时期（960—1279年），医学设十三科，其中有口齿兼咽喉科。由政府所主持编撰的《太平圣惠方》《圣济总录》《太平惠民和剂局方》等对耳鼻咽喉口齿疾病的治疗均有十分丰富的记载。其中《太平圣惠方》记载耳鼻咽喉口齿内容共4卷。《圣济总录》将咽与喉分属不同之脏腑："咽门者，胃气之道路；喉咙者，肺气之往来。一身之中，气之升降出入，莫急乎是。"其耳鼻咽喉口齿内容达12卷，颇类一部耳鼻咽喉口齿专科书。陈无择《三因极一病证方论》对耳鼻咽喉口齿疾病发生的内外因素也有详尽的论述。《苏沈良方》是继《难经》之后又一篇详细记载了咽喉解剖的文献。沈括所著之《梦溪笔谈》记载："世人以竹木牙骨之类为叫子，置入喉中，吹之能作人言，谓之颡叫子。尝有病瘩者，为人所苦，烦冤无以自言，所讼者试取叫子，令颡之作声，如傀儡子，粗能辨其一二，其冤获申。"其颡叫子，颇类今之人工喉。严用和《济生方》中所载之苍耳子散，至今仍广泛用于治疗鼻科疾病。

金元时期（1115—1368年），口齿科与咽喉科分开。张从正《儒门事亲》对于咽、喉及会厌的功能进行了生动的描述："咽与喉，会厌与舌，此四者同在一门……会厌与喉，上下以司开阖，食下则吸而掩，气上则呼而出，是以舌抵上腭，则会厌能闭其咽矣。四者相交为用，阙一则饮食废而死矣。"其记载之用纸卷成筒，放入口内，再用筷子缚小钩取异物的方法，已具今之内腔镜下取异物之雏形。刘完素《素问玄机原病式》对鼻鼽进行了明确的解释，认为"鼽者，鼻出清涕也"，同时刘完素在《素问病机气宜保命集》中还提出了"耳聋治肺"的观点，对后世有很深的影响。朱丹溪所著《丹溪心法》对眩晕发作时的症状进行了生动的描述："眩者，言其黑运转旋，其状目闭眼暗，身转耳鸣，如立舟船之上，起则欲倒。"对其病因病机则提出"无痰不作眩"的观点。该书还首次提出用棉签清洗外耳道再用药之方法："棉缠竹签拭耳，换棉蘸药入耳。"李东垣提出的益气升阳法，为耳鼻咽喉口齿疾病的内治法提供了一个全新的思路。窦材所辑《扁鹊心书》及窦汉卿著《疮疡全书》有用切开排脓的方法治疗咽喉脓肿及牙痛的记载。《洪氏集验方》记载了应用压迫颈外动脉以止鼻衄的方法。《世医得效方》把过去有关口齿咽喉病的理论和效方进行了一次删芜存精的大整理，并将《儒门事亲》首创的"喉风八证"补充为"喉风十八证"，对后世关于喉风的分类有很大影响。

明代（1368—1644年），薛己编撰的《口齿类要》是现存的咽喉口齿科专书中最早的一本，书中论述了茧唇、口疮、齿痛、舌症、喉痹、喉痛、骨鲠等多种常见的咽喉口齿疾病，并附若干验案，强调咽喉口齿疾病应从整体上进行论治，因此所载60多首方剂多供内服。《解围元薮》是关于喉麻风的第一部论著。《红炉点雪》首论喉结核。《景岳全书》首载梅毒和瘟疫病在咽喉的表现。《外科正宗》载有鼻息肉摘除方法："取鼻痔秘法：先用茴香草散连吹二次，次用细铜箸二根，箸头钻一小孔，用丝线穿孔内，二箸相离五分许，以二箸头直入鼻痔根上，将箸线绞紧，向下一拔，其痔自然拔落，置水中观其大小。预用胎发烧灰同象牙末等分吹鼻内，其血自止。戒口不发。"这一方法与现代采用的鼻息肉圈套摘除的手术方法十分相似，时间却提早了三百多年。《景岳全书·卷二十七》记载了鼓膜按摩法："凡耳窍或损或塞，或震伤，以致暴聋，或鸣不止者，即宜以手中指于耳窍中轻轻按捺，随捺随放，随放随捺，或轻轻摇动，以引其气。捺之数次，其气必至，气至则窍自通矣。"曹士衍《保生秘要》详细论述了导引、运功治病之法，对于耳鼻咽喉口齿疾病的导引法也搜集甚多，如治耳重（即耳胀）："定息以坐，塞兑，咬紧牙关，以脾肠二指捏紧鼻孔，睁二目，使气串耳通窍内，觉哄哄然有声，行之二三日，通窍为度。"此即今之咽鼓管自行吹张法。李时珍在《本草纲目》中载有800余味药用于治疗耳鼻咽喉口齿疾病，并对口齿病证的治疗进行了较详细的论述，如外治法中的嘀漱、擦、揩、掺、咬、洗、浸、烙、贴、封龈、含舌下、充填齿孔等治疗方法，有的至今仍为临床所常用。王肯堂《证治准绳》中列有耳病、鼻病、咽喉病、口病、齿病、唇病等七类，并记载喉、耳、唇等外伤之缝合术。

清代（1644—1911年）的医学又分九科，咽喉科再次与口齿科合并，称喉科。吴谦等人编著《医宗金鉴》，整理前人的医疗经验，内容丰富，其中载有耳鼻咽喉口齿唇舌的疾病50余种，并附有绘图，便于明了患病的部位，还初次出现了耳痔、耳挺、耳蕈等病的记载。此外，在清代的不少医书中，对于脓耳的分类及辨证也更为详尽，说明当时对于耳部疾患有了更进一步的认识。据不完全统计，从乾隆十二年（1747年）到光绪二十八年（1902年）中，白喉、烂喉痧等疫喉先后四次大流行，对人民生命危害极大，促进了医家们对喉病进行研究和防治，积累了不少经验，因此喉科有较快的发展，喉科专著陆续问世40多种，如《喉科指掌》《尤氏喉科秘书》《咽喉经验秘传》《重楼玉钥》《经验喉科紫珍集》等。其中，张宗良《喉科指掌》中首次记载运用压舌板检查咽喉，《喉科秘钥》中有利用光学知识检查咽喉的方法，《重楼玉钥》首先提出用养阴清肺汤治疗白喉。此外还有专论疫喉的，如《喉白阐微》《疫痧草》《白喉全生集》《白喉治法忌表抉微》《痧喉正义》《白喉条辨》等30多种，至此对疫喉有了比较完善的治法。

中华人民共和国成立后，政府制定了一系列促进中医发展的政策，一批中医研究机构、中医院校及中医医院相继建立。1956年，在北京、上海、广州、成都成立第一批中医学院，此后全国大部分省市相继开办了中医学院，培养高级中医药人才。1958年开始，部分中医学院（如广州、北京等）成立喉科教研室，其附属的中医院亦开设喉科，诊治咽喉、口齿疾病。随着临床的发展及中西医的相互渗透，中医喉科逐渐扩展为中医耳鼻喉科。为了教学的需要，1960年及1964年由广州中医学院主编了全国中医院校试用教材《中医喉科学讲义》（第一、二版），1975年出版了第三版教材《五官科学》（其中分眼科学、耳鼻咽喉科学两个部分）。1980年出版的第四版教材首次使用"中医耳鼻喉科学"作为学科名称，系统总结了中医学在耳、鼻、咽喉、口齿科方面的理论，以及中医对耳鼻咽喉口齿科常见疾病的辨证施治原则，标志着中医耳鼻喉科学正式作为一门独立的临床学科而诞生。1985年，在第四版教材的基础上又编写出版了第五版教材《中医耳鼻喉科学》。随着中医教育的深入发展，中医耳鼻咽喉科学的教材从无到有，初具规模。同时，有关专家先后撰写出版了高等中医院校教学参考书《中医耳鼻喉科学》《中国医学百科全书·中医耳鼻咽喉口腔科学》《中医大辞典·外科骨伤五官科分册》等参考书，对中医耳鼻咽喉科教学走向系统化、正规化起到了积极的作用。

随着中医耳鼻咽喉科的不断发展，为适应专科教学的需要，1974～1988年，卫生部先后委托广州、上海、南京中医学院举办了十期全国中医耳鼻喉科师资培训班，极大地提高了本学科的师资水平，培养了一批业务骨干，推动了全国各地中医耳鼻喉科的迅速发展。

1978年恢复研究生招生制度以来，先后有广州、上海、湖南、成都等中医学院招收中医耳鼻喉科专业硕士研究生，培养了一批高层次的专业人才，推动了本学科的科学研究。1982年，天津卫生干部进修学院在卫生部直接领导下，开办了三年制的中医五官科专业班。1988年，国家教委又批准广州中医学院、成都中医学院设立五官专业（眼耳鼻喉），首次招收五年制本科五官专业学生，以后又有湖南、河南等中医学院相继开设五官专业本科班，培养了大批专科人才，使学术队伍不断壮大。1998 年后，相继有成都、湖南、广州、南京、辽宁等中医药大学开始招收中医耳鼻喉科专业博士研究生。

1978 年，上海市成立了"全国中医学会上海分会耳鼻喉科学组"，这是中医耳鼻咽喉科有史以来第一次有了自己的学术组织。1982 年，广东省也成立了中医耳鼻喉科学组。1984 年，两者都改"学组"为"研究委员会"，此后，四川、江西、山西、湖南等省也相继成立了同样的机构。1987 年 9 月，"中华全国中医学会耳鼻喉科学会"成立，2006 年"世界中医药学会联合会耳鼻喉口腔科专业委员会"成立。专业学会的成立进一步促进了中医耳鼻咽喉口腔科的学术交流和发展。

经过 40 多年的学科建设，中医耳鼻咽喉科学这门古老而新兴的学科在临床、教学、科研方面取得了前所未有的发展，在耳、鼻、咽喉及口齿常见病及疑难病的防治上形成了自己的特色，但仍面临许多有待于攻克的难题。

扫一扫，查阅本章数字资源，含PPT、音视频、图片等

第一节　耳的结构与功能

一、耳的结构

耳分外耳、中耳和内耳三部分（图 2-1）。

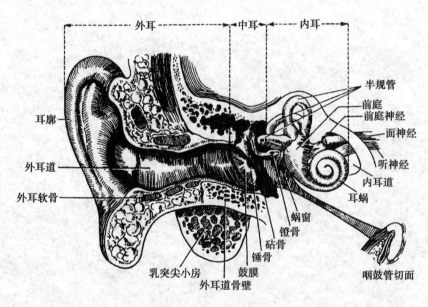

图 2-1　耳的结构

（一）外耳

外耳包括耳廓及外耳道。

1.耳廓　耳廓突出于头面部两侧。除耳垂为脂肪与结缔组织构成外，其余均以软骨为支架，外覆皮肤。各部名称见图 2-2。耳廓的皮下组织很少，皮肤与软骨结合较紧，故炎症时，疼痛较甚，且血肿或渗出较难自然吸收。

2.外耳道　外耳道起自耳甲腔底，向内直至鼓膜，长 2.5～3.5cm，为一略呈"S"形弯曲的管道，其外 1/3 为软骨

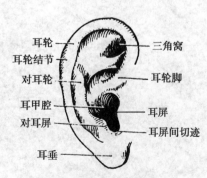

图 2-2　耳廓各部名称

段，内 2/3 为骨段，两段交接处较狭窄，较大异物常嵌于此。软骨段皮肤有毛囊、皮脂腺及耵聍腺。外耳道的皮肤较薄，与软骨膜和骨膜黏着较紧，故发炎时，疼痛较甚，且可因下颌关节的运动，改变外耳道软骨的形态，使疼痛加剧。软骨部的前壁有 2～3 个裂隙，内含结缔组织，可借以增加耳廓及外耳道的活动度。骨段的后上壁由颞骨的鳞部组成，前壁和下壁由颞骨的鼓部组成。

（二）中耳

中耳是一个含气空腔，包括鼓室、咽鼓管、鼓窦及乳突。

1. 鼓室　位于鼓膜和内耳外侧壁之间。鼓室如六面箱形，有外、内、前、后、上、下六个壁（图 2-3）。

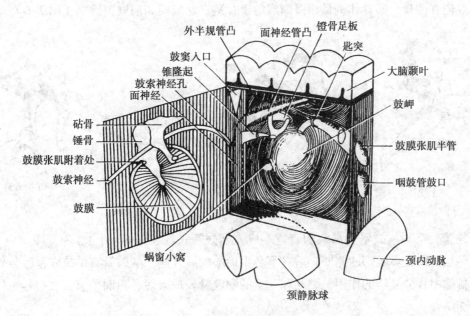

图 2-3　鼓室的六壁

（1）**外壁**　大部分为鼓膜。鼓膜为一宽约 8mm、高约 9mm、厚约 0.1mm 的椭圆形半透明薄膜，其前下方朝内倾斜，与外耳道底约成 45°，婴儿鼓膜的倾斜度更为显著，与外耳道底约成35°，故外耳道的前下壁较后上壁为长。鼓膜边缘形成纤维软骨环，附着于鼓沟。正常鼓膜借以下标志可以识别：在鼓膜的前上部有一灰白小突起，名锤骨短突；在锤骨柄末端鼓膜成一浅凹，名鼓脐；自锤骨柄末端向下向前达鼓膜边缘有一个三角形反光区，名光锥。在锤骨短突前、后皱襞以上的部分为鼓膜松弛部，前、后皱襞以下为鼓膜紧张部（图 2-4）。为了便于描述，将鼓膜分为四个象限（图 2-5）。中耳有病变时，鼓膜的正常标志发生改变。

（2）**内壁**　即内耳的外壁。在内壁的中部有一隆起，名鼓岬。在鼓岬的后上方有前庭窗，为镫骨底板及其周围的环状韧带所封闭，通向前庭。在前庭窗的上方有面神经管的水平段，面神经由此通过。鼓岬的后下方有圆窗，通入耳蜗的鼓阶，圆窗为一封闭膜，又称第二鼓膜。

（3）**前壁**　有咽鼓管的鼓室口，鼓室借咽鼓管和鼻咽部相通。

（4）**后壁**　有鼓窦开口，鼓室与鼓窦由此相通，化脓性中耳炎常由此波及鼓窦和乳突部。

（5）**上壁**　名鼓室盖，鼓室借此与颅中窝分隔。

（6）**下壁**　为一层薄骨板，将鼓室和颈静脉球相隔。

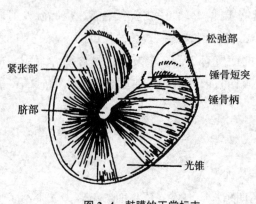

图2-4　鼓膜的正常标志

图2-5　鼓膜的四个象限

鼓室腔内有锤骨、砧骨和镫骨相接而成的听骨链，使鼓膜和前庭窗连结（图2-6）。

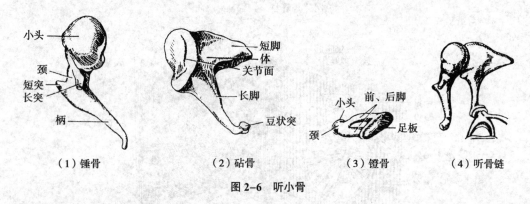

（1）锤骨　　　（2）砧骨　　　（3）镫骨　　　（4）听骨链

图2-6　听小骨

2. 咽鼓管　系沟通鼓室与鼻咽的管道。成人咽鼓管长约3.5cm，外1/3为骨段，内2/3为软骨段。内侧端开口在鼻咽部的侧壁，适在下鼻甲后端的后外侧。咽鼓管有维持鼓室腔与外界的气压平衡及排除中耳分泌物的作用。婴儿和儿童的咽鼓管较成人短、粗而平直，故中耳炎较成人为多见（图2-7）。

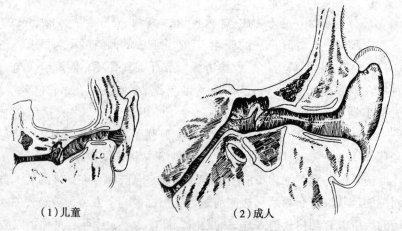

（1）儿童　　　　　　　　　　　（2）成人

图2-7　成人与儿童咽鼓管之比较

3. 鼓窦　为鼓室后上方的含气腔。前方借鼓窦入口与鼓室隐窝相通，后下壁与乳突小房相通。鼓窦内覆有纤毛黏膜上皮。

4. 乳突　位于鼓窦后方，内含许多大小不等、形状不一、相互连通的气房，各房彼此相通。其上界即为硬脑膜板，后界为乙状窦前壁，故化脓性中耳乳突炎也可由此途径而引起颅内并发症。根据气房发育程度不同，乳突可分为气化型、板障型、硬化型及混合型等4种类型。

中耳内有面神经通过，故中耳的病变可引起面神经的病变而出现面瘫。面神经离脑干后与听神经一并进入内耳道，于内耳道底部进入面神经管，界于前庭和耳蜗之间达膝状神经节。自膝状神经节忽旋向后而微下，经鼓室内侧壁（前庭窗上方）达鼓室后壁，称为面神经水平段。自鼓室后壁锥隆起的稍后方往下出茎乳孔，为面神经的垂直段。面神经出茎乳孔后，向上前转约105°达腮腺，分为5支，分布于面部。

（三）内耳

内耳又称迷路。外层为骨迷路，内层为膜迷路。骨迷路和膜迷路之间含外淋巴液，膜迷路内含内淋巴液。

1. 骨迷路　分为耳蜗、前庭、骨半规管三部分（图2-8）。

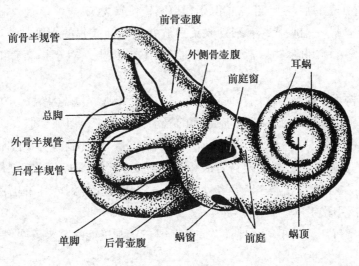

图 2-8　骨迷路

（1）耳蜗　位于前庭的前部，呈蜗牛状。骨蜗管旋绕蜗轴两圈半，基底转突向鼓室内侧壁，形成鼓岬。蜗轴在耳蜗的中央，呈圆锥形，从蜗轴有骨螺旋板伸入骨蜗管，达管径的一半，有基底膜连续螺旋板达耳蜗管的外侧壁，将骨蜗管分为上下两部分。前庭阶居上，与前庭相通；鼓阶居下，借圆窗与鼓室相通。两阶内均含外淋巴液，借蜗尖部的蜗孔彼此相通。

（2）前庭　位于耳蜗与半规管之间，略呈椭圆形。前部与耳蜗相通，后部与半规管相通。外侧壁为鼓室内侧壁的一部分，有前庭窗和圆窗，前庭窗内壁有从前上向后下弯曲的斜形骨嵴，名前庭嵴。前庭嵴后面有椭圆隐窝，内含椭圆囊；前面有球状隐窝，内含球囊。

（3）骨半规管　位于前庭的后上方，为三个互相垂直的半环形骨管，即外半规管、前半规管和后半规管。每个半规管的一端膨大，名壶腹。

2. 膜迷路　形态与骨迷路相似，亦分三部分，借纤维束固定于骨迷路的外淋巴液中。

（1）蜗管　为膜性的螺旋管，两头为盲端，充满内淋巴液。横切面呈三角形，底为螺旋板及基底膜，基底膜上的螺旋器又名柯替器，为听觉末梢感受器。

（2）椭圆囊与球囊　二囊均在骨前庭内，膜半规管借5孔通入椭圆囊，椭圆囊和球囊各伸出一小管而后合并成淋巴管，球囊借连合管通入蜗管。椭圆囊壁有椭圆囊斑，球囊壁有球囊斑。囊斑内有带纤毛的感觉上皮细胞和前庭神经末梢，其纤毛上覆盖一层胶质耳石膜，为静平衡末梢感受器。

（3）膜半规管　与骨半规管的形态相同。在膜壶腹内有一横位的镰状隆起，名壶腹嵴，由支柱细胞和毛细胞组成，是前庭感受器的一部分。

听神经离脑干后，与面神经进入内耳道，在内耳道内分为耳蜗及前庭两支，耳蜗支穿入蜗轴内形成蜗螺旋神经节，节内双极神经细胞的远侧突穿过螺旋板，终止于柯替器。前庭支在内耳道内形成前庭神经支，节内双极细胞的远侧突终止于半规管的壶腹嵴、球囊斑和椭圆囊斑。

二、耳的功能

耳的主要功能为司听觉和平衡觉。

（一）听觉功能

声音通过鼓膜和听骨链传入内耳，还可通过颅骨传导到内耳，前者称为空气传导（简称气导），后者称骨传导（简称骨导）。正常情况下，以空气传导为主。

耳廓与外耳道合成一喇叭状，有帮助收集声波并传导到鼓膜的作用，外耳道的特殊结构使2000～5000Hz频率的声波在鼓膜附近的声压提高10dB以上，对于提高言语的清晰度有一定意义。

中耳的特殊结构可使声波传入内耳时声压明显增大。鼓膜呈浅漏斗状，鼓膜凹面与锤骨柄的振幅比例为2∶1，即锤骨柄的振动幅度比鼓膜的振动幅度要小，但强度加大，声压可提高1倍；鼓膜的有效振动面积比镫骨底板大17倍，即从鼓膜表面的声压传到镫骨底板时可增大17倍；听骨链的杠杆作用使声波自锤骨柄传至镫骨底板时增加1.3倍。以上三种机制使声波由鼓膜传至内耳时，声压提高22.1倍，相当于声压级27dB。声波从空气传到内耳淋巴液时衰减的能量约30dB，通过中耳的增压作用得到了补偿。

保持鼓室内外空气压力的平衡是保证鼓膜及听骨链正常机能的重要条件之一，此机能依靠咽鼓管来调节。

声音传导到达前庭窗后，使内耳的外淋巴液和内淋巴液也发生了振动，引起基底膜的振动，不同频率的声波引起基底膜中不同部位的共振。一般认为，耳蜗底部接受高频声，耳蜗顶部接受低频声。引起听神经兴奋后，传达到大脑颞叶皮层，产生听觉。

概括起来，听觉传导通路可用如下方式简单表示：

```
            声波              锤骨 → 砧骨
             ↓                 ↑      ↓
     耳廓 → 外耳道 → 鼓膜    镫骨 → 前庭窗 → 外、内淋巴 → 螺旋器 → 听神经 → 听觉中枢
     空气振动         传声变压          液体波动      感音    神经冲动   综合分析
     （外耳）         （中耳）           （内耳）     （蜗后）  （大脑皮层）
```

（二）平衡功能

人体保持平衡主要依靠前庭、视觉及本体感觉三个系统的相互协调来完成，其中最重要的是前庭系统。前庭感受器由椭圆囊斑、球囊斑和壶腹嵴所组成。位于前庭的椭圆囊斑和球囊斑主要感受直线加（减）速度的刺激，维持身体静态平衡；位于三个相互垂直的半规管中的壶腹嵴主要感受角加（减）速度的刺激，维持身体的动态平衡。

第二节　鼻的结构与功能

一、鼻的结构

鼻由外鼻、鼻腔及鼻窦三部分构成。

（一）外鼻

外鼻由骨及软骨作支架（图2-9），外覆皮肤及软组织，如三角形锥状体，突出于面部中央。各部名称见图2-10。

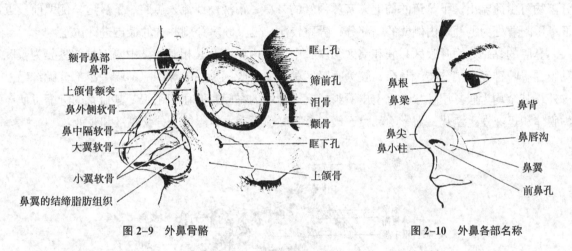

图 2-9　外鼻骨骼　　　　　　　　　　　　　图 2-10　外鼻各部名称

鼻尖与鼻翼部的皮肤较厚，且与皮下组织粘连甚紧，皮脂腺及汗腺较多，故此处易发生炎症，且疼痛较剧。

外鼻的静脉汇流于内眦静脉及面静脉。因内眦静脉经眼上静脉与海绵窦相通（图2-11），且面部静脉内无瓣膜，血液可以双向流动，故面及鼻部的感染如治疗不当，可循此途径引起严重的颅内并发症。

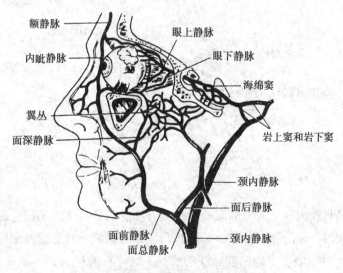

图 2-11　鼻外部静脉与海绵窦的关系

（二）鼻腔

鼻腔由鼻中隔分为左右两腔。前方为前鼻孔与鼻前庭，后方为后鼻孔，与鼻咽部相通。

鼻前庭：位于鼻腔前端，覆有皮肤，向后与鼻腔黏膜交界处的隆起称鼻阈。鼻前庭皮肤内富有毛囊、皮脂腺及汗腺，是容易发生疖肿的地方。

固有鼻腔（简称鼻腔）：分顶、底、内、外四壁。顶壁为颅前窝底的一部分，有嗅神经通过。底壁借硬腭和软腭与口腔隔开。内壁即鼻中隔，由骨及软骨构成（图2-12）。鼻中隔前下方黏膜内动脉血管汇聚成丛，称利特尔动脉丛（图2-13），是鼻出血的好发部位，故又称易出血区。外壁表面凹凸不平，有上、中、下三个鼻甲及上、中、下三个鼻道（图2-14）。下鼻甲为一独立骨片，附于上颌骨上。中鼻甲及上鼻甲系筛骨的一部分。上、中鼻道有鼻窦的自然开口，鼻窦内的分泌物可由此流出。下鼻道的前上方有鼻泪管的开口，泪液由此流入鼻腔。下鼻道外侧壁前段近下鼻甲附着处为上颌窦内侧壁的一部分，骨质较薄，是上颌窦穿刺冲洗的最佳进针位置。

鼻腔的黏膜分为呼吸区黏膜和嗅区黏膜，中鼻甲内侧面及其相对的鼻中隔上方的黏膜为嗅区黏膜，有嗅神经末梢分布，其余黏膜为呼吸区黏膜。呼吸区黏膜除鼻中隔前端一小部分无纤毛上皮外，其余均为假复层柱状纤毛上皮所组成。下鼻甲的黏膜富有血管组织，其血管的舒缩可使鼻黏膜体积迅速发生变化，而影响鼻腔通气。鼻腔黏膜下有大量腺体，分泌黏液和浆液。

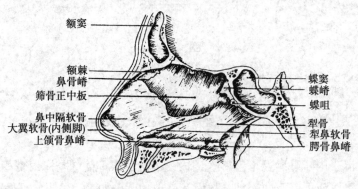

图2-12　鼻中隔骨骼组成

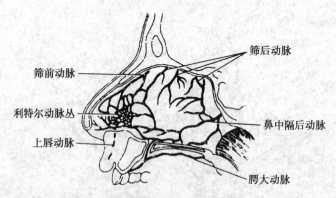

图2-13　鼻中隔的动脉

鼻腔动脉主要来自颈内动脉的分支眼动脉和颈外动脉的分支颌内动脉。鼻腔前部、后部和下部的静脉最后汇入颈内、外静脉，鼻腔上部静脉则经眼静脉汇入海绵窦，亦可经筛静脉汇入颅内的静脉和硬脑膜窦。鼻中隔前下部的静脉亦构成丛，称克氏静脉丛，是该部位出血的重要来源。老年人下鼻道外侧壁后部近鼻咽处有表浅扩张的鼻后侧静脉丛，称为吴氏鼻－鼻咽静脉丛，常是后部鼻出血的主要来源。

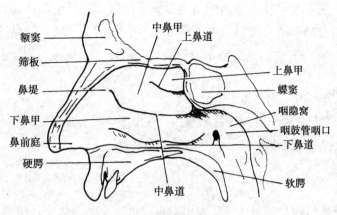

图 2-14　鼻腔外侧壁

鼻腔的神经：感觉神经为三叉神经的眼支及上颌支。嗅神经自嗅区神经上皮形成嗅神经纤维，向上穿过筛孔而达嗅球。嗅神经的鞘膜为硬脑膜的延续部分，与蛛网膜下腔直接相通，故鼻腔顶部的损伤可使鼻部感染循嗅神经鞘膜而传入颅内。

（三）鼻窦

鼻窦是围绕鼻腔，藏于某些面颅骨和脑颅骨内的含气空腔，有开口和鼻腔相通。鼻窦共有四对，即上颌窦、额窦、筛窦和蝶窦（图 2-15）。按其自然开口位置不同，可分为前后两组：上颌窦、额窦及前组筛窦为前组鼻窦，均开口于中鼻道；后组筛窦与蝶窦为后组鼻窦，前者开口于上鼻道，后者开口于蝶筛隐窝。鼻窦的黏膜与鼻腔黏膜相连，其表皮为假复层柱状纤毛上皮，纤毛活动的方向均向窦口，故可将窦内的分泌物扫至窦口而排出。上颌窦容积最大，形似横置的锥体形，锥底即上颌窦的内侧壁，其自然开口位于内侧壁之后上方，其下壁与第二双尖牙及第一、二磨牙的根部相邻接，牙根的病变可波及上颌窦。

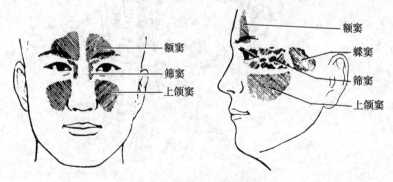

图 2-15　鼻窦的位置示意图

二、鼻的功能

鼻的功能主要为呼吸、嗅觉、共鸣。

（一）呼吸功能

经鼻呼吸时，鼻腔对吸入的空气有加温、加湿和清洁的作用。无论外界空气的温度、湿度如何，经鼻吸入的空气在通过鼻腔的瞬间，温度可提高到接近体温，湿度则提高到 75% 以上，鼻腔特殊的结构为实现空气的加温、加湿提供了条件。鼻毛对空气中较粗大的粉尘颗粒有过滤作用；鼻黏膜分泌的黏液能黏附吸入鼻内的粉尘，并借黏膜上皮纤毛的运动，排出鼻腔外；鼻的反射（如打喷嚏）亦有助于清除随空气进入鼻腔的有害物质。因此，经鼻呼吸有利于保护下呼吸道。

（二）嗅觉功能

空气中的含气味微粒接触鼻腔的嗅区黏膜后，溶解于嗅腺分泌液，或借化学作用刺激嗅细胞产生神经冲动，经嗅神经、嗅球至嗅觉中枢，产生嗅觉。

（三）共鸣功能

鼻腔、鼻窦的特殊结构，对于从喉腔发出的声音可产生共鸣效应，使声音变得柔润和悦耳。鼻塞时则可出现特殊的闭塞性鼻音。

第三节 咽的结构与功能

一、咽的结构

咽为一肌性管道，自上而下可分为鼻咽、口咽、喉咽三部分（图2-16）。

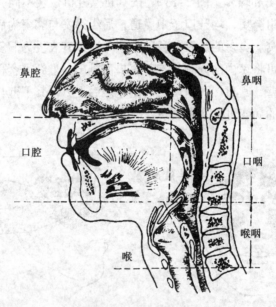

图2-16 咽之侧面观

（一）鼻咽部

鼻咽部位于鼻腔后方，向前经后鼻孔与鼻腔相通，下方与口咽部相通。顶为蝶骨体，底为软腭，后壁为蝶骨、枕骨、第一及第二颈椎。在鼻咽顶后壁有呈橘瓣状排列的淋巴组织团，称腺样体（亦称咽扁桃体、增殖体），一般儿童的腺样体较大，10岁以后逐渐萎缩。鼻咽两侧壁有咽鼓管的咽口，咽鼓管口后缘有淋巴组织，称咽鼓管扁桃体。咽鼓管开口后方和上方稍隆起，称咽鼓管圆枕。咽鼓管圆枕之后上方，有一较深之窝称咽隐窝，是鼻咽癌好发的部位。咽隐窝上方约 1cm 有破裂孔，孔之外口附着一层纤维软骨，孔内有神经与血管穿过，鼻咽癌多由此处进入颅内。

（二）口咽部

口咽部是口腔向后方的延续部，介于软腭与会厌上缘平面之间，后壁平对第二、三颈椎体，上接鼻咽，下接喉咽（相当于会厌上缘之上）。口咽前方为悬雍垂、舌背、腭舌弓及腭咽弓构成的半圆形之咽峡（图 2-17）。咽峡之前，即为口腔。在两腭弓之间为扁桃体窝，腭扁桃体（一般称扁桃体）即位于其中，为咽部最大的淋巴组织团，扁桃体除下极 1/5 外，都有被膜包裹，其上有 6～20 个伸入扁桃体的凹陷，称扁桃体隐窝，隐窝呈分支状盲管，深浅不一，易为细菌、病毒存留繁殖。咽后壁黏膜下散在之淋巴组织称为咽后壁淋巴滤泡。咽后壁与侧壁交界处，有一纵行带状淋巴组织，称咽侧索。舌根部有淋巴滤泡，又称舌扁桃体。

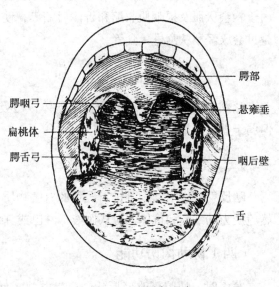

图 2-17 口腔与咽峡

（三）喉咽部

喉咽部位于会厌软骨上缘与环状软骨下缘平面之间，后壁平对第 3～6 颈椎，上接口咽，前面与喉腔相通，下接食道入口。在两侧杓会厌皱襞的外下方有一隐窝，称梨状窝。在舌根与会厌之间亦有凹陷，称为会厌谷，其中有舌会厌正中襞将其分为左右各一。小的尖锐异物易刺入或嵌顿于会厌谷及梨状窝。

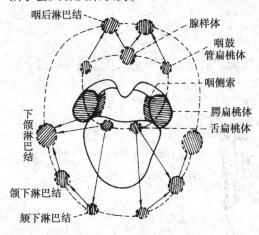

图 2-18 咽淋巴环示意图

咽壁的组织结构从内到外分为黏膜层、纤维层、肌肉层、外膜层等四层。咽筋膜与邻近的筋膜之间有疏松的组织间隙，较重要的有咽后隙和咽旁隙。咽后隙位于颊咽筋膜与椎前筋膜之间，上起颅底，下至上纵隔，其中有疏松结缔组织和淋巴组织。咽旁隙位于咽后隙两侧，形如锥体，锥底上至颅底，锥尖下达舌骨，内侧与扁桃体相邻，因此扁桃体炎症可扩散到此间隙。咽后隙与咽旁隙是咽部脓肿的好发部位。

咽部黏膜下富于淋巴组织，环绕于咽壁，彼此有淋巴管相互连系，形成咽淋巴环（图 2-18）。主要由腭扁桃体、咽扁桃体、咽鼓管扁桃体、舌扁桃体、咽侧索及咽后壁淋巴滤泡构成内环。内环淋巴流向颈部淋巴，后者又互相交通，自成一环，称外环。

二、咽的功能

咽具有吞咽、呼吸、防御、协助构语、调节中耳气压等功能。

（一）吞咽功能

食物在进入咽部前，称为吞咽的自控阶段，此时对不愿咽下的东西尚可吐出。当食物进入咽部，吞咽即为反射活动阶段，表现为软腭上举，关闭鼻咽，咽缩肌收缩，压迫食物团向下移动。由于杓会厌肌及提咽肌收缩和舌体后缩等，使会厌覆盖喉入口。同时，喉上提，声门关闭，食物越过会厌经梨状窝进入食管。

（二）呼吸功能

咽黏膜内或黏膜下含有丰富的腺体，当吸入空气经过咽部时，继续得到调温、湿润及清洁，但弱于鼻腔的类似作用。

（三）防御功能

咽反射产生呕吐，可排出误吞的有害物质。扁桃体含有各种吞噬细胞，同时可以制造具有天然免疫力的细胞和抗体，对从血液、淋巴或其他组织侵入机体的有害物质具有积极的防御作用。

（四）协助构语功能

发声时，咽腔可改变形状，产生共鸣，使声音和谐悦耳，并由软腭、舌、唇、齿等协同作用，构成各种言语。

（五）调节中耳气压功能

进行吞咽动作时，咽鼓管咽口开放，使空气通过咽鼓管进入中耳，保持中耳的气压平衡。

第四节　喉的结构与功能

一、喉的结构

喉为一锥形管腔状器官（图2-19），主要由软骨、肌肉、韧带、纤维组织及黏膜等构成，位于颈前部中央，上通喉咽，下接气管。

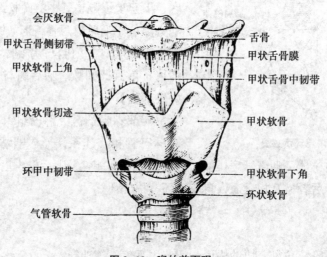

会厌软骨
甲状舌骨侧韧带　　　　　　　　　舌骨
甲状软骨上角　　　　　　　　　甲状舌骨膜
　　　　　　　　　　　　甲状舌骨中韧带
甲状软骨切迹　　　　　　　　　甲状软骨
环甲中韧带　　　　　　　　　甲状软骨下角
　　　　　　　　　　　　环状软骨
气管软骨

图 2-19　喉的前面观

（一）喉的软骨

喉的软骨有 9 块，分别为 3 块单一的甲状软骨、环状软骨、会厌软骨和 3 对成对的杓状软骨、小角软骨、楔状软骨（图 2-20）。

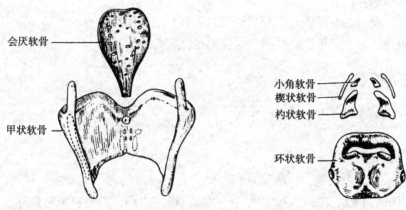

图 2-20 喉的软骨

1. 单一的软骨 甲状软骨是喉部最大的软骨，由左右对称之四边形的甲状软骨板合成，前正中呈嵴状，上方特别突出的部位称喉结，是气管切开术中重要的标志之一。环状软骨位于甲状软骨之下，前部较窄，构成环状软骨弓；后部较宽，形成环状软骨板。环状软骨是喉部唯一完整的环形软骨，对保持喉的外形及保证呼吸道通畅具有重要作用，如有损伤，易形成喉狭窄，造成呼吸困难。会厌软骨呈叶片状，位于喉的上部，其狭窄的茎部借甲状会厌韧带附着于甲状软骨切迹的后下方。会厌分舌面和喉面，舌面组织疏松，发炎时易肿胀。小儿会厌呈卷曲状。

2. 成对的软骨 杓状软骨为一对三角锥体形软骨，位于环状软骨板上外缘，形成喉的后壁。小角软骨位于杓状软骨顶部，左右各一。楔状软骨位于小角软骨之前外侧，左右各一。

（二）喉腔

喉腔以声带为界，分为声门上区、声门区和声门下区（图 2-21）。

1. 声门上区 位于声带上缘以上，其上口通喉咽部，呈三角形，称喉入口。介于喉入口与室带之间的部分称喉前庭。室带亦称假声带，左右各一，位于声带上方，与声带平行，由黏膜、室韧带及肌肉组成，外观呈淡红色。室带与声带之间，有呈椭圆形的腔隙，称喉室。喉室前端有喉室小囊，内含黏液腺，分泌黏液，润滑声带。

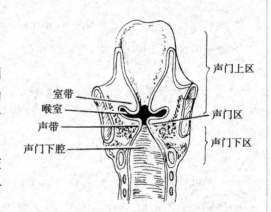

图 2-21 喉腔冠状切面

2. 声门区 位于两侧声带之间。声带位于室带下方，左右各一，由声韧带、肌肉、黏膜组成。在喉镜下声带呈白色带状，边缘整齐。前端起于甲状软骨板交界内面，后端附着于杓状软骨的声带突，故可随声带突的运动而张开或闭合。声带张开时，出现一个等腰三角形的裂隙，称声门裂，简称声门，为喉最狭窄处。声门裂之前端称前连合。

3. 声门下区 为声带下缘以下至环状软骨下缘以上的喉腔。幼儿期此区黏膜下组织结构疏松，炎症时容易发生水肿，常引起喉阻塞。

（三）喉的神经

喉的神经有喉上神经和喉返神经，都是迷走神经的分支。

1.喉上神经　在相当于舌骨大角平面处分内外两支。外支为运动神经，内支为感觉神经，分布于声带以上各黏膜。

2.喉返神经　是迷走神经进入胸腔后返回到喉的分支，属运动神经，管理声带的开合。左侧喉返神经行程较长，容易受累，故左侧声带麻痹在临床上较为常见。

二、喉的功能

喉具有呼吸、发声、保护、屏气的功能。

（一）呼吸功能

喉是呼吸的要道，声门裂为呼吸道最狭窄处，通过声带的内收或外展，可调节声门裂大小。一般吸气时，声带略外展，声门裂稍增宽；呼气时，声带内移，声门裂相对变窄。

（二）发声功能

喉是最主要的发声器官。发声时，声门闭合，声带紧张，声门下气压增高，呼出气流使声带发生振动而产生声音。声带的长度、厚度和紧张度与声带振动频率有密切关系。声带短而薄，张力强，振动频率大，则音调高；声带长而厚，张力弱，振动频率小，则音调低。

（三）保护功能

吞咽时，呼吸暂停，声门关闭，防止食物进入喉部。当异物误入喉部时，由于喉的反射性痉挛，可使异物被阻留在声门的部位，防止异物进入气管。

（四）屏气功能

屏气时，声带、室带紧闭，防止下呼吸道内之气流外逸，呼吸暂停，胸腔压力固定，膈肌下降，腹肌收缩，以利于负重、排便、呕吐、分娩等动作。

第五节　口的结构与功能

一、口的结构

口由唇、颊、舌、腭、口底、上下颌骨和牙齿等构成。上以腭为顶，下为口底，两侧是颊，前面是唇，后为咽峡（图2-22）。以牙齿为界分为口腔前庭和固有口腔两个部分，上下牙列以前与唇、颊之间为口腔前庭，上下牙列以后至咽峡之间为固有口腔。

（一）口腔及其周围组织

1.唇　分上唇和下唇，上下唇在两侧的联合处形成口角，两游离缘间称口裂。唇的结构分为皮肤、浅筋膜、肌层、黏膜下组织和黏膜五层，皮肤与黏膜的移行处为唇红。上、下唇内侧正中部位有唇系带与牙龈相连。

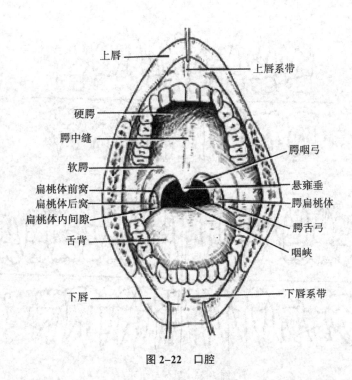

图 2-22　口腔

上唇　上唇系带　硬腭　腭中缝　软腭　扁桃体前窝　扁桃体后窝　扁桃体内间隙　舌背　下唇　腭咽弓　悬雍垂　腭扁桃体　腭舌弓　咽峡　下唇系带

2. 颊　颊位于面部两侧，构成口腔两侧壁。颊部血供很丰富，与上颌第二磨牙牙冠相对的黏膜上有一乳头状突起，为腮腺导管开口处。

3. 腭　呈穹隆状，构成固有口腔的上界和后界，并借之与鼻咽部分隔。腭的前 2/3 为硬腭，黏膜深处以骨为基础；后 1/3 为软腭，主要由软组织构成。

4. 舌　主要由横纹肌构成，上覆黏膜，借舌肌固定于舌骨和下颌骨。前 2/3 为舌体，后 1/3 为舌根。舌体的前端为舌尖，上面为舌背，下面为舌腹，两侧为舌缘。舌背黏膜表面粗糙，有许多乳头状突起，称舌乳头，分布着味蕾，含有丰富的味觉神经末梢。舌腹黏膜由舌下面折向口腔底时，在正中线上形成一条明显的皱襞，称舌系带。

5. 口底　指舌腹以下和两侧颌骨体之间的组织结构。当舌向上方翘起时，舌系带两侧的口底黏膜上各有一小突起，称为舌下阜（又称舌下肉阜），左右各有一孔为颌下腺管及舌下腺大管的共同开口。舌下阜两侧各有一条向后外斜行的舌下襞，为舌下腺小管的开口部位，也是下颌下腺管的表面标志。

6. 唾液腺　主要有腮腺、颌下腺和舌下腺三对。此外，还有许多副唾液腺分布在口腔黏膜下。

7. 颌骨　包括上颌骨和下颌骨。上颌骨固定不动，下颌骨呈马蹄形，通过下颌骨髁状突和颞骨的颞凹组成颞下颌关节，可进行张口和闭口等运动，参与咀嚼、语言等重要生理活动。

（二）牙齿及牙周组织

1. 牙齿　人的一生中，先后出现两副牙齿，即乳牙和恒牙（图 2-23）。乳牙共 20 个，上、下颌左右侧各 5 个，其名称从中线起向两侧分别为乳中切牙、乳侧切牙、乳尖牙、第一乳磨牙、第二乳磨牙。恒牙 28 ～ 32 个，上、下颌的左右侧各 7 ～ 8 个，其名称从中线起向两侧分别为中切牙、侧切牙、尖牙、第一前磨牙、第二前磨牙、第一磨牙、第二磨牙、第三磨牙。

每个牙齿从外形上均可分为牙冠、牙根和牙颈三部分（图 2-24）。暴露在口腔的部分称牙冠，埋在牙槽骨内的部分称牙根，牙冠和牙根交界处称牙颈。

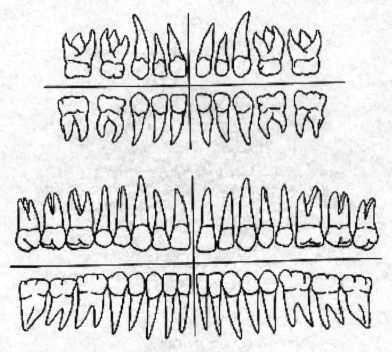

图 2-23　乳牙与恒牙

　　牙根的数目与形态随各牙的功能不同而有所不同。一般切牙、尖牙、双尖牙为单根，但上颌第一双尖牙多为双根，下颌磨牙一般为双根，上颌磨牙一般为 3 个根。上、下颌第三磨牙的根变异较大，有时融合为单根。

　　牙齿由牙釉质、牙本质、牙骨质和牙髓所构成。前三者为钙化的硬组织，后者是软组织，居于中空的髓腔内（图 2-25）。牙釉质被覆于牙冠表面，为人体中钙化程度最高、最坚硬的组织，呈乳白色半透明状。牙本质构成牙的主体，呈淡黄色，硬度仅次于牙釉质。牙骨质包裹于牙根和牙颈周围，呈微黄色，其组织结构与骨组织相似。牙本质中央的空腔为牙髓腔，内有牙髓充填。牙根尖处有一小孔，名根尖孔，牙髓的神经和血管均由此孔出入。

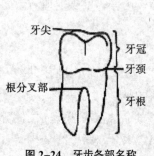

图 2-24　牙齿各部名称

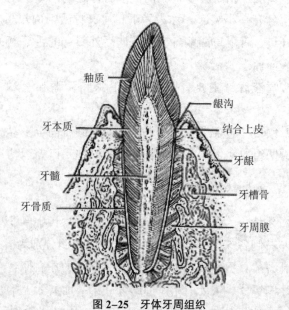

图 2-25　牙体牙周组织

2. 牙周组织　是牙根周围起支持、固定和保护作用的组织，包括牙龈、牙周膜和牙槽骨。牙龈是覆盖于牙槽突边缘区及牙颈的口腔黏膜，呈粉红色，坚韧而有弹性，突入两牙之间的部分，称为龈乳头（或牙间乳头）。牙周膜是连接牙根和牙槽骨之间的纤维组织（图 2-26），又称牙周韧带。牙槽骨是上下颌骨包埋牙根的突出部分，又称牙槽突。

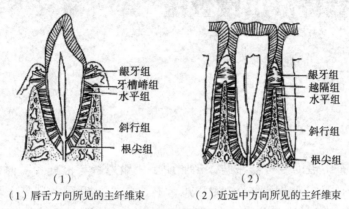

（1）唇舌方向所见的主纤维束　　　　（2）近远中方向所见的主纤维束

图 2-26　牙周膜主纤维束分布情况

二、口的功能

口具有进食及构语两大功能。

（一）进食功能

口对进入的食物有咀嚼、辨味及协助吞咽的作用。

1. 咀嚼　食物进入口腔后，经过牙齿的咀嚼作用，将食物研磨粉碎，便于吞咽。不同形态的牙齿发挥着不同的作用，如切牙主要是切断食物，尖牙能够撕裂食物，磨牙起捣碎和磨细食物的作用。

2. 辨味　辨别食物的味道，主要是舌部味蕾的作用，唾液的分泌，可促使食物中的化合物溶解，也能刺激味觉。

3. 协助吞咽　唾液中含有黏液素，使食物黏合成食物团块，有助于食物下咽，加上舌、唇、颊、咽峡等作用，使食物进入咽部而被咽下。

（二）构语功能

声音由声带发出后，经过舌、腭、颊、齿、唇等动作的配合（尤其是舌），才能形成语言。

耳鼻咽喉的检查常借助专科器械与人工照明。一般患者与检查者对面而坐（婴幼儿则由父母或护士怀抱，固定其位置），光源置于患者右（或左）后侧，稍高于耳部。检查者头戴额镜，使镜孔置于一眼之前，光线投照于额镜上，转动额镜，使最佳聚焦点反射于检查处（图3-1）。

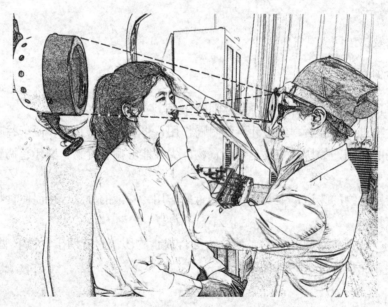

图3-1　耳鼻咽喉检查之光源

第一节　耳部常用检查法

一、耳廓及耳周检查法

　　主要运用望诊或触诊，观察耳廓及乳突部有无红肿、裂伤、渗出、畸形、瘘管等。牵拉耳廓或压迫耳屏，如有疼痛，常为耳疖或耳疮的征象。

二、外耳道及鼓膜检查法

　　被检者坐于检查椅上，面向一侧，医生以额镜反光的焦点投射于外耳道口。如检查成人，应将其耳廓上部牵向后上方，若检查儿童，则将其耳廓下部向后下方牵拉，以使外耳道变直，利于观察，也可选择大小适宜的耳镜、电耳镜或耳内镜置入外耳道内进行观察。

1. 外耳道检查　注意外耳道腔大小及皮肤的色泽。如有肿块，应探查其硬度，并注意有无疼痛。如有耵聍或分泌物，应予清除。

2. 鼓膜的检查　检查鼓膜在临床上有极为重要的意义。检查时应注意鼓膜的色泽、表面标志、是否有穿孔等。

（1）鼓膜的色泽　正常鼓膜呈半透明的灰白色而有光泽（彩图1）。如鼓膜的正常色泽及光锥消失，或色红、增厚、有白色斑块或瘢痕等，则为中耳病变的表现。

（2）鼓膜的标志　正常鼓膜可见到光锥、锤骨短突、锤骨柄、前后皱襞等标志，如光锥变形或消失，锤骨柄向后上移位或锤骨短突过分突出，则为鼓膜内陷的表现；如鼓室内有积液，则透过鼓膜可见到液平线或液气泡。利用鼓气耳镜还可以观察鼓膜的活动度。

（3）鼓膜穿孔　正常鼓膜完整无穿孔，如见到鼓膜穿孔，则为异常。穿孔的位置、形状及大小常提示不同的病变（图3-2）。一般多见鼓膜紧张部圆形穿孔，若鼓膜松弛部或边缘性穿孔，多见于中耳胆脂瘤，提示病情较严重。如紧张部穿孔呈裂隙状不规则，多为外伤性穿孔。鼓膜穿孔大小与听力损失有正相关的关系，穿孔较大则听力损失亦较严重。

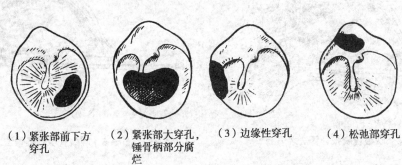

（1）紧张部前下方穿孔　　（2）紧张部大穿孔，锤骨柄部分腐烂　　（3）边缘性穿孔　　（4）松弛部穿孔

图3-2　鼓膜穿孔的位置

三、咽鼓管功能检查法

咽鼓管功能与中耳病变有密切关系。检查咽鼓管功能常用咽鼓管吹张法、声导抗测试法、耳内滴药法等。

1. 咽鼓管吹张法　运用不同方法使空气通过咽鼓管咽口进入鼓室，检查者可通过插入被检者和检查者外耳道口的听诊管听到空气进入鼓室的气流声，或通过耳镜观察气流进入鼓室的瞬间鼓膜的活动情况，以判断咽鼓管功能状况。本法适用于鼓膜完整时检查咽鼓管功能，同时亦可作为一种治疗手段。常用的咽鼓管吹张法有以下三种：

（1）捏鼻鼓气法　嘱病人用拇指和食指捏住两鼻翼，闭嘴，使口鼻均不出气，然后用力呼气，这样呼出的气体沿两侧咽鼓管进入鼓室，检查者可通过听诊管听到气流声，或通过耳镜观察到鼓膜向外运动，被检者自己也能感受到气流进入鼓室。若咽鼓管功能不良则不出现上述情况。

（2）波氏球吹张法　嘱受试者含水一口，检查者将鼓气球［图3-3（1）］前端的橄榄头塞于受试者一侧前鼻孔［图3-3（2）］，并压紧对侧前鼻孔。受试者吞咽水的瞬间软腭上举、鼻咽腔关闭、咽鼓管开放，检查者迅速挤压橡皮球，将气流压入咽鼓管达鼓室［图3-3（3）］，检查者从听诊管内可听到气流声，或可通过耳镜观察到鼓膜的活动情况。

（3）导管吹张法　先用1%麻黄素和1%丁卡因收缩、麻醉鼻腔黏膜，将咽鼓管导管沿鼻底缓缓伸入鼻咽部（图3-4），将原向下的导管口向外侧旋转90°（图3-5），并向外前沿着鼻咽部

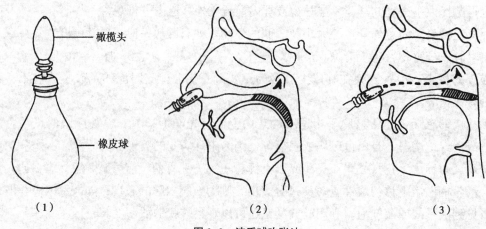

（1）　　　　　　　　　　（2）　　　　　　　　　　（3）

图3-3　波氏球吹张法

橄榄头

橡皮球

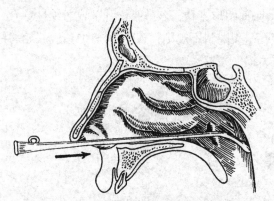

图3-4　咽鼓管吹张导管法之一

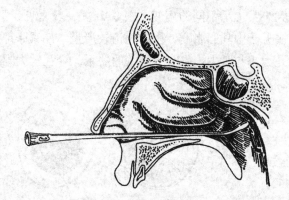

图3-5　咽鼓管吹张导管法之二

外侧壁缓缓退出少许，越过咽鼓管圆枕，进入咽鼓管咽口（图3-6）。导管抵达鼻咽后壁后，亦可将导管向内侧旋转90°，缓缓退出至钩住鼻中隔后缘，再向下、向外旋转180°，进入咽鼓管咽口。然后左手固定导管，右手用橡皮球向导管内吹气，注意用力要适当，避免压力过大导致鼓膜穿孔。此时被检者自己可感到有空气进入耳内，检查者可通过听诊管的声音判断咽鼓管是否通畅。

2. 声导抗测试法　通过鼓室导抗图形显示的鼓室的压力状况来判断咽鼓管功能，具

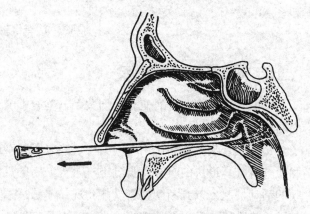

图3-6　咽鼓管吹张导管法之三

有无创、客观、定量的特点，适合于鼓膜完整时检查咽鼓管功能。具体方法见后。

3. 耳内滴药法　适合于鼓膜穿孔时检查咽鼓管功能。向病耳滴入氯霉素滴耳液或糖精液等有味液体，嘱患者间断做吞咽动作，若咽鼓管功能正常，患者可在短时间内尝到药味；若出现药味的时间延长或不出现药味，提示咽鼓管功能不良。

四、听功能检查法

听功能检查的目的是测定听力是否正常、听力障碍的程度和性质及病变部位，对耳部疾病的诊断极为重要。常用方法有主观测听和客观测听两大类：主观测听（又称行为测听）法包括语音

检查法、音叉试验、纯音听阈及阈上功能测试、言语测听等；客观测听法有声导抗测试、电反应测听、耳声发射测试等。以下介绍几种临床上最常用的测听方法。

（一）音叉试验

音叉试验（图3-7）可确定听力减退的性质。常用频率为256Hz或512Hz的音叉。

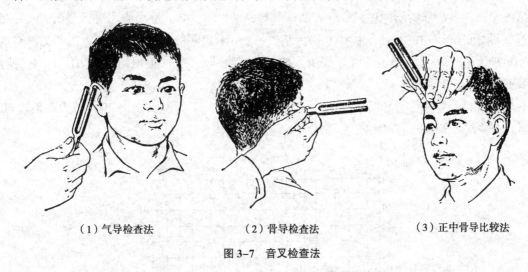

（1）气导检查法　　　　　　（2）骨导检查法　　　　　　（3）正中骨导比较法

图3-7　音叉检查法

1. 林纳试验（Rinne test，RT） 又称气骨导比较试验。通过比较空气传导和骨传导时间的长短，来区别耳聋的类型。试验的方法是将振动的音叉臂置于被检者外耳道口约1cm处，以检查气导，至被检者不能听到声音后，立即移动音叉，使音叉柄部接触鼓窦区以检查骨导，如果此时被检者仍能听到声音，则表示骨导大于气导（BC>AC），称为林纳试验阴性。重新振动音叉，并检查骨导，至被检者不能听到声音后立即移动音叉检查气导，若此时被检者仍能听到声音，则表示气导大于骨导（AC>BC），称为林纳试验阳性。若气导与骨导相等（AC=BC），以"±"示之。正常听力：气导大于骨导1～2倍，传导性聋为骨导大于气导，感音神经性聋则气导大于骨导，但气导、骨导时间均较正常耳缩短。

2. 韦伯试验（Weber test，WT） 又称骨导偏向试验。通过比较两耳的骨传导时间来区别耳聋的性质。将振动音叉的柄部放在被检者颅骨的中线上，询问被检者何侧听到声音。正常人两耳听到音叉声音是相等的；传导性聋，声音偏向患侧或耳聋较重侧；感音神经性聋，声音偏向健侧或耳聋较轻侧。

3. 施瓦巴赫试验（Schwabach test，ST） 又称骨导比较试验。通过比较被检者和正常人骨导时间的长短来区别耳聋的性质。将振动音叉的柄部放在被检者的鼓窦区，至听不到声音时，立即移至检查者的鼓窦区（检查者的听力必须正常），如此时检查者仍能听到声音，表示被检者的骨导比正常人缩短，反之则为延长。正常听力：被检者与检查者骨导时间相等；传导性聋，骨导时间延长；感音神经性聋，骨导时间缩短。不同类型耳聋的音叉试验结果见表3-1。

表3-1　音叉试验结果比较

音叉试验	传导性聋	感音神经性聋
林纳试验（RT）	（−），（±）	（+）
韦伯试验（WT）	→病耳	→健耳
施瓦巴赫试验（ST）	（+）	（−）

（二）纯音听阈测试

听阈是足以引起人耳听觉的最小声强，听阈提高即为听力下降。纯音听阈测试是最基本的听力学检查，可确定听力是否正常及听力障碍的程度，并对耳聋的性质和病变部位做出初步判断。测试须运用纯音听力计在隔音室内进行，普通纯音听力计的纯音频率范围为 125 ～ 8000Hz，测试包括气导听阈及骨导听阈两种，一般先测试气导，然后测骨导，逐个频率进行测试。气导测试除通过气导耳机进行外，尚有自由声场测听法，主要用于儿童和佩戴助听器病人的听力测试。将各频率的听阈在听力坐标图上连线，即听力曲线（或称听力图）。根据纯音听力图的不同特点，可对耳聋的性质进行判断。

1. 传导性聋　各频率骨导听阈正常，气导听阈提高，气骨导差大于 10dB，最大不超过 60dB（图 3-8）。若气骨导差超过 60dB，要考虑有无测试误差。

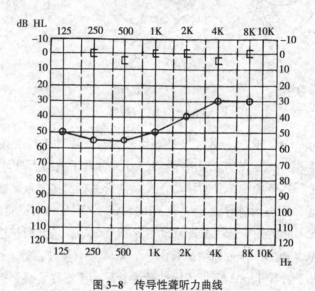

图 3-8　传导性聋听力曲线

2. 感音神经性聋　气、骨导听力曲线呈一致性下降（即听阈提高），气骨导差小于 10dB（图 3-9）。严重者，只有部分或个别频率有听力，称岛状听力，全聋者测不出听力。

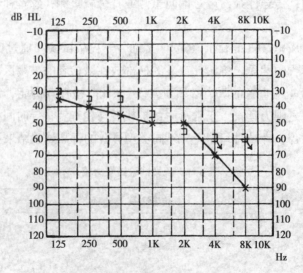

图 3-9　感音神经性聋听力曲线

3. 混合性聋 兼有传导性聋与感音神经性聋的听力曲线特点，特征是气导和骨导听阈都提高，但气、骨导差大于10dB（图3-10）。

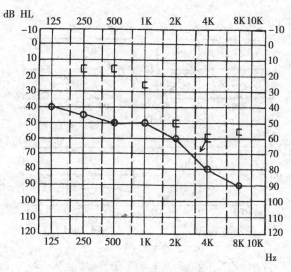

图3-10 混合性聋听力曲线

（三）声导抗测试

声导抗测试是临床上最常用的客观测听方法之一。声导抗测试仪（图3-11）由导抗桥和刺激信号两大部分组成，导抗桥有3个小管被耳塞探头引入密封的外耳道内：上管发出固定频率及强度的探测音；中管与气泵相连使外耳道气压由+2kPa连续向-4kPa或-6kPa变化；下管将鼓膜反射到外耳道的声能引入微音器，转换成电讯号，放大后输入电桥并由平衡计显示。刺激信号系统通过气导耳机发出可调频率的各种强度的纯音、白噪声和带通噪声，以便测试声反射阈，刺激信号亦可通过耳塞探头发出以测试同侧声反射。声导抗测试内容主要有鼓室导抗图及镫骨肌声反射。

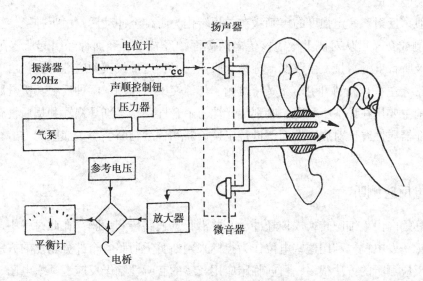

图3-11 声导抗测试仪模式图

1. 鼓室导抗图 随外耳道压力由正压向负压的连续过程，鼓膜先被压向内，逐渐恢复到正常位置，再向外突出，由此产生的声顺动态变化，以压力声顺函数曲线形式记录下来，即鼓室导抗图（图 3-12）。曲线形状，声顺峰在压力轴的对应位置（峰压点），峰的高度（曲线幅度），以及曲线的坡度、光滑度较客观地反映鼓室内病变的情况。

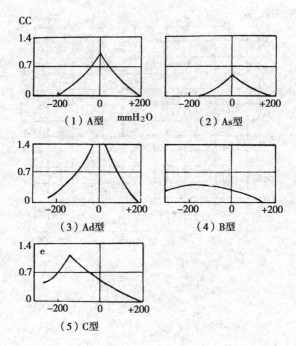

图 3-12　鼓室导抗图

鼓室导抗图常见的有以下五种类型：① A 型：中耳功能正常。② As 型：鼓膜活动度减低，见于耳硬化、听骨链固定和鼓膜明显增厚等。③ Ad 型：鼓膜活动度增高，见于听骨链中断、鼓膜萎缩、愈合性穿孔及咽鼓管异常开放时。④ B 型：见于鼓室积液、鼓室粘连或鼓膜穿孔、耵聍栓塞者。⑤ C 型：鼓室负压。

比较捏鼻鼓气法或捏鼻吞咽法前后的鼓室导抗图，若峰压点有明显移动，说明咽鼓管功能正常，否则为功能不良。

2. 镫骨肌声反射　一定强度的声刺激在内耳转化为听神经冲动后，由听神经传至脑干耳蜗腹侧核，经同侧或交叉后从对侧上橄榄核传向两侧面神经核，再经面神经引起所支配的镫骨肌收缩，使鼓膜及听骨链的阻抗发生改变，称镫骨肌声反射，这种鼓膜顺应性的变化可由声导抗仪记录下来。正常人左右耳分别可引出交叉（对侧）与不交叉（同侧）两种反射。镫骨肌声反射的用途较广，目前主要用在评估听敏度、鉴别传导性与感音性聋、鉴别耳蜗性和蜗后性聋等方面，并可用于识别非器质性聋、对周围性面瘫进行定位诊断和预后判断、对重症肌无力进行辅助诊断及疗效评估等。

（四）电反应测听

声波在耳蜗内由毛细胞转换成神经冲动，并沿听觉通路传到大脑，在此过程中产生的生物电位，称为听觉诱发电位。利用这些电位作为指标来判断听觉通路各个部分功能的方法，称电反应测听法。电反应测听的方法很多，目前临床应用较多的有听性脑干反应、耳蜗电图、中潜伏期反应及 40Hz 听相关电位等。它是一种不需要受试者进行主观判断和反应的客观测听法，主要用于婴幼儿的听力测试、鉴别耳聋的病变部位、鉴别伪聋、脑干和其他中枢神经系统的病变定位诊断等。

五、前庭功能检查法

前庭功能检查有两大类：前庭脊髓反射系统的平衡功能和前庭眼动系统的眼震现象。

（一）平衡功能检查

分为静平衡和动平衡功能检查两大类。常用的方法有：

1. 闭目直立试验 该方法是门诊最常用的静平衡功能检查法。请受试者直立，两脚并拢，两手手指互扣于胸前，观察受试者睁眼及闭目时躯干有无倾倒。迷路病变倒向眼震慢相（前庭功能低）侧，小脑病变者倒向病侧或向后倒。

2. 过指试验 受试者睁眼、闭目各数次，用两手食指轮流碰触置于前下方的检查者食指。迷路病变双臂偏向眼震慢相侧，小脑病变时仅有一侧上臂偏移。

3. 行走试验 这是一种动平衡功能检查法。受试者闭眼，向正前方行走5步，继之后退5步，前后行走5次，观察其步态，并计算起点与终点之间的偏差角。偏差角大于90°者，示两侧前庭功能有显著差异。受试者闭目向前直线行走，迷路病变者偏向前庭功能弱的一侧，此法对平衡功能障碍的判定和平衡功能恢复程度有较大的临床意义。中枢性病变病人常有特殊的蹒跚步态。

（二）眼震检查

眼球震颤是眼球的一种不随意的节律性运动，简称眼震。常见的有前庭性眼震、中枢性眼震、眼性眼震和分离性眼震等。前庭性眼震由交替出现的慢相和快相运动组成，慢相为眼球转向某一方向的缓慢运动，由前庭刺激所引起，快相是眼球的快速回位运动，为中枢的矫正性运动。一般来说，慢相朝向前庭兴奋性较低的一侧，快相朝向前庭兴奋性较高的一侧。因快相便于观察，故通常将快相所指方向作为眼震方向。按眼震方向可分为水平性、垂直性、旋转性及对角性等。眼震方向经常以联合形式出现，如水平－旋转性、垂直－旋转性等。

眼震的检查方法有裸眼检查法、Frenzel眼镜检查法、眼震电图描记法等三种。根据检查时是否施加诱发因素的不同可分为自发性眼震与诱发性眼震两大类。

1. 自发性眼震检查 自发性眼震是一种无须通过任何诱发措施即已存在的眼震。检查者立于受检者的正前方，用手指在距受试眼40～60cm处引导受试者向左、右、上、下及正前方5个基本方向注视，观察有无眼震及眼震的方向、强度等。注意眼球移动偏离中线的角度不得超过30°，以免引起生理性终极性眼震。眼震强度可分为3度：Ⅰ度即眼震仅出现于向快相侧注视时。Ⅱ度为向快相侧及向前正视时均有眼震。Ⅲ度是向前及向快、慢相侧方向注视时皆出现眼震。按自发性眼震的不同，可初步鉴别眼震属周围性、中枢性或眼性。

2. 诱发性眼震检查 常用的检查方法如下：

（1）位置性眼震 当头部处于某一特定位置时才出现的眼震称位置性眼震。检查一般在暗室内，首先坐位时扭转头向左、右、前俯、后仰各45°～60°，其次为仰卧位时头向左、右扭转，最后仰卧悬头位时向左、右扭转头，变换位置时均应缓慢进行，每一头位观察记录30秒。

（2）变位性眼震 在迅速改变头位和体位时诱发的眼震称变位性眼震。受试者先坐于检查台上，头平直。检查者立于受试者右侧，双手扶其头，按以下步骤进行：坐位→仰卧悬头位→坐位→头向右转→仰卧悬头→坐位→头向左转→仰卧悬头→坐位。每次变位应在3秒内完成，每次变位后观察、记录20～30秒。注意潜伏期，眼震性质、方向、振幅、慢相角速度及持续时间、有无疲劳性等，记录有无眩晕感、恶心、呕吐等。如有眼震，应连续观察、记录 1 分钟，眼震消失后方可变换至下一体位。变位性眼震主要出现于椭圆囊斑耳石脱落刺激半规管壶腹嵴引起的良性阵发性位置性眩晕。

（3）温度试验　通过将冷、温水或冷热空气注入外耳道内诱发前庭反应，有助于区别周围性和中枢性前庭系病变。常用的温度试验方法有以下两种：①微量冰水试验：受试者正坐，头后仰 60°，使外半规管呈垂直位，向外耳道注入 4℃融化冰水 0.2mL，记录眼震。若无眼震，则每次递增 0.2mL 4℃水，直至 2mL 冰水刺激无反应，示该侧前庭无反应。5 分钟后再试对侧耳。前庭功能正常者 0.4mL 可引出水平性眼震，方向向对侧。②冷热试验：受试者仰卧，头前倾 30° 后向外耳道内分别注入 44℃和 30℃的水（或空气），每次注水（空气）持续 40 秒，记录眼震。一般先注温水（热空气），后注冷水（冷空气），先检测右耳，后检测左耳，每次检测间隔 5 分钟。有自发性眼震者先刺激眼震慢相侧之耳。一般以慢相角速度作为参数来评价半规管轻瘫（CP）和优势偏向（DP）。计算公式为：

$$CP = \frac{(RW+RC)-(LW+LC)}{RW+RC+LW+LC} \times 100\% \ (\pm 20\% \ 以内为正常)$$

$$DP = \frac{(RW+LC)-(LW+RC)}{RW+RC+LW+LC} \times 100\% \ (> \pm 30\% \ 为异常)$$

（RW 表示右侧 44℃，RC 表示右侧 30℃，LW 表示左侧 44℃，LC 表示左侧 30℃）

（4）旋转试验　基于以下原理：半规管在其平面上沿一定方向旋转，开始时，管内淋巴液由于惰性作用而产生和旋转方向相反的壶腹终顶偏曲；旋转骤停时，淋巴液又因惰性作用使壶腹终顶偏曲，但方向和开始时相反。旋转试验常用脉冲式旋转试验、正弦摆动旋转试验和慢谐波加速度试验等。

（5）视眼动反射　检查视眼动反射可以了解前庭功能状态，有助于区别病变是周围性的还是中枢性的。常用的方法有视动性眼震检查、扫视试验、平稳跟踪试验、凝视试验等。

（6）瘘管试验　将鼓气耳镜紧贴于受试者外耳道内并交替加、减压力，观察眼球运动情况和有无眩晕。出现眼球偏斜或眼震伴眩晕感，为瘘管试验阳性，提示有迷路瘘管存在；仅感眩晕而无眼球偏斜或眼震者为弱阳性，示有可疑瘘管；无任何反应为阴性。需要注意的是，瘘管试验阴性并不能排除迷路瘘管的存在。

第二节　鼻部常用检查法

一、外鼻及鼻前庭检查法

主要观察外鼻有无形态色泽改变及损伤，触诊可检查有无压痛、骨折等。注意鼻前庭皮肤有无红肿、溃疡、结痂、皲裂、脓疮等。如前鼻孔有痂皮堵塞时，可用双氧水或生理盐水将其软化后除去，再行检查。

二、鼻腔检查法

（一）前鼻镜检查法

前鼻镜的用法：左手持前鼻镜，拇指置于两叶的交叉点上，一柄置于掌内，另一柄由其余四指扶持。将前鼻镜的两叶合拢后与鼻底平行地伸入鼻前庭，注意勿超过鼻阈，以防造成疼痛或碰伤鼻中隔引起出血。然后将前鼻镜的两叶轻轻地上下张开，以扩大前鼻孔。取出前鼻镜时勿使两叶完全合拢，以免夹住鼻毛而增加受检者的痛苦（图 3-13）。

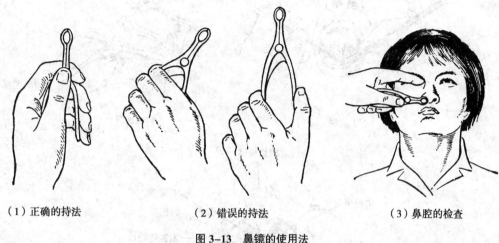

（1）正确的持法　　　　（2）错误的持法　　　　（3）鼻腔的检查

图 3-13　鼻镜的使用法

鼻腔检查一般可按由鼻下部向上部，由鼻前部向后部，由内壁向外壁依次进行，以免遗漏。

被检者头部略向前低下时（第一位置），可见鼻腔底部、鼻中隔前部和下部、下鼻甲和下鼻道；若头向后仰约 30°（第二位置），可见鼻中隔中段以及中鼻甲、中鼻道和嗅裂的一部分；再使头部后仰至约 60°（第三位置），可见到鼻中隔上部、鼻丘、中鼻甲前端、嗅裂和中鼻道的前下部，少数患者也可以看到上鼻道。如果鼻黏膜肿胀，可先用 1% ～ 2% 麻黄素液使黏膜收缩后再检查。

正常鼻黏膜呈淡红色，湿润，光滑，鼻甲黏膜柔软而有弹性，鼻底及各鼻道无分泌物潴留。

在检查过程中，须注意观察鼻甲有无充血、肿胀、肥大、干燥及萎缩，中鼻甲有无息肉样变等；各鼻道中有无分泌物积聚，并注意分泌物的性质；鼻中隔有无偏曲或骨嵴、棘突、糜烂、穿孔等；鼻腔内有无异物、息肉或肿瘤等。

（二）后鼻镜检查法（间接鼻咽镜检查法）

此法可检查鼻腔后部及鼻咽部。被检者头略前倾，张口，咽部完全放松，用鼻呼吸。检查者左手持压舌板，压下舌前 2/3，右手持加温而不烫的后鼻镜（即间接鼻咽镜），镜面向上，张口由一侧口角送入，置于软腭与咽后壁之间，避免触及咽后壁或舌根，以免引起恶心而影响检查（如被检者咽部反射过于敏感，可用 1% 丁卡因溶液喷雾麻醉咽部）。当镜面向上向前时，可见到软腭的背面、鼻中隔后缘、后鼻孔、各鼻甲及鼻道的后段；将镜面移向左右，可见咽鼓管咽口及其周围结构；镜面移向水平，可观察鼻咽顶部及腺样体。检查中应注意黏膜有无充血、粗糙、出血、浸润、溃疡、新生物等（图 3-14）。

（三）鼻内镜检查法

鼻内镜是一种光学硬管镜，镜长 20 ～ 23cm，直径有 2.7mm 和 4mm 两种，并有 0°、30°、70° 等不同的视角，同时配有冲洗及吸引系统，视频编辑系统，可对鼻腔及鼻咽各个部位（包括一些隐蔽的部位）进行细致的观察。检查时先用表面麻醉剂和血管收缩剂麻醉及收缩鼻黏膜，根据需要选用不同角度的鼻内镜进行检查，必要时还可在直视下取活组织检查或行电凝止血等操作。

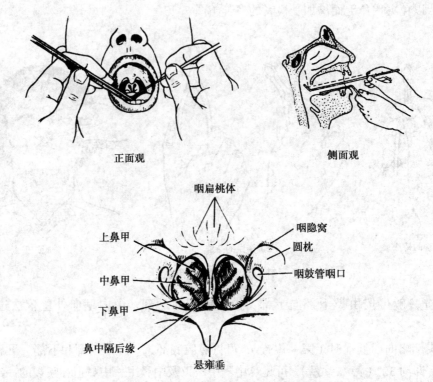

正面观　　　　　　　　　　　　侧面观

咽扁桃体

上鼻甲　　　　　　　　　　　咽隐窝
　　　　　　　　　　　　　圆枕
中鼻甲
　　　　　　　　　　　　　咽鼓管咽口
下鼻甲

鼻中隔后缘

悬雍垂

图 3-14　间接鼻咽镜检查法及所见鼻咽部图像

三、鼻窦检查法

（一）视、触、叩诊

观察面颊部、内眦及眉根附近皮肤有无红肿，局部有无隆起，眼球有无移位及运动障碍，面颊部或眶内上角处有无压痛，额窦前壁有无叩痛等。

（二）前后鼻镜检查及鼻内镜检查

主要观察鼻道中有无脓液及脓液所在部位，如中鼻道有脓液引流，多提示前组鼻窦炎，而嗅裂积脓，多提示后组鼻窦炎。此外，尚须注意鼻道内有无息肉或新生物，鼻甲黏膜有无肿胀或息肉样变。

（三）鼻窦影像学检查

X 线、CT 或 MRI 等影像学检查可显示鼻窦的形状和大小、黏膜是否增厚、骨壁和周围组织有无破坏，以及窦内是否有息肉、肿瘤、异物或分泌物存在等，因此对鼻窦疾病的诊断很有帮助。

（四）上颌窦穿刺冲洗法

用于对上颌窦疾病的诊断（方法详见第六章第五节）。应注意冲出物的数量和性质，必要时可将冲出物进行细菌培养与癌细胞检查。

四、鼻功能检查法

（一）呼吸功能检查法

主要检查病人的鼻腔通气功能。除常规前鼻镜及后鼻镜检查外，还可借助鼻测压计和鼻声反射测量计等仪器进行检查。

（二）嗅觉检查法

用小瓶分装各种气味的液体，如醋、酱油、麻油、酒精、香水等，病人用手指封闭一鼻孔，向各瓶嗅味分辨，检完一侧鼻腔再检另侧。

第三节 咽喉部常用检查法

一、喉的外部检查法

喉的外部检查主要是视诊和触诊。视诊主要观察喉的外部大小是否正常，位置是否在颈前正中部，两侧是否对称。甲状软骨和环状软骨的前部可用手指触诊，注意喉部有无肿胀、触痛、畸形，以及颈部有无肿大的淋巴结或皮下气肿等。还可用拇指、食指按住喉体，向两侧推移，可扪及正常喉关节的摩擦和移动感觉。如喉癌发展到喉内关节，这种感觉往往消失。

二、口咽部检查法

被检查者正坐张口，平静呼吸。检查者手持压舌板，轻轻压下舌前 2/3，过深则容易引起恶心呕吐，过浅则无法充分暴露口咽部。压舌板的近端不可下压，以防将舌尖压于齿上，引起疼痛。对反射敏感者，可用 1% 丁卡因溶液喷雾 1～2 次。

注意观察口咽部形态；黏膜的色泽，有无充血、肿胀、分泌物、假膜、溃疡、新生物等；软腭是否对称及其活动情况；悬雍垂是否过长；咽后壁有无淋巴滤泡增生、隆起及咽侧索有无红肿；扁桃体及前后腭弓有无充血、水肿、溃疡，扁桃体表面有无瘢痕。若用拉钩将前腭弓拉开，则能更好地看清扁桃体真实情况，用压舌板挤压前腭弓，检查隐窝内有无干酪样物或脓液溢出。

三、鼻咽部检查法

常用后鼻镜检查（间接鼻咽镜检查）及鼻咽纤维镜或电子镜检查。

四、喉咽部及喉腔检查法

（一）间接喉镜检查法

受检者正坐，头稍后仰，张口，将舌伸出，平静呼吸。检查者将额镜反光焦点投射于患者口咽部，用纱布块包裹舌前 1/3 部，以左手拇指（在上方）和中指（在下方）捏住舌前部并拉向前下方，食指推开上唇，抵住上列牙齿，以求固定。右手持加温而不烫的间接喉镜由受检者左侧口角伸入咽部，镜面朝向前下方，镜背紧贴悬雍垂前面，将软腭推向上方，观察镜中影像。先调整镜面角度和位置以观察舌根、舌扁桃体、会厌谷、会厌舌面及游离缘、喉咽后壁、喉咽侧壁、梨状窝等结构。然后嘱受检者发"衣"声，使会厌上举，观察会厌喉面、杓会厌襞（披裂）、杓间区、室带、声带及其运动和闭合情况。要注意间接喉镜内的影像与实际喉咽部及喉腔的位置前后正好相反，而左右不变。若咽反射过于敏感，可先用1%丁卡因喷雾咽部，数分钟后再进行检查。

正常情况下，喉及喉咽左右两侧对称，会厌无充血肿胀，梨状窝无积液，黏膜呈淡红色，声带呈白色条状（图3-15）。检查时应注意观察喉咽及喉腔黏膜色泽和有无充血、肥厚、溃疡、瘢痕、新生物或异物等，同时观察声带及杓状软骨活动情况等。

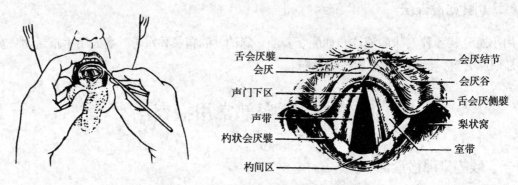

舌会厌襞　　会厌　　会厌结节　　声门下区　　会厌谷　　舌会厌侧襞　　声带　　梨状窝　　杓状会厌襞　　室带　　杓间区

图3-15　间接喉镜检查法及所见喉部图像

（二）纤维喉镜及电子喉镜检查法

纤维喉镜或电子喉镜的优点是可弯曲，视野清晰。鼻黏膜、口咽及喉咽黏膜表麻后，纤维喉镜或电子喉镜从鼻腔或口腔导入，通过鼻咽、口咽到达喉咽，可对鼻咽、喉咽及喉腔进行详细检查，还可进行活检、息肉摘除、异物取出等操作。

五、咽喉的影像学检查

X线、CT及MRI等影像学检查可显示鼻咽、口咽、喉咽及喉部的形态，尤其在显示咽喉部肿瘤的大小和浸润范围方面具有较大的优势。

第四节　口部常用检查法

一、常用检查器械

口部检查常用器械为口镜、探针和镊子。

1.口镜　为一带长柄的小圆镜，利用镜面的反光及映像作用，以增加局部照明和检查不能直视的部位，亦可用口镜牵拉口角，推压唇、颊、舌等软组织。此外，镜柄可用于叩诊牙齿。

2.探针　常用来检查牙面的沟裂、点隙、龋洞及发现感觉过敏点，还可用以探测牙周袋的深度和龈下牙结石情况，检查充填物及修复体与牙体的密合程度。有一种带刻度（以毫米计）的探针专用于检查牙周袋的深度。

3.镊子　用来夹取敷料、药物、腐败组织和异物等，检查牙齿的松动度，其柄还可叩诊牙齿。

二、常用检查方法

1.望诊　包括望颌面部、牙齿、牙周、口腔黏膜等。

（1）**望颌面部**　注意左右是否对称，有无肿胀、畸形或创伤；关节和肌肉功能有无障碍；皮肤有无瘢痕、窦道或瘘管及颜色改变等。

（2）**望牙齿**　注意牙的数目、形态、质地、位置、排列和咬合关系等，有无龋病、残冠、残根及牙石等。

（3）**望牙周**　观察牙龈的形态与颜色；是否有牙龈乳头肿胀、出血与增生；是否有牙周溢脓、牙龈窦道或牙松动等。

（4）**望口腔黏膜**　对于唇、颊、腭、舌、口底应注意其对称性，黏膜有无颜色改变，完整性是否被破坏；有无水肿、溃疡、疱疹、丘疹、糜烂、过度角化、瘢痕、色素沉着等；观察舌背表面舌乳头情况等。

2. 探诊　临床常用探针来进行探诊。探诊时动作应轻柔，切忌粗鲁，以免损伤牙周、黏膜及其他口腔软组织。

（1）**探龋损情况**　确定龋洞的位置、深浅、大小与牙本质软化程度，有无探痛及牙髓是否暴露等。此外，对已充填的龋洞，可检查充填物与牙体组织间的密合程度，有无继发龋，有无悬突等。

（2）**探牙周袋及窦道**　钝头且带有毫米刻度的探针可探测牙周袋的深度及范围，亦可探查黏膜窦道的方向和深度。

3. 叩诊　用口镜或镊子柄对牙齿面或切端进行力量适中的垂直叩击，以检查根尖周组织的反应，这对于根尖周疾病的诊断有较大的帮助，有时亦可进行水平方向叩击，以检查牙周膜的反应。叩诊时一般先叩可疑病牙的邻牙，然后再叩病牙，以便对照。

4. 触诊　用手指直接触摸或用镊子夹持棉球扪压，用以检查病损的性质、大小、深度等。触诊时应轻柔，不能给患者增加额外的痛苦。

（1）**牙的触诊**　检查牙齿是否有尖锐的牙尖和边缘嵴。

（2）**牙周病及根尖周病的触诊**　用手指触压相当于病牙根尖区的牙龈及黏膜转折处，以检查是否有波动、压痛等；触压牙龈，观察龈缘是否有脓液溢出。检查牙齿的松动度，可用牙科镊子进行，前牙以镊子夹持牙冠的唇、舌面，后牙将镊尖合拢置于牙齿面，摇动镊子，即可查出牙齿松动情况。临床按牙齿松动程度的轻重分为：

Ⅰ度松动：牙齿向唇（颊）舌侧方向活动，幅度在 1mm 以内。

Ⅱ度松动：牙齿向唇（颊）舌侧方向活动，幅度在 1～2mm，且伴有近远中方向活动。

Ⅲ度松动：牙齿向唇（颊）舌侧方向松动，幅度在 2mm 以上，且伴有近远中及垂直方向活动。

（3）**肿胀部位的触诊**　可检查肿胀的范围、质地、表面温度，周界是否清楚、是否有压痛等。

（4）**黏膜溃疡、斑块的触诊**　了解基底有无硬结、突起等。

（5）**淋巴结的触诊**　了解淋巴结大小、数目、硬度、有无粘连、压痛等，对于判断有无炎症、肿瘤是否转移有着重要的临床意义。

5. 咬诊　由于牙周病或牙齿形态、排列、咬合关系的异常，可使个别牙呈早接触或咀嚼运动受阻。咬诊检查从正中𬌗开始，然后为前伸及侧向𬌗运动。注意各方向运动时是否存在障碍，在运动过程中个别牙或一组牙有无松动，以手指扪压患牙早接触点的位置及大小，此为临床上简便而常用的方法。

第四章
耳鼻咽喉与脏腑经络的关系

人体是由脏腑经络、五官九窍、四肢百骸、皮肉筋脉组成的一个有机整体，其中，脏腑是核心，耳、鼻、咽喉、口为五官九窍的主要组成部分，实为脏腑的外窍。五脏六腑的功能活动产生气血津液，通过经络的输布运行到官窍，才能发挥官窍的正常功能。《灵枢·邪气脏腑病形》说："十二经脉，三百六十五络，其血气皆上于面而走空窍，其精阳气上走于目而为睛，其别气走于耳而为听，其宗气上出于鼻而为嗅，其浊气出于胃，走唇舌而为味。"若脏腑功能失调，或经络阻塞，使气血津液不能运行到官窍，则官窍的功能失常，产生各种官窍的病证。这就是中医的整体观念：脏腑是根本，经络是枝干，官窍是花叶。欲了解官窍病变的根源，必先了解官窍与脏腑、经络的关系，这是中医耳鼻咽喉科学的理论基础。

第一节　耳与脏腑经络的关系

耳居头部两侧，为清窍之一，具有司听觉、主平衡的功能，耳的功能有赖于清阳之气上达，而清阳之气上达与相关脏腑、经络的功能活动密不可分。

一、耳与脏腑的关系

耳与肾、心、肝胆、脾、肺等脏腑关系较为密切，五脏的整体协调活动是耳的功能正常发挥的必要条件。

1.耳与肾　耳为坎，坎为水，而肾主水，故耳为肾所主，为肾之外窍、肾之官。《素问·阴阳应象大论》说："肾主耳……在窍为耳。"《灵枢·五阅五使》说："耳者，肾之官也。"肾的主要功能为藏精，肾之精气上通于耳，若肾精充沛，则听觉聪敏，平衡正常。如《灵枢·脉度》说："肾气通于耳，肾和则耳能闻五音矣。"若肾精亏损，肾气不能上达，则易导致耳聋。如《灵枢·决气》说："精脱者耳聋。"临床上常见到老年人因肾精逐渐亏耗而出现听力逐渐下降，因此通过观察听觉的灵敏度可以窥视肾精的盛衰。如《灵枢·师传》说："肾者主为外，使之远听，视耳好恶，以知其性。"此外，肾阳不足，寒水上泛，可导致平衡失调而眩晕；由于肾主骨，肾虚则耳部骨质易受邪毒侵蚀，导致耳内流脓不止，甚至发生脓耳变证。

2.耳与心　心的主要功能为藏神，心为神之舍，耳的听觉为心神活动的体现之一，因此耳之司听与心神的功能有密切关系。心所藏的神实为君火所变现，即心主火，这一功能与肾主水、藏精的功能密切相关，只有心肾相交，水火既济，才能使中焦脾土化生的清阳之气上达清窍，从而听觉聪敏。若心肾不交，则神不守舍，夜寐不安，常可导致耳鸣、耳聋。因此，肾主耳的功能与心是密不可分的。如《证治准绳·杂病》所说："肾为耳窍之主，心为耳窍之客。"

3.耳与肝胆　肝胆为木，木由水生，因此肝为肾之子。肝的主要功能是主疏泄，肝木正常疏泄、条达，肾水方可上升，实现肾气通于耳的功能，这就是肝肾同源之理，肝的疏泄还有利于脾土所化生的气血运行上达耳窍而为听。若肝气郁滞，则肾水难以上升而与心火相交。肝与胆互为表里，胆经循行于耳窍，生理情况下肝升胆降，气机运转正常，则耳的功能正常；若胆气不降，易郁而化火，上犯耳窍，可导致耳部肿痛、流脓等病证。另外，肝木疏泄失常，最易克脾土，导致气血化生不足或输布失常，不能上奉耳窍，而产生耳鸣、耳聋、眩晕等病证。

4.耳与脾　脾主运化，为后天之本，气血生化之源，脾所化生的气血又谓之清阳，清阳能够上达耳窍，是发挥耳司听觉、平衡功能的必要条件，因此，脾的功能与耳有密切关系。若脾气虚弱，运化失常，则气血化生不足，不能奉养耳窍，脾不健运还可导致痰湿内生，升降失调，二者均可导致清阳不能上达耳窍而出现耳鸣、耳聋、眩晕、耳胀等耳部病证。如《素问·玉机真脏论》所说："脾为孤脏……其不及则令人九窍不通。"

5.耳与肺　肺为金，肺金主肃降而生肾水，因此，肺为肾之母，肾主耳的功能与肺亦有关。生理情况下，肺金的肃降功能正常，才能化生肾水，同时带动心火下降与肾相交，水火既济的情况下，肾气才能上通于耳，使耳的功能发挥正常。如《杂病源流犀烛》卷二十三说："肾窍于耳，所以聪听，实因水生于金，盖肺主气，一身之气贯于耳，故能为听。"若外邪侵袭，导致肺失肃降，常可出现耳胀、耳闷、耳聋、耳痛等病证。《素问·气交变大论》说："金肺受邪……嗌燥，耳聋。"另有一说认为，肺经结穴于耳。如《温热经纬·余师愚疫病篇》说："肺经之结穴在耳中，名曰笼葱，专主乎听。"捏鼻鼓气时，气贯于耳，亦说明肺气与耳相通。

二、耳与经络的关系

经络是内在的脏腑与外在的官窍之间联系的通道，经络畅通，则清阳之气上达耳窍，以发挥耳窍的功能。十二经脉中，直接循行于耳者有手足少阳、手足太阳、足阳明等5条经脉；奇经八脉中，阳维脉循经耳部。此外，还有手阳明等络脉入耳，手足少阳、手足太阳、足阳明等5条经筋循行于耳。

直接循行于耳的6条经脉如下：

足少阳胆经：其分支从耳后入耳中，出走耳前，至目外眦后方。

手少阳三焦经：其分支出缺盆上项，沿耳后直上出耳上角，前行经颊部至目眶下。另一分支从耳后分出，进入耳中，走耳前，至目外眦。

足阳明胃经：环绕口唇，下交承浆，分别沿下颌的后下方，经大迎，循颊车，上耳前，沿发际到前额。

手太阳小肠经：其分支从缺盆沿颈上颊，至目锐眦，入耳中。

足太阳膀胱经：其分支从颠分出，向两侧下行至耳上角。

阳维脉：从肩部上行，经耳前至前额，再绕行至项后会于督脉。

第二节　鼻与脏腑经络的关系

鼻居面部正中，属清窍之一，为呼吸、嗅觉之门户。鼻的呼吸、嗅觉功能有赖于内在的脏腑功能活动产生的清阳之气通过经络而上达。

一、鼻与脏腑的关系

鼻的功能与肺、脾、肝胆、肾、心等脏腑关系较为密切。

1. 鼻与肺 鼻后连颃颡，下通于肺，是肺之门户，属肺之系，故鼻为肺之外窍、肺之官。《素问·金匮真言论》说："西方白色，入通于肺，开窍于鼻。"《灵枢·五阅五使》说："鼻者，肺之官也。"鼻喜畅通而恶窒塞，畅通则呼吸之气出入顺畅，嗅觉灵敏。肺主肃降，不仅有利于鼻所吸入之气下归于丹田，还有助于浊气下降，从而保持鼻窍的通畅，发挥其正常功能。皮毛与鼻同属肺所主，临床常见因寒暖失常，风邪袭肺，肺金失于肃降，导致浊气不降，窒塞肺之外窍而出现鼻塞、流涕、嗅觉失灵等病证。《诸病源候论》卷二十九说："肺脏为风冷所乘，则鼻气不和，津液壅塞而为鼻齆。"

2. 鼻与脾 鼻准（即鼻尖）居面之中央，而中央属土，故鼻准属脾土。脾土为后天之本，气血津液生化之源，鼻为一身血脉多聚之处，鼻对吸入之气具有瞬间加温、加湿及知香臭的功能，这一功能有赖于脾土所化生的气血津液（即清阳之气）上达才能实现，因此，在生理上鼻与脾具有密切的关系。若脾气虚弱，运化失常，气血津液化源不足，鼻无法实现瞬间对吸入之气进行加温、加湿的功能，则容易出现鼻塞、鼻干燥、嗅觉减退等反应，脾失健运，还可导致水湿不运，停聚鼻窍而出现鼻涕增多、嗅觉失灵等症状。脾主统血，脾气虚弱，统血失职，还易导致血不循经而鼻衄。

3. 鼻与肝胆 胆为奇恒之腑，胆之经气上通于脑，脑为髓海，下通于鼻颊（鼻根部为颊）。肝胆互为表里，足厥阴肝气主升，足少阳胆气主降，肝胆的功能协调，则脾土所化生的气血津液易于上达清窍，脑、鼻颊俱得安康。若肝胆失调，气郁于上而不能下降，则易化火，胆火郁于脑，可灼伤津液，下犯鼻颊，导致浊涕不止的鼻渊。如《素问·气厥论》说："胆移热于脑，则辛颊鼻渊，鼻渊者，浊涕下不止也。"鼻为血脉多聚之所，胆火不降，还可迫血妄行而导致鼻衄。

4. 鼻与肾 鼻为呼吸之门户，为肺之外窍，肺为气之主，肾为气之根，鼻所吸入之气经肺之肃降而下纳于肾，故鼻的呼吸功能与肾有关。如《类证治裁》卷二说："肺为气之主，肾为气之根，肺主出气，肾主纳气，阴阳相交，呼吸乃和。"若肾气不足，不能纳气归肾，可致喷嚏频频。如《素问·宣明五气论》说："肾为欠，为嚏。"

5. 鼻与心 心藏神，主血脉。鼻为血脉多聚之处，司嗅觉，而嗅觉实乃心神所变现，故有心主嗅之说。如《难经·四十难》："心主臭，故令鼻知香臭。"由此可见，嗅觉虽通过外在的鼻而感知，实为内在的心所主，只有心神内藏，才能嗅觉敏锐。若心血不足，血不养神，可致嗅觉失灵。如《素问·五脏别论》说："五气入鼻，藏于心肺，心肺有病，而鼻为之不利也。"此外，心主火，正常的心火实为阳气，心阳充沛，则鼻能为嚏而逐邪外出。如《灵枢·口问》说："阳气和利，满于心，出于鼻，故为嚏。"

二、鼻与经络的关系

十二经脉中，直接循行于鼻或鼻旁者，有手足阳明、少阳、太阳及手少阴、足厥阴等 8 条经脉；奇经八脉中，直接循行于鼻部者有督脉、任脉、阴跷脉、阳跷脉等 4 条经脉。此外，尚有足太阳等络脉循于鼻部，足太阳、足阳明经筋循行于鼻。

直接循行于鼻的 12 条经脉如下：

手阳明大肠经：其支脉从缺盆上颈，通过颊部，入下龈中，循出夹口，绕上唇，左右交叉于人中，分布于鼻孔两侧。

足阳明胃经：起于鼻之两旁，旁纳足太阳经脉，向下沿鼻外侧，入上齿中。

手太阳小肠经：其支脉从颊部至眼眶的下部到鼻，再至目内眦。

足太阳膀胱经：起于鼻旁目内眦，上额，交会于头顶。

手少阳三焦经：其支脉出耳上角，屈折至颊到达眶下部（即鼻旁之上颌窦处）。

足少阳胆经：其支脉从目外眦，下行至大迎，折行于颊部（鼻旁），再下行至颈。

手少阴心经：其支脉夹咽，经面部，沿鼻旁，上联目系。

足厥阴肝经：循喉咙之后，上入鼻后之颃颡，连目系。

督脉：由颠顶沿前额下行鼻柱，至鼻尖，到上唇。

任脉：环绕口唇，上至龈交，分左右循鼻旁，到二目下。

阴跷脉：从人迎之前，经鼻旁到目内眦。

阳跷脉：从颈外侧上夹口角，循鼻外侧到达目内眦。

第三节　咽喉与脏腑经络的关系

咽喉居颈部，分而为二，合而为一，有广义与狭义之分。广义者，以喉泛指咽喉乃至口腔。狭义者，咽、喉各司其职：咽的主要功能是吞咽，与胃关系密切；喉的主要功能是呼吸及发声，与肺关系密切。咽喉为饮食、呼吸之要道，又是经脉循行交会之要冲，天地之气由此而进入身体，经脏腑所化生的清阳之气由此而上达清窍。因此，咽喉系一身命脉之关隘，有着极为重要的地位，宜通畅而不宜壅塞。咽喉的功能实为内在的脏腑功能所推动，经络为沟通内在的脏腑与外在的咽喉提供了条件。

一、咽喉与脏腑的关系

咽喉与肺、脾胃、肝胆、肾等脏腑关系较为密切。

1. 喉与肺　喉者，候也，所候者"天气"（即自然界的清气）。喉上连颃颡、鼻窍，下接气道而通于肺，属肺之系。《疮疡经验全书》卷一说："喉应天气，乃肺之系也。"因此，肺与喉的关系最为密切，实为喉之根本。肺为脏腑之华盖，主气，以肃降为顺，肺能正常肃降，则喉无壅塞而气息出入顺畅。若肺失肃降，易致痰浊之气上逆，阻塞喉部，导致呼多吸少之呼吸困难。喉还主发声，喉之能发声，实乃内在的肺气所推动，推动声带发声的肺气还包含由脾土所化生的宗气，只有宗气足，肺气清，才能使喉发声洪亮而持久。若土不生金，则宗气不足，肺气鼓动无力，易致声音嘶哑。如《景岳全书》卷二十八说："声由气而发，肺病则气夺，此气为声音之户也。"此外，肺主皮毛而开窍于鼻，若寒暖失调，外邪袭肺，致肺失肃降，外邪、痰浊之气壅塞喉部，亦常导致声音嘶哑。

2. 咽与脾胃　咽者，咽也，所咽者"地气"（即由土地所化生的水谷）。咽上连口腔，下接食道而通于胃，属胃之系。《严氏济生方·咽喉门》说："咽者，言可以咽物，又谓之嗌，气之疏通厄要之处，胃所系。"因此，咽与胃的关系最为密切。咽主吞咽水谷，胃主受纳、腐熟水谷，故胃实为咽之根本。脾与胃相表里，共同完成将水谷化生为气血津液的过程。胃气以降为顺，脾气以升为顺，只有脾胃功能协调，脾能升清，胃能降浊，咽才能发挥正常的吞咽功能。若脾胃升降失调，胃气不降，易发生浊气上逆，阻塞于咽喉，咽喉失于通畅，则出现吞咽不利或吞咽疼痛，甚至出现吞咽困难。

3. 咽喉与肝胆　咽喉以通畅为用，壅塞为病（古医籍谓之"喉痹"）。肝胆为木，互为表里，一升一降，同主疏泄，足厥阴肝经循喉咙，入颃颡；足少阳胆经循咽喉至缺盆。《素问·奇病论》说："夫肝者，中之将也，取决于胆，咽为之使。"说明肝胆的疏泄、条达有利于气机顺畅，对于保持咽喉的畅通有重要意义。《素问·阴阳别论》说："一阴一阳结，谓之喉痹。"一阴指厥阴，一阳指少阳，若肝胆失调，疏泄失常，易发生气机阻滞，咽喉失于通畅，产生吞咽哽哽不利、咽喉肿痛等"喉痹"的症状，还可发生猝然失音的症状。

4. 咽喉与肾　喉为气息出入之通道，又主发声；肾为气息之根，又为音声之根。故咽喉的功能与肾有密切关系。肾水为肺金之子，主藏精，为水火之宅，内藏元阴元阳，只有肾水与肺金的功能协调，喉所吸入之气方能下归于肾，且喉的发声洪亮而有根。如《景岳全书》卷二十八说："肾藏精，精化气，阴虚则无气，此肾为声音之根也。"若肾不藏精，虚火上炎，可致咽喉干燥、疼痛，吞咽不利，或声音嘶哑。

二、咽喉与经络的关系

咽喉乃人体经脉循行的要冲。在十二经脉中，除手厥阴心包经和足太阳膀胱经间接通于咽喉外，其余 10 条经脉皆直接循经咽喉。在奇经八脉中，除督脉、带脉、阳维脉外，其余 5 条经脉皆循经咽喉。此外，尚有手足阳明、太阳、少阳 6 条经筋循行于咽喉。

直接循行于咽喉的 15 条经脉如下：

手太阴肺经：入肺脏，上循咽喉，横出腋下。

手阳明大肠经：从缺盆上走颈部，沿颊入下齿中。

足阳明胃经：其支者，从大迎前下人迎，循喉咙，入缺盆。

足太阴脾经：从脾脏上络于胃，横过膈，上行夹于食道两旁，循经咽喉，连舌本。

手少阴心经：其支者从心系，夹食道上循咽喉，连于目系。

手太阳小肠经：其支者从缺盆循颈，经咽喉上颊。

足少阴肾经：从肾上贯肝膈，入肺中，循喉咙，夹舌本。

手少阳三焦经：从肩上走颈，过咽喉，经耳上角到颊部。

足少阳胆经：从耳后，循颈过咽，下肩至缺盆；其支者，从颊车，下走颈，经咽喉，至缺盆。

足厥阴肝经：上贯膈，分布于胁肋，循喉咙之后，上入颃颡。

任脉：循腹里，上关元，至咽喉，上颐，循面，入目。

冲脉：会于咽喉，别而络唇口。

阴跷脉：循内踝上行，至咽喉，交贯冲脉。

阳跷脉：从肩部，循经颈，过咽，上夹口角。

阴维脉：从胁部上行至咽喉。

第四节　口与脏腑经络的关系

口位于面部下方，包含唇、颊、齿、舌等结构，为饮食、言语之门户，具有纳水谷、辨五味、出言语等功能。口齿唇舌的功能与内在的脏腑经络的功能具有密切关系。

一、口与脏腑的关系

口为一身之都门，脏腑之门户。口与脾胃、心、肾等脏腑关系较为密切。

1. 口与脾胃 脾开窍于口，口为脾所主，为脾之外窍、脾之官。口纳水谷，脾主运化，故口与脾的关系最为密切。脾与胃相表里，只有脾胃的功能正常，方能产生食欲，由口而纳水谷。如《灵枢·脉度》说："脾气通于口，脾和则口能知五谷矣。"口所纳入的水谷，经咽的吞咽而入胃，通过胃的腐熟与脾的运化，将水谷化生为人体需要的气血津液。若脾胃失调，常导致食欲减退，使口不欲纳谷。另外，脾主肌肉，口唇属肌肉的一部分，亦为脾所主。《灵枢·五阅五使》说："口唇者，脾之官也。"若脾胃失调可导致口唇的病变，故观察唇的颜色变化可知脾的病变，如《证治汇补》卷三说："唇为之病……脾冷则紫，脾败则黑，脾寒则青，脾虚则白，脾衰则黄，脾实则红。"

2. 舌与心 心开窍于舌，舌为心之苗、为心之官。《灵枢·五阅五使》说："舌者，心之官也。"心藏神，主血脉。舌辨五味的功能其实是心神所变现，并有赖于心血上奉于舌。如《灵枢·脉度》说："心气通于舌，心和则舌能知五味矣。"舌还是形成语言的关键器官，舌之构语也是受心神的支配，属心神功能的一部分。因此，舌与心的关系最为密切。若心不藏神，夜不能寐，则舌不知味，且易心火上炎而致口舌生疮，若心神亡失，可致舌僵而失语。

3. 齿与肾 肾藏精、主骨、生髓。齿为骨之余，亦为骨之最坚硬者，能磨碎各种食物以利脾胃消化。肾精的盛衰可由牙齿而反映出来。肾精强盛，则牙齿坚固；肾精虚衰，则牙齿枯槁、易折，且易脱落。如《素问·上古天真论》说："丈夫八岁，肾气实，发长齿更……三八肾气平均，筋骨劲强，故真牙生而长极……五八肾气衰，发堕齿槁……八八则齿发去。"《证治汇补》卷四进一步解释说："精充则齿坚，肾衰则齿豁，虚热则齿动，髓溢则齿长，肾虚牙疼，其齿浮。"因此，齿与肾的关系最为密切。

二、口与经络的关系

口通过经络与内在的脏腑建立了广泛的联系。十二经脉中，直接循经口部的经脉有7条，即：脾经、胃经、大肠经、小肠经、三焦经、肝经、肾经；奇经八脉中，直接循经口部的经脉有5条，即：任脉、督脉、冲脉、阴跷脉、阳跷脉。此外，手足太阳、少阳、阳明等经筋皆循行于口。

直接循行于口部的12条经脉如下：

手阳明大肠经：其支脉从缺盆上颈贯颊，入下齿中，还出夹口，交人中。

足阳明胃经：循鼻外入上齿中，还出夹口环唇，下交承浆。

手太阳小肠经：其支脉出缺盆，循颊，上抵鼻。

手少阳三焦经：其支脉从耳上角循经颊部至顿。

足太阴脾经：上膈，夹咽，连舌本，散舌下。

足少阴肾经：循喉咙，夹舌本。

足厥阴肝经：其支脉从目系下颊里，环绕唇内。

任脉：从咽喉部上行至唇内，环绕口唇。

督脉：由鼻尖下行至唇内龈交。

冲脉：循经喉，环绕口唇。

阴跷脉：经人迎前面，过颊部，到目内眦。

阳跷脉：过颈部，上夹口角，至目内眦。

扫一扫，查阅本章数字资源，含PPT、音视频、图片等

第五章

耳鼻咽喉疾病的病因病机概要

疾病的发生，究其原因，不外乎各种致病因素导致人体阴阳平衡失调，使正常生理功能紊乱。耳、鼻、咽喉、口齿诸疾病，症状虽发生在官窍局部，但其实质为内在脏腑功能失调的结果。因此，探寻耳鼻咽喉口齿疾病的病因病机，不能脱离中医整体观念。

第一节　耳鼻咽喉疾病的主要病因

耳、鼻、咽喉、口齿显露于头颈部，内与脏腑相应，故内外诸种因素均可致病。其外因主要有外感邪毒、外伤致病、异物所伤；内因多为七情所伤、饮食、劳倦等。

一、外因

1. 外感邪毒　常见六淫外袭、时邪疫疠及异气侵袭。

（1）风邪　风为六淫之首，无孔不入，善行而数变，故为百病之长。耳、鼻、口、咽喉诸孔窍显露于外，最易遭受风邪外袭而致病。《素问·太阴阳明论》说："伤于风者，上先受之。"风邪外袭，常夹寒、热、湿邪侵犯，各种耳病、鼻病、咽喉病、口齿病初起，常见风寒、风热、风湿之邪侵袭而犯病。

（2）寒邪　寒邪常随风邪侵犯人体。耳、鼻、口、咽喉皆显于外，易遭风寒袭击。寒邪的特点是收引，易使经络阻滞，且易伤阳气，故寒邪侵袭可导致清阳之气不能上达清窍，使耳、鼻、口、咽喉诸窍难以发挥正常功能而产生各种相应的症状。

（3）热邪　火热为阳邪，其特点是炎上，耳、鼻、口、咽喉诸窍皆位于人体上部，故外感热邪后易侵犯这些上部的官窍而发生相应的病变，出现局部红肿热痛等表现。热盛则腐，故热邪致病可导致咽喉、口腔、耳等部位血腐肉败而化脓。热邪的另一特点是灼伤津液，易出现口干咽燥、鼻内干燥等症状，若热邪炼津成痰，易致鼻涕或耳脓黄稠。

（4）湿邪　长期阴雨、居处潮湿、污水浸渍等易致湿邪外袭耳、鼻等清窍，导致耳周、耳窍、鼻前孔皮肤或口唇黏膜红肿、赤烂、痒痛、黄水淋漓等病证。脾喜燥恶湿，湿邪易伤脾土，脾失健运，易致耳内流脓，浊涕量多。湿邪常与寒邪、热邪相兼为患，且湿性黏滞，故使疾病缠绵难愈。

（5）燥邪　外感燥邪而发病，多从口鼻而入，好发于干旱地区、干燥高温的工作环境。燥邪的特点是易耗伤津液，对内则易伤肺，肺的宣降失调，则口鼻、咽喉失去津液滋润，可致口鼻、咽喉犯病。

（6）时邪疫疠　时邪疫疠是一类具有强烈传染性的致病邪气。疫疠之邪多从口鼻而入。其致

病特点是发病急、传播快、毒性强、病情重，如白喉、疫喉痧等。

（7）异气　异气是指污浊的气体，如汽车废气、工业排出的废气、各种有毒的化学气体及花粉、粉尘等，均可直接由口鼻吸入，导致耳、鼻、咽喉、口齿疾病。

2. 外伤致病　耳位于头面外侧，鼻突出于头面正中，口外露于面部，喉位于颈前，故耳、鼻、咽喉、口齿易遭受跌仆、撞击、金刃、弹击、爆炸所伤。手术创伤、噪声、激光、微波、烧灼等理化因素亦可导致耳鼻咽喉口齿疾病。

3. 异物所伤　异物误入外耳道或鼻腔，鱼刺、骨类或其他异物梗于口腔、咽、喉或食管，均可致病，甚则可导致严重病证。

二、内因

1. 饮食不节　脾胃为后天之本，过食肥甘厚腻或生冷寒凉，易伤脾胃，导致气血津液化生不足，不能奉养耳、鼻、咽喉、口齿等清窍，或痰湿内生，阻遏气血津液上达，皆可导致耳鼻咽喉口齿疾病。

2. 劳倦内伤　劳逸失节，房劳过度，久病劳损，均可耗伤气血津液，导致脏腑功能失调而发生耳鼻咽喉口齿疾病。用声不当或过度，声带受伤，功能失健，则致声嘶。

3. 七情所伤　喜、怒、忧、思、悲、恐、惊等各种情志因素过度刺激，均可使脏腑气机失调而导致耳鼻咽喉口齿疾病。

4. 痰饮瘀血　痰饮、瘀血是脏腑功能失调的病理产物，一旦产生，又容易阻塞经络、气机，成为致病之因，导致耳鼻咽喉口齿疾病。如痰湿停聚，可致唇肿、龈肿、鼻流浊涕、耳内流脓、眩晕、耳胀等，瘀血阻滞可致鼻塞、咽喉瘤等疾病。

第二节　耳鼻咽喉疾病的主要病机

病机，即疾病发生、发展与变化的机理。各种致病因素引起脏腑功能失调，导致耳鼻咽喉口齿疾病的发生，其病机不外乎实证、虚证或虚实夹杂证三大类。兹择其要者归纳于下：

一、实证

《素问·通评虚实论》说："邪气盛则实。"耳鼻咽喉口齿疾病的实证，常见于病变的初期或中期，以外邪侵袭、脏腑火热、痰湿困结、气滞血瘀等为多见。

1. 外邪侵袭　外感六淫邪毒或时行疫疠之邪，可致耳、鼻、咽喉、口齿诸窍疾病。如风寒或风热外袭，肺失宣降，邪毒上犯清窍，可致伤风鼻塞、耳胀、喉痹、喉瘖、唇风等病证；风热夹湿邪侵犯，可致旋耳疮、鼻疳等病证；燥邪犯肺，耗伤津液，鼻窍失养，可致鼻槁；时行疫疠之邪侵袭咽喉，可致白喉等病证。

2. 脏腑火热　肺、胃、肝、胆、心等脏腑火热上炎，蒸灼清窍，常导致多种耳鼻咽喉口齿疾病。如肺经蕴热，上犯鼻窍，可致鼻疳、鼻渊、鼻衄等病证；胃腑积热，上灼咽喉口齿，可致喉痹、乳蛾、喉痈、牙痛等病证；肝胆火热上炎或肝胆湿热上蒸，可致耳疖、耳疮、脓耳、鼻渊、鼻衄等病证；心火上炎，可致鼻衄、口疮等；热入心包，可致黄耳伤寒等。

3. 痰湿困结　肺、脾、肾功能失调，痰湿内生，困结体内，常可导致耳鼻咽喉口齿疾病。如痰湿凝滞，困结于耳，可致耳廓痰包；困结于口部，可致舌下痰包；困结于鼻，可致鼻痰包、鼻菌等病证；痰气互结于咽喉，可致梅核气；痰浊结聚于咽喉或颃颡，可致咽喉瘤、咽喉菌、颃颡岩、茧唇、舌菌等病证。

4.气滞血瘀 外伤血瘀，或久病入络，气滞血瘀，清窍脉络不通，亦为耳鼻咽喉口齿疾病常见的病机之一，如耳损伤、鼻损伤、咽喉损伤、口齿损伤等，其共同的病机为外伤血瘀。气滞血瘀常可导致耳胀、耳聋、鼻窒、喉瘖、咽喉瘤、咽喉菌、颃颡岩、茧唇、舌菌等病证。

二、虚证

虚证，是指正气虚衰不足，即所谓"精气夺则虚"。耳鼻咽喉口齿疾病的虚证常见于疾病的后期和一些慢性疾病中，临床上以肺、脾、肾的虚损为多见。

1.肺脏虚损 肺脏虚损，多见于肺气虚和肺阴虚。如肺气虚，卫外不固，可致鼻鼽等病证；肺气虚无力鼓动声门，可致喉瘖；肺阴虚，鼻窍、咽喉或口齿失于濡养，可致鼻槁、喉痹、乳蛾、喉癣、牙宣等病证。

2.脾胃虚弱 脾胃虚弱，运化失职，气血生化之源不足，则官窍失养而发生多种耳鼻咽喉口齿疾病。正如《素问·玉机真脏论》所云："脾为孤脏……其不及则令人九窍不通。"例如，脾气虚弱，清阳不升，可致耳鸣、耳聋、耳眩晕；脾气虚弱，宗气生成不足，无力鼓动声门，可致喉瘖；脾气虚弱，气不摄血，可致鼻衄；脾胃虚弱，气血化生不足，卫外失固，可致鼻鼽。

3.肾脏亏虚 肾脏亏虚常出现肾阴虚或肾阳虚的病理变化。肾精亏虚，耳窍失养，可致耳鸣、耳聋、耳眩晕；肾阴虚，鼻窍失养，可致鼻槁；肾阴不足，无以制火，虚火上炎，可致鼻衄、喉痹、喉瘖、喉癣等病证；肾阳亏虚，寒水上犯，可致耳眩晕；肾阳不足，鼻失温养，可致鼻鼽。

三、虚实夹杂证

虚实夹杂证，即正气亏虚而邪气滞留的病证，耳鼻咽喉口齿的慢性疾病，常可出现这类病证。如肺脾气虚，邪滞鼻窍，可致鼻窒；脾气虚弱，湿浊内困，可致鼻渊、耳胀、脓耳等病证；气虚血瘀，可致耳面瘫；喉痈溃脓后期常出现气阴耗损，而余邪未清之证；咽喉菌、颃颡岩、舌菌等病常出现正虚毒滞之证等。

第六章
耳鼻咽喉疾病的治疗概要

扫一扫，查阅本章数字资源，含PPT、音视频、图片等

中医耳鼻咽喉科治疗学的特点是内治与外治相结合。内治法指辨证内服药物的方法；外治法指在身体外部施药或施术的方法，狭义的外治法指在耳、鼻、咽喉及口齿患部施药或施术的方法，广义的外治法除此以外，还包括在身体外部施行各种针灸及按摩导引等方法。内治的目的是调理脏腑功能、恢复整体阴阳平衡以治其根本，外治的目的是迅速消除患部症状，二者的有机结合，可达到标本兼治、促使疾病康复的目的。不同的治疗方法有不同的适应证，这些治疗方法既可单独应用，也可有选择地相互配合使用。

第一节　内治法

内治法是通过内服药物以达到治疗疾病目的的方法，是耳鼻咽喉口齿疾病的主要治疗方法。在运用内治法时，必须从整体观念出发，根据脏腑经络与官窍的关系，以四诊八纲为基础，进行局部与全身辨证，抓住疾病的本质，结合病情轻重缓急变化，在审证求因、审因论治的原则指导下，拟定治则，选择各种不同的治法，如疏风解表、清热解毒、通腑泄热、和解少阳、辛开苦降、温经通络、健脾益气、气血双补、补肾填精等。

由于耳、鼻、咽喉、口齿处于特殊的位置及具有独特的功能，发生疾病时也有其特殊性，因此在通用内治法的基础上，还应兼顾专科特色。耳鼻咽喉科的特色内治法有通窍法、利咽法、开音法等；此外，耳鼻咽喉科较常用的内治法还有化痰法、祛瘀法、理气法、消痈法等。

一、通窍法

耳鼻咽喉口腔皆为清窍，临床上常因清阳不升、浊阴不降而发生清窍闭塞的病理变化，产生鼻塞、嗅觉障碍、耳胀、耳闷、耳聋、耳鸣、眩晕等症状，治疗时在辨证求因的基础上，若能注意配合运用通窍法，可以提高疗效。通窍法，即选用具有辛散、走窜、芳香、化浊、升清功效的药物，促使透邪外出，疏畅气机，清除壅滞，升举清阳，从而达到诸窍通利的目的，用以治疗清窍闭塞一类的疾病，为治疗耳鼻咽喉口齿疾病常配合使用的治法。针对导致清窍闭塞的不同原因，如外邪、湿浊、气滞、血瘀、中气下陷等，应分别采用疏风散邪、利湿化浊、疏肝理气、活血化瘀、补中益气等治法，同时选用一些具有通窍作用的中药配合使用，以提高疗效。常用的通窍药有两类，一类是芳香通窍药，如苍耳子、荆芥、辛夷、白芷、石菖蒲、川芎、细辛、薄荷、藿香、佩兰、砂仁、白豆蔻、草豆蔻等，这类药具有气味芬芳的特点，可起到疏通壅滞、化除浊气的作用，以利于通窍；另一类是升阳通窍药，如升麻、柴胡、葛根、蔓荆子等，这类药常配合补益中气的药（如人参、黄芪、白术等）使用，以协助升举清阳，达到通窍的目的。

二、利咽法

咽喉是饮食、呼吸的要道，又是经络循行交会之要冲，宜通而不宜塞，一旦外邪侵袭，或脏腑功能失调而致火热上攻，常易出现咽喉红肿疼痛，影响进食及呼吸。利咽，即药物易于到达咽部。利咽法，即选用具有疏风、消肿、解毒作用且易于到达咽部的中药，促使邪热消散以消除咽部红肿疼痛等不适的一种治法。针对不同病因，在疏风散邪、清热解毒、通腑泄热、养阴润燥等辨证施治的基础上，适当配合一些具有利咽作用的中药，可以提高咽部疾病的疗效。常用的利咽药有蝉蜕、牛蒡子、薄荷、荆芥、防风、板蓝根、射干、山豆根、马勃、金果榄、桔梗、甘草等。

三、开音法

喉的主要功能之一是发音，这一功能失常的主要表现是声音嘶哑或失音。声嘶之证大体可分为虚、实两类，实证宜用散邪、清热、化痰、活血等治法，虚证宜用益气或养阴等治法。所谓开音法，即选用一些具有易于到达喉部、促使声音尽快开扬的药物，以达到恢复正常声音的目的。在辨证用药的基础上，适当配合一些具有开音作用的中药，可以提高喉部疾病的疗效。常用的开音药有胖大海、木蝴蝶、诃子、藏青果、薄荷、蝉蜕、木贼、桔梗等。

四、化痰法

痰湿是脏腑功能失调的病理产物，产生后易阻遏气机，引起升降失调，清窍闭塞，导致耳胀、耳聋、耳鸣、眩晕、耳内流脓、鼻塞、长期流涕、咽喉异物感、喉痹、痰包、龈肿、肿瘤等耳鼻咽喉口齿诸疾，因此，化痰法在耳鼻咽喉口齿疾病的治疗中具有重要地位。化痰法是在调理脏腑的基础上，选用化痰的药物组方，用以治疗痰浊困结耳鼻咽喉口齿诸窍而致的病证。常用的化痰药有清化热痰药与温化寒痰药两类：清化热痰药常用的有贝母、瓜蒌、竹茹、竹沥、天竺黄、前胡、昆布、海藻等，温化寒痰药常用的有半夏、天南星、白附子、白芥子、白前、旋覆花、皂荚等。

五、祛瘀法

瘀血是血行不畅或血不循经、停留脉外导致的病理产物，形成后又可阻碍气血运行，导致清窍闭塞的病证，如鼻窒、耳胀、耳聋、乳蛾、喉痹、喉瘖，以及耳鼻咽喉肿瘤等，因此，祛瘀法在耳鼻咽喉口齿疾病中是常用的治法。产生瘀血的原因有气虚血瘀、气滞血瘀、外伤血瘀等，相应的治法有益气活血、行气活血、活血祛瘀、祛瘀生新等。祛瘀法就是在辨证使用益气、行气药的基础上，再选用具有活血祛瘀作用的中药组方，治疗瘀血阻滞导致的耳鼻咽喉口齿诸疾。常用的活血祛瘀药有川芎、赤芍、丹参、泽兰、王不留行、毛冬青、桃仁、红花、郁金、蒲黄、五灵脂、三七、乳香、没药等。

六、理气法

气机不畅易导致升降失调、清窍闭塞，产生耳鼻咽喉诸疾，如耳胀、耳鸣、耳聋、喉痹、喉瘖以及耳鼻咽喉肿瘤等。理气法就是选用具有理气作用的中药及时疏通气机，以利于清阳上达、浊阴下降，促进耳鼻咽喉口齿疾病的康复，系耳鼻咽喉口齿疾病中常用的治法。由于肝主疏泄，对于气机的顺畅具有重要作用，因此，理气药多具有疏肝解郁的作用。常用的理气药有香附、青皮、陈皮、佛手、郁金、木香、柴胡、玫瑰花、枳实、枳壳、厚朴等。

七、消痈法

耳鼻咽喉诸窍位于人体上部，火热炎上，若不能及时疏散，易在耳鼻咽喉口齿部形成痈疮疖肿，如耳疖、耳后附骨痈、断耳疮、鼻疔、喉痈、牙痈等，因此，消痈法在耳鼻咽喉疾病中是常用的治法。消痈法就是针对痈疮形成的原理分别选用清热解毒、消痈排脓的中药组方以促使痈肿消退的一种治法。痈疮的形成一般有酿脓期、成脓期、溃脓期三个阶段，相应的治法亦分为三个阶段。在酿脓期，以清热解毒、消肿散结为主，常用方如五味消毒饮等；成脓期以清热解毒、活血散瘀、消痈排脓为主，常用方如仙方活命饮等，其中穿山甲、皂角刺具有溃坚透脓的特殊作用，宜注意选用；溃脓期以扶助正气、托毒排脓为主，常用方如托里消毒散等。

第二节　外治法

外治法是指在身体外部施药或施术以治疗疾病的方法，包括患部施药法、患部施术法、针灸、按摩导引以及借助各种特殊设备进行治疗操作等。外治法是中医耳鼻咽喉科的特色治疗方法之一，与内治法具有同等重要的地位，应根据不同部位的不同病证有选择地加以应用。本节仅介绍患部施药法及患部施术法，针灸、按摩导引及其他治疗操作另行专门介绍。

一、患部施药法

患部施药法就是将药物制成合适的剂型直接在耳、鼻、口、咽喉患部外用，使药物直达病所，以达到治疗目的。常用的方法如下：

1. 滴耳法　将药物制成滴耳药液，滴入耳内，以达治疗目的。适用于耳疮、脓耳等病出现耳痛、耳内流脓者。滴耳方法：患者取坐位或卧位，患耳朝上，将耳廓向后上方轻轻牵拉，向外耳道内滴入药液3～5滴。然后以手指轻轻按捺耳屏数次，促使药液经鼓膜穿孔处流入中耳，5～10分钟后方可变换体位。注意：滴耳药液温度应尽可能与体温接近，以免引起眩晕。

2. 滴鼻法　将药物制成滴鼻药液，滴入鼻腔内，起到治疗的作用。滴鼻药有各种不同的治疗作用，如消肿、通窍、除涕、润燥及止血等，可用于治疗伤风鼻塞、鼻窒、鼻鼽、鼻渊、鼻槁、鼻衄等病证。滴鼻时采用的体位有三种：①仰卧法：仰卧，肩下垫枕，或仰卧，头后仰并悬垂于床边，前鼻孔朝上。②坐位法：坐位，背靠椅背，头尽量后仰。③侧卧法：向病侧侧卧，头下垂，此法适用于单侧鼻渊。

3. 蒸气或雾化吸入法　将选用的药物加工制成溶液，通过蒸气吸入器的作用变成蒸气或通过专门的雾化器变成微小雾滴，经鼻或口吸入，以治疗鼻部或咽喉疾病，如鼻窒、鼻渊、乳蛾、喉痹、喉瘖等。

4. 含漱法　选用适宜的药物煎水取液或配制溶液，漱洗咽喉、口腔局部，达到清热解毒、祛腐止痛、清洁局部的作用。适用于牙龈肿痛、咽喉肿痛、局部化脓溃烂、口疮、口糜等，亦可作为手术前后咽喉、口腔漱洗之用。

5. 含噙法　选用适当的药物制成丸、片剂，在口内含噙溶化，慢慢咽下，使药物较长时间作用于口腔、咽喉患处，以起到清热解毒、消肿止痛、生津润燥、益气开音的作用，常用于治疗乳蛾、喉痹、喉痛、口疮、牙龈肿痛等口腔、咽喉病证。

6. 吹药法　将药物研制成极细且易溶解的粉末，吹布于咽喉、口齿、鼻腔、外耳患处或耳内，以达治疗目的。药末有清热解毒、消肿止痛、祛腐生肌、止血等不同作用，可根据病情选用。注意：①咽喉或鼻部吹药时应嘱患者屏住呼吸，以免将药粉喷出或者吸入肺部，引起呛咳。吹药时用力要轻，要求药粉均匀撒布于患处周围。②耳内吹药前必须预先将脓液和前次吹入之剩余药物清除干净，以免积留结块而妨碍引流，每次用量不宜多，吹入药粉薄薄一层即可。鼓膜穿孔小者忌用。

7. 涂敷法　选用适当的药物制成散剂或膏剂、糊剂、油剂，直接涂敷于耳、鼻、咽喉、口齿患部，以达到治疗目的。如旋耳疮、耳疖、耳疮等疾病，可用黄连解毒膏、青黛散、紫金锭等进行局部涂敷；鼻头红赤或鼻孔糜烂，可用清热解毒消肿的四黄散、紫金锭调水局部涂敷；鼻息肉或息肉术后预防复发，可用干枯收敛、除湿消肿的明矾散、硇砂散在息肉根部或术后创面涂敷；口疮、口糜等可用黄连膏、紫归油等局部涂敷。此外，对于火不归原导致的耳鼻咽喉诸证，可用吴茱萸末或用附子捣烂敷足心，以引火归原。

8. 塞药法　将适当的药物制成粉剂后用薄绢包裹成合适大小，直接塞于耳、鼻孔内；或制成液体浸泡药棉或纱条，或制成膏剂涂于药棉或纱条表面，再将药棉或纱条塞入鼻腔、外耳道内，或牙齿的孔洞内，以达到治疗目的。药物塞耳可用于治疗耳疖、耳疮、耳痔等病证；药物塞鼻可治疗鼻衄、嗅觉不灵、鼻塞等病证；将芳香通窍、活血止痛、祛腐杀虫的药物塞于牙齿龋洞或牙间隙，可用于治疗龋齿牙痛、牙宣等病证。

9. 嗅鼻法　又名取嚏法。将特殊的药物制成极细粉末，令病人主动吸入鼻孔，或用布包置于鼻孔前令病人闻吸其气味，促使连续打喷嚏，以起到祛风散寒、逐邪辟秽、开关通窍的作用，可用于治疗牙痛、鼻塞等病证。

10. 熨法　使药物借助热力的诱导迅速达于肌肤，使腠理疏通而起到治疗作用的一种治疗方法，熨法有药熨、湿熨、砖瓦熨等不同方法。药熨是将药物碾成粗末，加热后装入布袋内，放在选定的皮肤表面进行温敷，或先将药物制成饼状，放在选定的皮肤表面，再用热熨器放在药饼表面进行加热；湿熨是将纱布一类的物品投入药液或药酒中浸煮，取出绞去汁液，趁热敷于选定的皮肤表面；砖瓦熨是将砖瓦烧热后，用布包好，趁热熨患处。熨法可用于治疗各种耳鼻咽喉口齿病证，对于虚寒的病证尤为适宜。使用时应注意掌控温度，避免皮肤的烫伤。

二、患部施术法

患部施术法就是用特定的器具在耳、鼻、咽喉、口齿局部施行特定的操作，以达到治疗目的。常用的方法如下：

1. 清洁法　用生理盐水、双氧水或中药煎水洗涤患处，以除去患部的分泌物、痂块、耵聍等，起到清洁局部的作用。可用于鼻疔、鼻疖、旋耳疮、耳瘘、耳疮、耵耳、脓耳、牙痈等病证。

2. 洗鼻法　用微温的生理盐水或温开水，或用清热排脓的中药液冲洗鼻腔，以清除鼻内脓涕痂皮。具体方法是：用合适的容器盛冲洗液，低头由鼻将药液吸入，然后经口吐出，反复多次，亦可用鼻腔冲洗器盛药冲洗。适用于治疗鼻槁、鼻渊等病证。

3. 烙治法　用烙铁在咽喉、口腔患部施烙，以达到治疗目的。主要适用于乳蛾、喉痹，亦可用于去除口腔赘生物。具体方法是：用特制烙铁，烙铁头直径为 0.5～1cm，大小不等，形状各异，有纵长圆形、横长圆形、圆形等，柄用 0.1cm 钢线焊接紧，或曲颈或直颈，柄长约 20cm。用时将烙铁头放于酒精灯上，烧红并蘸香油后，迅速烙于患处，根据不同病情确定施烙的次数，至患处平复为止。

4. 啄治或刺割法 啄治法为用啄治刀在扁桃体上做雀啄样动作，使少量出血，起到放血排脓、疏导瘀阻作用，以治疗乳蛾。刺割法为用手术刀或三棱针将口腔或咽喉的痈疮或血疱刺破，流出脓血，起到出血泄热、消肿止痛的作用，以治疗口腔或咽喉的疮痈或口腔内突然发生的血疱。用尖锐器械在内迎香（相当于鼻丘处）进行刺割，可用于治疗鼻鼽。

第三节 针灸疗法

针灸疗法是在特定穴位采用针刺或艾灸的方法以达到疏通经络、调理脏腑、治疗疾病目的的方法。耳鼻咽喉口齿疾病常用的针灸疗法包括体针、穴位注射、耳针、灸法、穴位埋线、穴位敷贴、刺血法等，可针对不同部位的不同病证有选择地加以应用。

一、体针

体针是用毫针在选定的穴位上运用手法施行针刺的一种治疗方法，取效的关键在于取穴及手法。一般来说，实证、热证采用泻法，虚证、寒证采用补法，得气后出针或留针 10 ～ 20 分钟。

取穴原则：一般采用局部取穴与辨证循经取穴相结合的方法。

1. 耳病常用穴位 手少阳三焦经的中渚、外关、翳风、天牖、瘈脉、耳门等；足少阳胆经的听会、率谷、侠溪、上关等；手太阳小肠经的听宫等；手太阴肺经的少商等；手少阴心经的神门、灵道等；手阳明大肠经的迎香、合谷等；督脉的百会、神庭等。

2. 鼻病常用穴位 手太阴肺经的中府、少商等；手阳明大肠经的二间、偏历、合谷、迎香等；足阳明胃经的巨髎、四白等；足太阳膀胱经的眉冲、玉枕、天柱等；足少阳胆经的目窗、承灵、风池等；督脉的囟会、上星、素髎、印堂等；经外奇穴的鼻通等。

3. 咽喉病常用穴位 手太阴肺经的列缺、鱼际、少商等；手阳明大肠经的商阳、合谷、曲池、扶突等；足阳明胃经的人迎、气舍、内庭等；手太阳小肠经的少泽、天窗、天容等；足少阴肾经的涌泉、照海等；手少阳三焦经的关冲、中渚、支沟、四渎等；督脉的哑门、风府等；任脉的天突、廉泉等。

4. 口齿病常用穴位 足阳明胃经的颊车、内庭、下关、地仓等；手阳明大肠经的合谷、曲池等；手太阴肺经的少商、鱼际、尺泽等；足少阴肾经的太溪、阴谷、照海等；手厥阴心包经的内关等；手少阴心经的青灵等。

二、穴位注射

穴位注射是在特定的穴位上注入药液以治疗疾病的一种方法。一般以局部取穴为主，选择合适的注射器和针头。常规消毒局部皮肤后，将针头按照毫针刺法的角度和方向要求，快速刺入皮下或肌层的一定深度，并上下提插，出现针感后，若回抽无血即将药物注入。通过针刺与药液对穴位的刺激及药理作用，调整机体的功能，达到治疗目的。一般每穴注入 0.5 ～ 1mL 药液，每天或隔天注射一次。

耳病穴位注射多用于治疗耳鸣、耳聋、耳胀、耳眩晕等病证。可选用耳区邻近的穴位 1 ～ 2 个，根据病情，注入调补气血、通经活络、行气祛瘀的药物，如黄芪、当归、川芎、红花、丹参等注射液。

鼻病穴位注射多用于治疗鼻窒、鼻渊、鼻鼽、鼻槁、嗅觉失灵等病证。可从鼻部邻近的穴位选择 1 ～ 2 穴，根据疾病虚实不同而选用不同的药液，如实证、热证，可选用鱼腥草注射液、柴胡注射液、红花注射液、丹参注射液等，以清热解毒，凉血活血，消肿通窍；虚证可选用当归注射液、川芎注射液、黄芪注射液，或维生素 B_1、维生素 B_{12} 注射液等，以补血养血，温经通窍。

咽喉口齿病穴位注射多用于治疗乳蛾、喉痹、梅核气、鼾眠、喉瘖、口疮等病证。可从咽喉部邻近的穴位选择 1～2 穴。药物选用有虚实之不同，实证可选用丹参、红花、柴胡、鱼腥草、板蓝根等注射液，虚证可选用当归、川芎、黄芪及维生素 B_1、维生素 B_{12} 等注射液。

三、耳针

由于人体的经脉直接或间接聚会于耳，人体各器官组织与耳有着广泛的联系。因此，人体各部器官组织在耳廓上均有其相应的分区与穴位。换言之，就是耳廓各部分分别隶属于人体各脏腑器官，称之为耳穴。耳针疗法是指针刺耳穴以防治疾病的一种方法，具有奏效迅速、操作简便等优点，具体方法有毫针针刺、埋针及耳穴贴压法等。

耳部疾病常用耳穴：内耳、肾、内分泌、枕、神门、肾上腺、皮质下、脾、胃、肝等。常用于治疗耳鸣、耳聋、耳胀、耳眩晕、脓耳、耳面瘫等。

鼻部疾病常用耳穴：外鼻、内鼻、下屏尖、额、内分泌、肺、脾等。常用于治疗伤风鼻塞、流涕、鼻鼽、鼻渊、鼻槁、鼻衄、头痛等。

咽喉口部疾病常用耳穴：咽喉、轮 1～6、扁桃体、下耳根、内分泌、肾上腺、肺、脾、肝等。常用于治疗喉痹、乳蛾、喉瘖、梅核气、口疮等。

耳针治疗时应注意：①严格消毒，以防感染。耳廓冻伤和有炎症的部位禁针，如见针眼发红，病人又觉耳廓胀痛，可能有轻度感染时，应及时处理。②有习惯性流产史的孕妇，不宜采用耳针治疗。对年老体弱的高血压、动脉硬化患者，针刺前后应适当休息，以防意外。③耳针治疗时也有可能发生晕针，须注意预防和及时处理。

四、灸法

灸法是通过温热的刺激，作用于经络腧穴，发挥温经散寒、舒经活络、温通气血、扶阳救脱、升提阳气、消瘀散结等作用，以达到防病、治病的目的。灸法在耳鼻喉科多用于治疗虚寒性疾病。常采用悬灸法（温和灸），其方法是：将艾条燃着的一端对准施灸部位，间隔一定距离（距 0.5～1 寸），进行熏烤，使患者有温热感而无灼痛，一般每处灸 3～5 分钟，灸处以皮肤稍起红晕为度。

耳部常见病，如耳眩晕、耳鸣、耳聋、耳胀等属虚寒证者，可配合灸法。常用穴位：百会、中脘、关元、足三里及肾俞、脾俞等。

鼻部常见病，如鼻鼽、鼻渊、鼻槁、鼻窒及虚证鼻衄，可配合灸法。常用穴位：膈俞、上星、悬钟、合谷、百会、内关、囟会、鼻通、迎香、风池、大椎及肺俞、胆俞、肾俞等。

咽喉口部常见病，如喉痹、梅核气、喉瘖、口疮、牙宣等病证属虚寒者，可配合灸法。常用穴位：足三里、合谷、曲池、内庭、少泽、涌泉、外关、天突、天容等。

施灸时应注意：①对于小儿患者、知觉减退者和昏厥病人，为了防止烫伤，医生可将中、食两指分开，放在施灸部位的两侧。这样可以通过医生手指的感觉来测知受热程度，以便随时调节施灸距离，防止灼伤皮肤。②注意安全，用过的艾条应放入小口玻璃瓶内，以防复燃。③由于施灸过重，皮肤出现小水疱，不可将疱擦破，可任其自然吸收；如水疱过大，可用注射器将疱内液体抽出；如有化脓者，应用敷料保护灸疮，待其吸收愈合。

五、穴位埋线

穴位埋线是将医用可吸收羊肠线埋植在穴位内，利用羊肠线对穴位的持续性刺激作用，以达到治疗疾病目的的一种方法。耳鼻咽喉科常用的有迎香穴位埋线、天突穴位埋线等，其中迎香穴位埋线常用于治疗鼻槁、鼻鼽、嗅觉失灵等，天突穴位埋线常用于治疗喉痹。穴位埋线常用的操作方法有管套针埋线法、埋线针埋线法和医用缝合针埋线法等。

1. 管套针埋线法　常规消毒、铺巾，在相应穴位施以局部麻醉后，取适当长度的可吸收性缝线，放入套管针的前端，后接针芯，用一手拇指和食指固定拟进针穴位，另一只手持针刺入穴位，达到所需的深度，施以适当手法，当出现针感后，边推针芯，边退针管，将可吸收性外科缝线埋植在穴位的肌层或皮下组织内，予以干棉球压迫止血。

2. 埋线针埋线法　消毒、麻醉同前，取适当长度的可吸收性外科缝线，一手持镊将线中央置于麻醉点上，另一手持埋线针，缺口向下压线，以15°～45°角刺入，将线推入皮内（或将线套在埋线针尖后的缺口上，两端用血管钳夹住。一手持针，另一手持钳，针尖缺口向下以15°～45°角刺入皮内）。当针头的缺口进入皮内后，持续进针直至线头完全埋入穴位的皮下，再适当进针后，把针退出，用无菌干棉球按压针孔止血。

3. 医用缝合针埋线法　常规消毒、局部麻醉，一手用持针器夹住穿有可吸收性外科缝线的皮肤缝合针，另一手捏起两局麻点之间的皮肤，将针从一侧局麻点刺入，穿过肌层或皮下组织，从对侧局麻点穿出，紧贴皮肤剪断两端线头，使线头完全进入皮下。用无菌干棉球按压针孔止血。

六、穴位敷贴

穴位敷贴是将中药制成散剂、糊剂、膏剂或饼剂敷贴在一定的穴位上，利用药物对穴位的持续刺激作用以调整脏腑功能，达到预防和治疗疾病目的的一种外治方法。选用不同的药物及穴位可起到不同的治疗作用，耳鼻咽喉科较常用的有三伏贴、涌泉穴位敷贴等。

1. 三伏贴　根据"冬病夏治"的理论，在夏季的三伏天进行穴位敷贴，有助于改善虚寒体质，对于鼻鼽等疾病属虚寒体质者可起到预防疾病的作用。常用药物有白芥子、延胡索、甘遂、王不留行、细辛、生姜等，常用穴位有肺俞、膏肓、大椎、天突、风门、膈俞、心俞、脾俞、肾俞、足三里等。有时亦可选择在冬季的三九天进行穴位敷贴。

2. 涌泉穴位敷贴　将吴茱萸粉或大蒜泥敷贴于足底的涌泉穴，可起到引火归原的作用，用于治疗耳鸣、耳聋、鼻衄等病证。

3. 斑蝥穴位敷贴　将斑蝥粉敷贴于内关、印堂等穴位，可用于治疗鼻鼽。

七、刺血法

刺血法是用三棱针点刺特定部位或穴位，使少量出血，以达到泄热、消肿、止痛目的的一种治疗方法。一般用于实证、热证。具体方法：先在针刺部位上下推按，使血液积聚一处，右手持针，拇、食两指捏住针柄，中指指端紧靠针身下端，留出1～2分针尖，对准已消毒部位迅速刺入1～2分，立即出针，轻轻挤压针孔周围，使出血数滴，然后用消毒棉球按压针孔。

咽喉口齿红肿疼痛、高热，常取少商、商阳、耳背、耳尖、耳垂等穴。此外，咽喉局部红肿较甚，病情重，吞咽、呼吸不利者，可用三棱针在咽喉内患部之红肿高突处刺入，一般刺入1分许，刺2～3下，挤出紫血，或于局部黏膜浅刺5～6下，使其少量出血，以起到泄热止痛的作用。

第四节　按摩导引法

医生在患者的相关部位进行推拿、按摩以防治疾病的方法，谓之按摩或推拿；患者在医生指导下自行做相关的肢体运动或自我按摩，并配合气息的自我调整以达到防治疾病的目的，谓之导引。按摩与导引具有预防与治疗疾病的双重作用，是中医耳鼻咽喉科常用的方法。耳、鼻、咽喉、口齿不同部位的病证可选用不同的按摩或导引法。

一、耳部按摩导引法

1. 咽鼓管自行吹张法　主要用于治疗耳胀。《保生秘要》卷三说："定息以坐，塞兑，咬紧牙关，以脾肠二指捏紧鼻孔，睁二目，使气串耳通窍内，觉哄哄有声，行之二三日，窍通为度。"其方法是调整好呼吸，闭唇合齿，用拇、食二指捏紧双前鼻孔，然后用力鼓气，使气体经咽鼓管咽口进入中耳内。此时患者可感觉到气进入两耳内，并有响声，随之耳堵塞感暂时得到减轻或缓解。注意：有鼻塞、流涕症状时，此法不宜使用。

2. 鼓膜按摩法　用于治疗耳胀、耳鸣、耳聋。《景岳全书》卷二十七说："凡耳窍或损或塞，或震伤，以致暴聋或鸣不止者，即宜以手中指于耳窍中轻轻按捺，随捺随放，随放随捺，或轻轻摇动，以引其气，捺之数次，其气必至，气至则窍自通矣。"其法是用食指或中指插入外耳道口，使其塞紧外耳道，轻轻按压 1～2 秒，再放开，一按一放，如此重复多次。也可用食指或中指按压耳屏，使其掩盖住外耳道口，持续 1～2 秒后再放开，一按一放，有节奏地重复多次。按摩以后，耳堵塞感可暂时减轻或缓解。

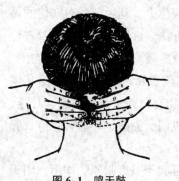

图 6-1　鸣天鼓

3. 鸣天鼓法　用于防治耳聋、耳鸣。《内功图说·十二段锦总诀》说："左右鸣天鼓，二十四度闻""记算鼻息出入各九次，毕，即放所叉之手，移两手掌擦耳，以第二指叠在中指上，作力放下第二指，重弹脑后，要如击鼓之声，左右各二十四度，两手共弹四十八声，仍放手握固。"具体方法是：调整好呼吸，用两手掌心紧贴两外耳道口，两手食指、中指、无名指、小指对称地横按在后枕部，再将两食指翘起放在中指上，然后将食指从中指上用力滑下，重重地叩击脑后枕部，此时可闻洪亮清晰之声，响如击鼓（图 6-1）。先左手 24 次，再右手 24 次，最后双手同时叩击 48 次。

二、鼻部按摩导引法

用于鼻塞、流涕、嗅觉减退等病证。具体方法有鼻背按摩与迎香穴位按摩等，既可由医生对患者进行按摩，也可指导患者自行按摩。

1. 鼻背按摩　将两手鱼际部搓热，然后分别于鼻背由鼻根向迎香穴往返按摩，至有热感为度，然后再分别由攒竹向太阳穴按摩，使局部有热感，每日 3 次。

2. 迎香穴按摩　用食指于迎香穴上点、压、揉、按，每日 3 次，以觉鼻内舒适为度。

三、咽喉部按摩导引法

1. 声嘶失音的按摩法　取穴部位重点在人迎穴、水突穴、局部敏感压痛点及咽喉部三条侧线。第一侧线：喉结旁开 1 分处直下；第三侧线：喉结旁开 1.5 寸直下；第二侧线：在第一、第三侧线中间。操作时，患者取坐位或仰卧位，医者先于患者咽喉部三条侧线用一指禅推法或拿法，往返数次，也可配合揉法，然后在人迎、水突穴及敏感压痛点处采用揉法。手法宜轻快柔和，不可粗暴用力。

2. 咽喉疼痛的按摩法　取风池、风府、天突、曲池、合谷、肩井穴。操作时患者取仰卧位，先在喉结两旁及天突穴处用推拿或一指推揉手法，上下往返数次。再取坐位，按揉风池、风府、肩井等穴，配合拿曲池、合谷等。

3. 擎拿法　常用于急性咽喉疾病，有咽喉肿胀、疼痛剧烈、吞咽困难、汤水难下、痰涎壅盛、口噤难开等症状者，能调和气血，疏通经络，暂时减轻咽喉肿痛症状，以便进食汤药或稀粥。常用方法有单侧擎拿法与双侧擎拿法。

（1）单侧擎拿法　患者正坐，单手侧平举，拇指在上，小指在下。术者站于患者手之正侧面，用与患者同侧手的食、中、无名指，紧按患者鱼际背部（相当于合谷穴处），小指扣于腕部，拇指与患者拇指罗纹面相对，并用力向前压紧，另一手拇指按住患者术侧锁骨上缘肩关节处（相当于肩髃穴处），食、中、无名指紧握腋窝处，并用力向外拉开（图6-2）。如此反复多次，此时患者咽喉疼痛明显减轻，助手则可将汤药或稀粥喂给患者，使其缓缓咽下。

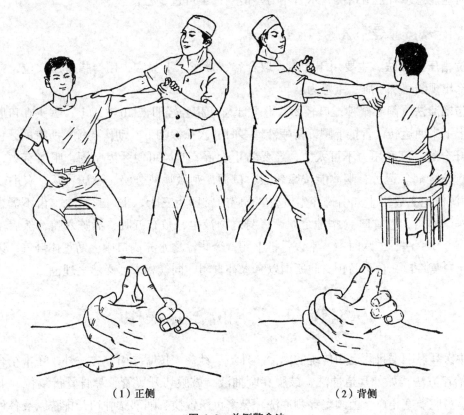

（1）正侧　　　　　　　　　　　（2）背侧

图 6-2　单侧擎拿法

（2）双侧擎拿法　患者坐在没有靠背的凳上，术者站在患者背后，用两手从患者腋下伸向胸前，并以食、中、无名指按住锁骨上缘，两肘臂压住患者胁肋，术者胸部贴紧患者背部。位置固定好后，两手用力向左右两侧拉开（沿锁骨到肩胛），两肘臂和胸部将患者胁肋及背部压紧，三方面同时用力，以使患者咽喉部松动，便于吞咽（图6-3）。助手则可将汤药或稀粥喂给患者，使其缓缓咽下。

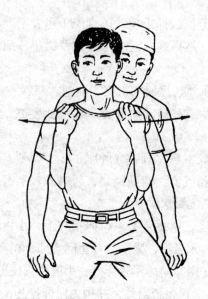

图 6-3　双侧擎拿法

施术时应注意患者全身情况，术者用力须恰当，不可过于粗暴。

四、口齿部按摩导引法

1.穴位指压止痛法　主要用于牙痛。取合谷、颊车、下关穴，用拇指按压穴位，或加以揉动，至局部出现酸、麻、胀、重感为度。

2.叩齿咽津法　静心聚神，口轻闭，上下牙齿互相轻轻叩击 30 次以上，舌头在口腔里、牙齿外左右上下来回运转，舌抵上腭，待唾液增多时分次徐徐咽下。动作要领：所有的牙齿都要叩击，牙齿开合的幅度和用力不可太大，还要防止咬舌。叩齿可使牙齿坚固，咀嚼有力，不易松动脱落，预防牙病。运舌、咽津能按摩牙龈、口颊，刺激唾液分泌，滋润胃肠，有助于脾胃功能。《诸病源候论》卷二十九引《养生方》："鸡鸣时常叩齿三十六下，长行之，齿不蠹虫，令人齿牢。"《医学心悟》卷首曰："华池之水，人身之金液也，敷布五脏，洒陈六腑，然后注之于肾而为精……今立一法，二六时中，常以舌抵上腭，令华池之水充满口中，乃正体舒气，以意目力送至丹田，口复一口，数十乃止。此所谓以真水补真阴，同气相求，必然之理也。"

第五节　常用的治疗操作

现代中医耳鼻咽喉科除运用传统的内治、外治、针灸、按摩导引等方法外，还常结合应用一些现代的治疗方法，如外耳道冲洗、鼓膜穿刺抽液、鼓膜切开置管、鼻骨骨折复位、下鼻甲黏膜下注射、鼻腔填塞止血、上颌窦穿刺冲洗、鼻窦负压置换、咽部脓肿切开排脓以及各种物理治疗等。

一、外耳道冲洗

主要用于外耳道异物或耵聍。患者取侧坐位，头偏向健侧，患侧颈及肩部围以治疗巾，患者手托弯盘，紧贴患侧耳垂下方的皮肤，以盛装冲洗时流出的水液。操作者左手将患侧耳廓轻轻向后上方（小儿向后下）牵拉，使外耳道成一直线，右手持吸满温生理盐水的冲洗器（或注射器）向外耳道后上壁方向冲洗（图 6-4）。反复冲洗直至耵聍或异物冲净为止，最后用干棉签拭净外耳道。

二、鼓膜穿刺抽液

用于治疗耳胀有鼓室积液者。成人可用鼓膜麻醉剂进行鼓膜表面麻醉，用75%酒精进行外耳道及鼓膜表面消毒，以针尖斜面较短的7号针头，在无菌操作下从鼓膜前下方（或后下方）刺入鼓室（图6-5），抽吸积液。必要时可重复穿刺，亦可于抽液后注入药物。

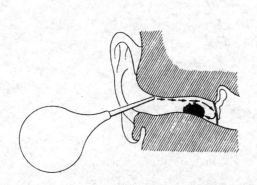

图6-4　外耳道冲洗法

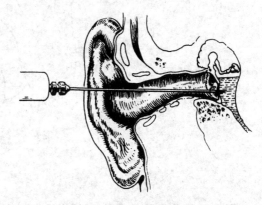

图6-5　鼓膜穿刺术

三、鼓膜切开置管

鼓室积液较黏稠，鼓膜穿刺不能吸出，或小儿不合作，局麻下无法行鼓膜穿刺时，可在局麻（小儿需全麻）下行鼓膜切开置管术。用鼓膜切开刀在鼓膜前下象限做放射状或弧形切口（图6-6），用吸引器将鼓室内液体全部吸尽，然后放置鼓膜通气管（图6-7）。

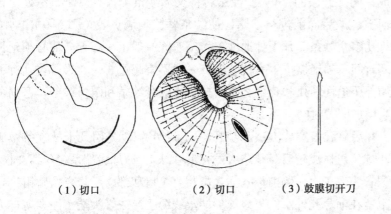

（1）切口　　　　　（2）切口　　　　（3）鼓膜切开刀

图6-6　鼓膜切开术示意图

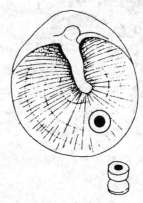

图6-7　鼓膜置管

四、鼻骨骨折复位

清理鼻腔后，以1%丁卡因加1‰肾上腺素液麻醉鼻腔黏膜10～15分钟，儿童患者可采取全身麻醉。用鼻骨复位钳或用大小适宜的手术刀柄，套上乳胶管，伸入鼻腔，置于塌陷的鼻骨下方，均匀用力将鼻骨向上、向外抬起。同时，另一手的食指和拇指按在鼻梁部协助复位，力求使其与健侧鼻骨相对称（图6-8）。若双侧鼻骨塌陷时，可从两侧鼻腔同时进行复位。注意复位器械伸入鼻腔后，不宜超过两眼内眦连线，以免损伤筛板。若鼻中隔骨折而脱位时，也可用复位钳伸入鼻腔夹住鼻中隔，扶正其位置。复位后，鼻腔用消毒凡士林纱条填塞，保留24～48小时，以达到固定骨折及压迫止血的目的。术后防止触动鼻部及再受撞伤，避免擤鼻，以防皮下气肿。

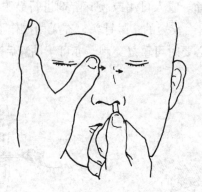

图6-8　鼻骨骨折整复法

五、鼻腔填塞止血

1. 鼻腔可吸收性物填塞　可吸收性材料有淀粉海绵、明胶止血海绵或纤维蛋白绵等，也可用明胶海绵蘸凝血酶粉、三七粉或云南白药。填塞时仍须加以压力，必要时可辅以小块凡士林油纱条以加大压力。此法之优点是填塞物可被组织吸收，可避免因取出填塞物造成鼻黏膜的再出血。

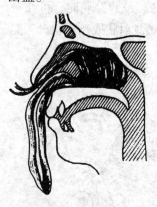

图6-9　前鼻孔填塞法

2. 鼻腔纱条填塞　可用凡士林油纱条、抗生素油膏纱条、碘仿纱条等。方法：将纱条一端双叠约10cm，将其折叠端置于鼻腔后上部嵌紧，然后将双叠的纱条分开，短端贴鼻腔上部，长端平贴鼻腔底，形成一向外开放的"口袋"。然后将长端纱条填入"口袋"深处，自上而下、从后向前进行填塞，使纱条紧紧填满鼻腔（图6-9），剪去前鼻孔多余纱条。凡士林油纱条填塞时间一般1～2天，如必须延长填塞时间，须辅以抗生素抗感染，一般不宜超过3～5天，否则有引起局部压迫性坏死和感染之虞。抗生素油膏纱条和碘仿纱条填塞则可适当增加留置时间。

3. 后鼻孔填塞　方法和步骤（图6-10）：①先用凡士林纱条做成与病人后鼻孔大小相似的锥形小球（可做成较后鼻孔略大的枕形纱球），纱球尖端系粗丝线2根，纱球底部系1根。②用小号导尿管头端于出血侧前鼻孔插入鼻腔直至口咽部，用长弯血管钳将导尿管头端牵出口外，导尿管尾端留在前鼻孔外。③将纱球尖端丝线缚于导尿管头端（注意缚牢）。④回抽导尿管尾端，将纱球引入口腔，用手指或器械将纱球越过软腭纳入鼻咽腔，同时稍用力牵拉导尿管引出纱球尖端丝线，使纱球紧塞后鼻孔。⑤鼻腔随即用凡士林油纱条填塞。⑥拉出的两根丝线缚于一小纱布卷，固定于前鼻孔。⑦纱球底部之丝线自口腔引出松松固定于口角旁。填塞留置期间应给予抗生素，填塞时间一般不超过3天，最多不超过5～6天。

取出方法：①先撤除鼻腔内填塞物。②牵引留置口腔的丝线，并借助血管钳，将纱球迅速经口取出。

4. 鼻腔或鼻咽气囊或水囊填塞　用指套或气囊缚在小号导管头端，置于鼻腔或鼻咽部，囊内充气或充水以达到压迫出血部位的目的。此方法可代替后鼻孔填塞。

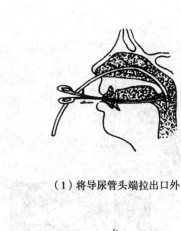
（1）将导尿管头端拉出口外

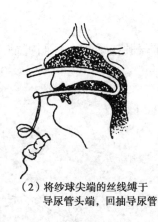
（2）将纱球尖端的丝线缚于导尿管头端，回抽导尿管

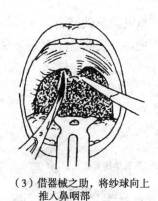
（3）借器械之助，将纱球向上推入鼻咽部

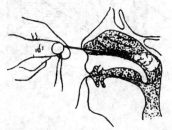
（4）将线拉紧，使纱球嵌入后鼻孔

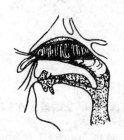
（5）再做鼻腔填塞

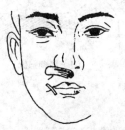
（6）纱球尖端上的系线固定于前鼻孔处，底部单线固定于口角

图 6-10　后鼻孔填塞法

六、上颌窦穿刺冲洗

上颌窦穿刺冲洗既有助于上颌窦炎的诊断，也可用于治疗。

方法和步骤：①麻醉：用 1% 麻黄素棉片收缩下鼻甲和中鼻道黏膜，然后用浸有 1%～2% 丁卡因（可加少许肾上腺素）的棉签置入下鼻道外侧壁、距下鼻甲前端 1～1.5cm 的部位进行麻醉，时间 10～15 分钟。②穿刺：一手固定病人头部，另一手拇指、食指和中指持上颌窦穿刺针，掌心顶住针之尾端，在前鼻镜窥视下，将针尖端引入上述麻醉部位，针尖方向朝向同侧眼外眦，稍加用力钻动即可穿通骨壁进入窦内，此时有一落空感觉。③冲洗：拔出针芯，接上注射器，回抽有空气或脓液时，表示针尖在窦腔内。用一橡皮管连接于穿刺针和注射器之间，徐徐注入温生理盐水进行冲洗。如上颌窦内积脓，即可随生理盐水一并经窦口自鼻腔冲出。记录脓液之性质、颜色、气味和脓量。可连续冲洗，直到脓液冲净为止。必要时可在脓液冲净后，注入药液。冲洗完毕，按逆进针方向退出穿刺针。一般情况下，穿刺部位出血极少，无须处理，前鼻孔放置棉球以避免少许血液流出。根据病情可每周 1～2 次重复穿刺冲洗（图 6-11）。

注意事项：①进针部位和方向正确，用力要适中，一有落空感即停止用力。②切忌注入空气。③注入生理盐水时，如遇阻力，则说明针尖可能不在窦内，或在窦壁黏膜中，此时应调整针尖位置和深度，再行试冲，如仍有较大阻力，应即停止。有时因窦口阻塞亦可产生冲洗阻力，如能判断针尖确在窦内，稍稍加力即可冲出，如仍有较大阻力，亦应停止。④冲洗时应密切观察病人之眼球和面颊部，如病人诉眶内胀痛或眼球有被挤压出的感觉，应停止冲洗。若发现面颊部肿起亦应停止冲洗。⑤穿刺过程中病人如出现昏厥等意外，应即刻停止冲洗，拔除穿刺针，让病人平卧，密切观察并给予必要处理。⑥拔除穿刺针后，若遇出血不止，可在穿刺部位压迫止血。⑦若疑发生气栓，应急置病人头低位和左侧卧位，以免气栓进入颅内血管和冠状动脉，并立即给氧及采取其他急救措施。

　　可能的并发症：①面颊部皮下气肿或感染。②眶内气肿或感染。③翼腭窝感染。④气栓。

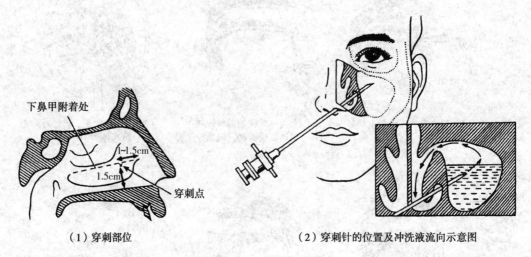

下鼻甲附着处

1~1.5cm

1.5cm

穿刺点

（1）穿刺部位

（2）穿刺针的位置及冲洗液流向示意图

图6-11　上颌窦穿刺冲洗法

七、鼻窦负压置换

　　鼻窦负压置换是用负压吸引抽出鼻窦积脓并将药液压入窦腔的一种方法。操作方法：用1%麻黄素收缩鼻黏膜后，患者取仰卧垂头位，向鼻腔滴入治疗药液，将连接吸引器的橄榄头塞紧治疗侧前鼻孔，同时指压另一侧鼻翼以封闭前鼻孔，嘱病人间断发"开、开、开"的声音，在发音的同时启动吸引器（负压不超过24kPa），持续1～2秒即停（图6-12）。如此反复数次。

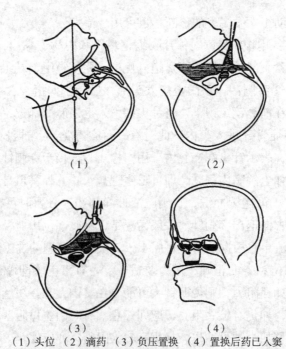

（1）　　　　　　　　　（2）

（3）　　　　　　　　　（4）

（1）头位　（2）滴药　（3）负压置换　（4）置换后药已入窦

图6-12　鼻窦负压置换法

八、扁桃体周围脓肿切开排脓

在悬雍垂根部做一假想之水平线，腭舌弓外侧缘之下端做一垂直线，两线交点处为切口点。用 2% 丁卡因溶液涂于切口周围。切开时刀尖刺入深度不宜超过 1cm，以免损伤大血管。随后用止血钳向后方逐层分离，直达脓腔，将切口扩大至脓排尽为止（图 6-13）。

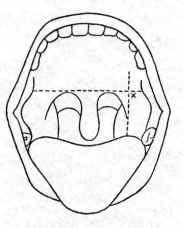

图 6-13　扁桃体周围脓肿切口点

九、咽后脓肿切开排脓

病人仰卧头低位，咽部用 1% 丁卡因溶液行表麻（小儿不用表麻）。用压舌板压下舌前 2/3，暴露咽部，用长穿刺针先行穿刺，抽出脓液，再以食指引导长尖刀插入脓肿最突出处，直达脓腔，向上切开黏膜，随即用吸痰器抽吸脓液，以免脓液流入气管。然后用细长血管钳扩张切口，吸出脓液，至无脓为止（图 6-14）。

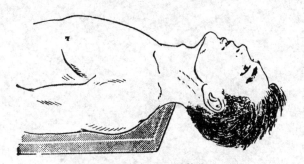

（1）咽后脓肿切开时之正确体位

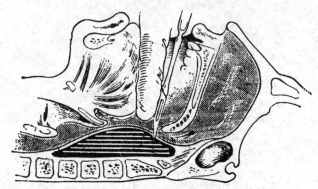

（2）咽后脓肿切开法（食指引导切刀并可避免刺入过深）

图 6-14　咽后脓肿切开排脓术

十、物理疗法

超短波、激光、射频、微波、冷冻等各种现代物理治疗技术，可应用于耳、鼻、咽喉及口齿常见病的辅助治疗，如耳疖、耳疮、脓耳、耳痰包、鼻疳、鼻窒、鼻鼽、鼻渊、喉痹、乳蛾、喉瘖、咽瘤、喉瘤等。

各　论

扫一扫，查阅本章数字资源，含PPT、音视频、图片等

第一节　旋耳疮

旋耳疮是以耳部瘙痒、皮肤潮红渗液或增厚脱屑为主要特征的疾病。本病以小儿为多见。中医古籍中又称"月食疮""月蚀疮""月蚀疳疮""黄水疮"等。西医学的外耳湿疹等病可参考本病进行辨证治疗。

【诊断与鉴别】

本病主要表现为单侧或双侧外耳道、耳廓及耳周瘙痒，皮肤潮红，出现小水疱，继而糜烂，渗出黄色脂水，干后结痂，病程多缠绵。反复发作者，外耳皮肤增厚、粗糙、脱屑、皲裂、结痂，甚至外耳道口狭窄。

本病与耳带疮均可出现耳廓皮肤潮红及渗液，应注意鉴别，鉴别要点参见"耳带疮"一节。

【病因病机】

1.风热湿邪犯耳　因脓耳之脓液或邻近部位之黄水疮蔓延至耳部，或因接触某些刺激物而诱发，以致湿热邪毒积聚耳窍，引动肝经之火，循经上犯，风热湿邪蒸灼耳廓肌肤而为病。

2.血虚生风化燥　患病日久，阴血耗伤，耳窍失养，加之血虚生风化燥，以致耳部瘙痒，缠绵难愈。

【辨证及治疗】

1.分型论治

（1）风热湿邪犯耳

主证：耳部皮肤瘙痒、灼热感，逐渐出现小水疱，溃破后渗出黄色脂水，皮肤糜烂。舌质红，苔黄腻，脉弦数。

证候分析：风热夹湿邪上犯，蒸灼耳窍，故耳部皮肤灼热、潮红；风盛则痒，湿热盛则起水疱，溃破，黄色脂水浸淫；舌质红，苔黄腻，脉弦数为湿热内盛之象。

治法：清热祛湿，疏风止痒。

方药：消风散加减。方中用荆芥、防风、牛蒡子、蝉蜕以疏风止痒；用苍术、苦参、木通以祛湿；石膏、知母清热泻火；生地黄、当归、胡麻仁凉血散血；甘草健脾和中。全方合用，可清热祛湿，疏风止痒。若湿重者可选用萆薢渗湿汤加减；湿热壅盛者，可用龙胆泻肝汤加减以清热解毒祛湿。

（2）血虚生风化燥

主证：耳部瘙痒，外耳道、耳廓及其周围皮肤增厚、粗糙、皲裂，上覆痂皮或鳞屑，缠绵难

愈。面色萎黄，纳呆，倦怠乏力。舌质淡，苔白，脉细缓。

证候分析：由于本病反复发作，耗伤阴血，气血亏虚，耳窍失养，故皮肤增厚、粗糙；久则血虚生风化燥，故皮肤瘙痒、皲裂；脾虚运化失常，故纳呆；气血亏虚，故倦怠乏力、面色萎黄；舌质淡、苔白、脉细缓为血虚之象。

治法：养血润燥，祛风止痒。

方药：地黄饮加减。方中以熟地黄、当归、何首乌养血；生地黄、牡丹皮、玄参、红花凉血活血；白蒺藜、僵蚕祛风；甘草健脾和中。全方以治血为主，而达到治风的目的，正所谓"治风先治血，血行风自灭"。痒甚者加蝉蜕、地肤子、苦参等。

2. 外治法

（1）**外洗及湿敷**　可选用下列清热解毒、收敛止痒的中药煎水外洗或湿敷患部：①桉树叶、桃叶、花椒叶等量。②苦参、苍术、黄柏、白鲜皮各15g。③马齿苋、黄柏、败酱草各30g。

（2）**涂敷法**　可根据证型选择不同药物：①湿热盛而见红肿、疼痛、瘙痒、出脂水者，可选如意金黄散调敷以清热燥湿止痒。②湿盛而见黄水淋漓者，可用青黛散，以麻油调搽，以清热除湿，收敛止痒。③热盛而见有脓痂者，可选用黄连膏或黄连粉撒布以清热解毒。④患病日久而皮肤粗糙、增厚、皲裂者，可选用滋润肌肤、解毒祛湿的药物外搽，如穿粉散用香油调敷。

3. 针灸疗法

风热湿邪犯耳者，取督脉、手阳明、足太阴等穴位为主，如陶道、曲池、合谷、神门、血海等，针用泻法；血虚生风化燥者，取足阳明、太阴等穴位为主，如足三里、三阴交、大都、郄门等穴，针用补法。

【预防与调护】

1. 注意耳部卫生，戒除挖耳习惯。

2. 注意饮食有节，忌肥甘厚腻之品。

3. 发病期间避免任何局部刺激，忌用肥皂水洗涤患处。

【预后及转归】

及时治疗者预后一般良好。体质虚弱者，可致病情迁延难愈。

第二节　耳带疮

耳带疮是以耳痛、外耳串状疱疹为主要特征的疾病。本病多为单侧发病，青年及老年患者居多，严重时可并发口眼㖞斜、耳鸣、耳聋、眩晕等。西医学的耳带状疱疹等疾病可参考本病进行辨证治疗。

【诊断与鉴别】

本病主要表现为一侧耳部灼热感，剧烈疼痛，严重者可伴有同侧口眼㖞斜、耳鸣、耳聋及眩晕、呕吐等症状。检查可见耳甲腔、外耳道口或乳突等部位皮肤有串状疱疹，如针头大小，密集成簇状，数日后可破溃流水、结痂，疱疹消失后耳痛仍可长时间存在。

本病的疱疹多发生在耳廓及其周围，与旋耳疮的好发部位相同，应注意鉴别：本病的主要症状为耳痛，局部皮疹如针头大小，密集成簇，色红，破溃后渗液少；而旋耳疮的主要症状为耳部瘙痒，局部皮损多为水疱，渗流黄色脂水较多。

【病因病机】

1. 邪毒外袭　风热邪毒外袭，循经上犯耳窍，致生疱疹。

2.肝胆湿热　情志不畅，肝郁化火；或因饮食不节，脾失健运，湿浊内生，郁而化热，湿热内蕴；或因时邪外感，湿热邪毒壅盛传里，犯及肝胆，肝胆湿热循经上犯，困结耳窍而为病。

【辨证及治疗】

1.分型论治

（1）邪毒外袭

主证：耳部皮肤灼热、刺痛感，局部出现针头大小疱疹，密集成簇状，疱疹周围皮肤潮红。可伴发热、恶寒。舌质红，苔薄黄，脉浮数。

证候分析：风热邪毒外侵，上犯耳窍，故耳部皮肤灼热疼痛、潮红，渐生疱疹；发热恶寒、舌质红、苔薄黄、脉浮数为风热邪毒外侵之象。

治法：疏风散邪，清热解毒。

方药：银翘散加减。方中金银花、连翘辛凉透邪、清热解毒；淡竹叶清上焦热；芦根清热生津；荆芥、淡豆豉、牛蒡子、薄荷疏风散邪。全方合用可疏风散邪，清热解毒。应用时可加龙胆草、黄芩、板蓝根、栀子以清热解毒；出现口眼㖞斜者，选加僵蚕、全蝎、蜈蚣、蝉蜕、桃仁、红花、地龙等，以祛风活血通络。

（2）肝胆湿热

主证：耳部灼热、刺痛，疱疹增大、溃破、黄水浸淫、结痂。伴口苦咽干，甚则口眼㖞斜，耳鸣，耳聋，眩晕。舌质红，苔黄腻，脉弦数。

证候分析：肝胆湿热蒸灼耳窍肌肤，脉络闭阻，气滞血瘀，不通则痛；肝胆湿热上蒸耳窍，故生疱疹，甚则溃破，黄水浸淫；邪毒入络，脉络阻滞，故口眼㖞斜；肝胆湿热上扰清窍，故耳鸣、耳聋、眩晕；肝火上炎，则口苦咽干；舌质红、苔黄腻、脉弦数均为肝胆湿热之象。

治法：清泻肝胆，解毒利湿。

方药：龙胆泻肝汤加减。方中龙胆草苦寒泻肝胆之火；黄芩、栀子清热解毒泻火；泽泻、木通、车前子清热利湿；生地黄、当归养血滋阴，以使标本兼顾，若湿热俱盛可减去；柴胡引诸药入肝胆经；甘草健脾和中。热毒盛者，加板蓝根以清热解毒；痛剧者，可加延胡索活血行气止痛。

2.外治法

（1）初起可用大黄、黄柏、黄芩、苦参制成洗剂外洗，以清热解毒，兼清洁局部。

（2）疱疹溃破者，可用青黛散调敷以清热祛湿。

3.针灸疗法

（1）耳部剧痛者，可取翳风、曲池、合谷、太冲、血海、阳陵泉等穴，针刺，用泻法，以祛邪行气止痛。

（2）口眼㖞斜者，可取翳风、地仓、合谷、人中、承浆、颊车等穴，针刺，用泻法，以祛风活血通络。

（3）耳鸣、耳聋者，可取翳风、耳门、风池、听宫、听会、肾俞、关元等穴，针刺。

【预防与调护】

1.注意休息，饮食宜清淡，忌进食辛辣、腥酸、油腻之品。

2.疱疹穿破后，注意保持局部皮肤干燥，以防染毒。

【预后及转归】

若无面瘫、耳鸣、耳聋、眩晕者预后良好。并发面瘫者，少数患者预后较差。也有部分患者疱疹消失后，仍遗留较长时间的耳部阵发性刺痛。

【知识拓展】

耳带疮的临床类型 耳带疮临床上主要有三种类型：①仅出现耳部疱疹，这种类型占30%～40%。②耳部疱疹合并同侧面瘫，这种类型占40%～50%。③耳部疱疹合并同侧面瘫及耳鸣、耳聋、眩晕，这种类型占20%～30%。

第三节 断耳疮

断耳疮是以耳廓红肿疼痛、溃烂流脓，甚至耳廓变形、缺损、断落为主要特征的疾病。本病的病名首见于隋代巢元方著《诸病源候论》卷三十五："断耳疮，生于耳边，久不瘥，耳乃取断……此疮亦是风湿搏于血气所生，以其断耳，因以为名也。"后世医家又有"耳发疽"等别称。西医学的耳廓化脓性软骨膜炎等病可参考本病进行辨证治疗。

【诊断与鉴别】

本病多有耳廓外伤史。初起耳廓灼热感，继则局部红肿疼痛，范围逐渐扩大，若化脓则出现波动感，溃破流脓，软骨坏死，最后至耳廓变形（彩图3）。全身症状可见发热、头痛等。

本病与旋耳疮及耳带疮均可出现耳廓皮肤发红，应加以鉴别：旋耳疮主要症状是耳廓瘙痒、皮肤潮红、糜烂、渗液或增厚、脱屑、结痂。耳带疮与断耳疮的主要症状都是耳廓剧烈疼痛，前者耳廓上有串状小疱疹，疱疹周围皮肤发红；后者耳廓明显红肿，渐有波动感，继而溃破流脓。

【病因病机】

1. 邪毒侵袭 因耳廓皮肤损伤，邪毒乘机侵犯，与气血相搏结，酿脓化腐。

2. 火热炽盛 热毒炽盛，循经上炎，灼腐耳廓，致软骨融蚀。

【辨证及治疗】

1. 分型论治

（1）邪毒侵袭

主证：耳廓灼热、疼痛，局部红肿，继而红肿疼痛逐渐加剧。伴发热、头痛、口干等。舌质红，苔黄，脉数。

证候分析：耳廓损伤，邪毒犯耳，与气血相搏，故耳廓灼热、红肿、疼痛；正邪相争，则发热、头痛；热灼津液，则口干；舌质红、苔黄、脉数等均为热毒侵犯之象。

治法：清热解毒，消肿止痛。

方药：五味消毒饮加减。方中金银花清热解毒，消散痈肿，且有轻宣散邪之效；紫花地丁、蒲公英、野菊花、紫背天葵均具清热解毒、消肿散结之功。热盛者，可加黄芩、黄连；血热者，可加牡丹皮、生地黄等。

（2）火热炽盛

主证：耳廓极度红肿，按之有波动感，继则溃破流脓，软骨坏死、脱落，耳廓变形，患者耳痛剧烈，坐立不安，发热，头痛。舌质红，苔黄，脉数。

证候分析：热毒炽盛，灼腐耳廓，故耳廓红肿、疼痛剧烈；热毒燔灼，肉腐成脓，故耳廓极度肿胀，按之波动感，溃破流脓；热毒灼蚀软骨，故软骨坏死、脱落，耳廓失去软骨支撑而变形；发热、头痛、舌质红、苔黄、脉数等均为热毒炽盛之象。

治法：清热解毒，祛腐排脓。

方药：黄连解毒汤合五味消毒饮加减。用黄连解毒汤苦寒直折，清热解毒；同时配合五味消毒饮加强清热解毒之力，使邪去毒解。溃破流脓者，可加皂角刺、天花粉等。若耳廓皮色暗红，溃口难收，流脓不止，脓液稀薄，为正虚邪滞，余毒未清，则应改用托里消毒散，以扶正祛邪，托毒排脓。

2.外治法

（1）外敷 未成脓者，可热敷或用如意金黄散外敷。

（2）切开排脓 成脓后，宜在麻醉下切开排脓，同时刮除肉芽组织，清除坏死软骨。

【预防与调护】

1.耳廓外伤，应彻底清创，严格消毒后缝合，以防染毒而变生本病。

2.在进行耳部手术治疗时，应严格消毒，无菌操作。对于耳廓的血肿，应及时抽吸、清除，以免瘀血久郁化火，变生本病。

【预后及转归】

本病常可导致耳廓软骨坏死，使耳廓失去支撑而形成耳廓畸形。

第四节 耳 瘘

耳瘘是以耳前或耳后出现瘘口，或并见局部红肿疼痛、破溃流脓为主要特征的疾病。发生于耳前者称耳前瘘，发生于耳后者称耳后瘘。本病多属先天性，以儿童为多见。瘘病早在《内经》已提到，如《素问·生气通天论》有"陷脉为瘘，留连肉腠"的记载。《诸病源候论》卷三十四论述了诸瘘的病因，"瘘病之生，或因寒暑不调，故血气壅结所作"，并言瘘"亦发于两腋下及两颢颥间，初作喜不痛不热，若失时治，即生寒热"，所指"颢颥间"与本病的部位较相似。1985年出版的《中国医学百科全书·中医耳鼻咽喉口腔科学》将本病定名为"耳瘘"。西医学的先天性耳前瘘管等疾病可参考本病进行辨证治疗。

【诊断与鉴别】

本病多为先天性，患者于出生时即可见到耳部有瘘口，瘘口多位于耳轮脚附近，少数亦可位于耳廓或耳后等部位，瘘管可为单侧，也可为双侧。不染毒时，无任何症状，瘘口周围皮肤如常，挤压瘘口有少许灰白色分泌物溢出，用探针可探知瘘道深度。若染毒，则瘘管及周围红肿疼痛，甚至流脓，且常反复发作，经久不愈。

本病发生耳部红肿疼痛时，应与原发于耳部的痈疮相鉴别，仔细检查红肿局部有无瘘口即不难鉴别。

【病因病机】

1.外感邪毒 禀赋不足，脏腑虚损，颢颥间皮肤腠理不密，而形成窦道；若外感邪毒，邪滞窦道，气血壅结，则局部红肿、疼痛。

2.正虚毒滞 素体虚弱，或久病失治，气血耗伤，无力托毒，邪毒滞留不去，腐蚀血肉而成瘘，以致溃口经久不愈，脓水长流。

【辨证及治疗】

1.分型论治

（1）外感邪毒

主证：瘘口周围皮肤红肿疼痛，且沿瘘管走向扩散，瘘口可有脓液溢出，或伴有发热、头痛。舌质红，苔黄，脉数。

证候分析：禀赋不足，颢颥间皮肤腠理不密，形成窦道，加之外感邪毒，气血相搏，壅结于窦道，故瘘口周围皮肤红肿疼痛，甚则瘘口溢脓。发热、头痛、舌质红、苔黄、脉数均为热象。

治法：清热解毒，消肿止痛。

方药：五味消毒饮加减。热毒甚者，可加黄连；血热者，加牡丹皮、赤芍；已成脓而排泄不畅者，加穿山甲、皂角刺。

（2）正虚毒滞

主证：瘘口或其周围溢脓，经久不愈，脓液清稀。全身可伴有疲倦乏力、纳呆、头昏等症状。舌质淡红，苔白或黄，脉细数。

证候分析：气血耗伤，无力托毒，邪毒滞留，腐蚀血肉成脓，则瘘口或其周围溢脓，经久不愈。疲倦乏力、纳呆、头昏、舌质淡红、苔白或黄、脉细数均为气血不足之象。

治法：益气养血，托毒排脓。

方药：托里消毒散加减。方中以党参、茯苓、白术、炙甘草、黄芪、白芍、川芎、当归补益气血；以金银花清解余毒；桔梗、白芷、皂角刺排脓。合用有补益气血、托毒排脓之功。

2. 外治法

（1）外敷　耳瘘染毒后未成脓者，可用如意金黄散调敷。

（2）切开排脓　瘘口周围脓肿形成者，应切开排脓，放置引流条。

（3）挂线疗法　耳瘘长期流脓，经久不愈者，可用治瘘外塞药敷于瘘口，待脓液渐减或干净后，用药线（如九一丹）插入窦道，使药物直接腐蚀窦道壁，促使瘘管脱落，然后用生肌散调敷以生肌收口。

（4）手术治疗　耳瘘染毒控制后，可行瘘管切除术。

（5）其他疗法　早期未成脓时，可配合热敷、超短波及微波理疗。

【预防与调护】

1. 耳瘘未染毒时，应注意局部清洁，忌挤压及搔刮，以防染毒。

2. 耳瘘成脓溃破或已切开排脓者，应每日换药，直至脓液干净。

【预后及转归】

耳瘘一般预后良好，若失治或误治可反复发作。

第五节　耵耳

耵耳是耵聍阻塞外耳道引起的疾病。耵聍俗称耳垢、耳屎，是外耳道正常分泌物，对外耳道有保护作用，一般可自行排出，若耵聍较多，不能自行排出，阻塞耳道，则为耵耳。古代文献对耵耳早有记载，如《灵枢·厥病》说："若有干耵聍，耳无闻也。"《仁斋直指方论》卷二十一明确提出"耵耳"病名："人耳间有津液，轻则不能为害，若风热搏之，津液结聀成核塞耳，亦令暴聋，谓之耵耳。"

【诊断与鉴别】

本病可出现耳堵塞感、耳胀、耳痛、耳鸣、听力下降、眩晕等症状，检查可见棕黑色或黄褐色耵聍堵塞外耳道，质地不等，有松软如泥，有坚硬如石，听力检查呈传导性聋。

本病应与耳异物鉴别，鉴别要点参见"耳异物"。

【病因病机】

耳中津液结聚，而成耵聍。正常时，耵聍随下颌关节运动，向外排出脱落。若因风热湿邪外犯耳窍，与耵聍搏结，集结成块，则可阻塞于耳道内而为病。

【辨证及治疗】

本病的治疗以外治法为主。对可活动的、部位浅、未完全阻塞外耳道的耵聍可用膝状镊或耵聍钩取出；耵聍较大而坚硬，难以取出者，先滴入 5% 碳酸氢钠，待软化后用吸引法或外耳道冲洗法清除。

已伴有外耳道红肿疼痛、糜烂等症状者，可按"耳疮"进行辨证治疗。

【预防与调护】

1. 一般少许耵聍，大多可自行排除，不必进行特殊处理。

2. 若耵聍较多，堵塞耳道，必须到医院处理，以免处理方法不当而将耵聍推向深部或损伤外耳道及鼓膜。

3. 有脓耳史或鼓膜穿孔史者，忌用冲洗法。

【预后及转归】

本病预后良好，但可反复发生。如清理耵聍时损伤外耳道皮肤，可引起耳疮。

第六节　耳异物

耳异物是外来物体误入并停滞耳窍导致的疾病。外来物体包括一切可进入耳道的动植物及非生物类异物。本病多见于儿童，成人亦可发生。耳异物又称"异物入耳"或"外耳道异物"，古代医籍中根据异物不同而有不同的名称，如"百虫入耳""飞蛾入耳""蚊虫入耳""蚰蜒入耳""耳中有物"等，历代医家对昆虫入耳有诱出法（如食诱、光诱、音诱等）、驱杀法（如药物滴耳、熏耳、塞耳和吹耳）等取出法。

【诊断与鉴别】

本病有异物入耳史，外耳道检查有异物存在，即可做出明确诊断。根据异物形态、性质和所在部位不同，而有不同的症状：①小而无刺激性异物，可存留日久而不引起任何症状。②异物较大阻塞耳道，可致听力下降、耳鸣、眩晕、耳痛、反射性咳嗽等。③植物性异物遇水膨胀，可致使外耳道肌肤红肿、糜烂、疼痛。④昆虫类异物进入耳道后，在耳道内爬行、骚动，使患者躁扰不安，引起难以忍受之痛痒；或刺激鼓膜产生擂鼓样响鸣，甚至导致鼓膜穿孔、出血。⑤若异物嵌顿外耳道峡部，则耳疼痛较甚。

本病应与耵耳相鉴别：详细询问是否有异物入耳史，并仔细检查堵塞外耳道之物是耵聍还是异物，便不难鉴别。

【病因病机】

耳异物多见于儿童，因无知将异物塞入耳内。成人多为挖耳或外伤遗留物体于耳内，或野营露宿，昆虫入耳。根据异物种类不同，可分三类：

1. 动物类　如蚊、蝇、飞蛾、蚂蚁、蟑螂、小甲虫、水蛭、蛆等，偶尔飞入或爬入耳内，在外耳道爬行、骚动，躁扰耳窍而致病。

2. 植物类　谷类、小果核、豆类等，多因小儿嬉戏时塞入，或劳动中进入，这类异物遇水膨胀，可窒塞耳窍而致病。

3. 非生物类　如小石子、沙粒、铁屑、小球、断棉签、笔帽、树枝、火柴棒、纸团等，常因不慎进入或小儿无知塞入，刺伤耳窍肌肤，或较大之异物压迫耳窍，局部肌肤受损或脉络不通而致病。

【辨证及治疗】

本病的治疗，以外治为主。根据异物的形态、性质、大小和所在位置的深浅，选择适当的方法取出异物。对于不合作的儿童，可考虑在全身麻醉下取出异物。

1. 昆虫类异物 先用酒、植物油、姜汁或乙醚、丁卡因等滴入耳内，使虫体失去活动能力，然后用镊子取出，或行外耳道冲洗，也可试用在暗室中以亮光贴近耳部将虫诱出。

2. 圆球形异物 可用刮匙或耳钩取出，切勿用镊子或钳子夹取，以防异物滑入耳道深部。

3. 质轻而细小异物 可用凡士林或胶黏物质涂于细棉签头上，将异物粘出，或用带负压的吸管将其吸出，亦可用冲洗法将其冲出，遇水膨胀或锐利的异物，以及鼓膜穿孔者，忌用冲洗法。

4. 不规则异物 应根据具体情况用耳钩或耳镊取出，对已膨胀、体积过大的异物，可夹碎成小块，分次取出，或先用 95% 酒精滴入，使其脱水缩小，再行取出。

取出异物后，若外耳道皮肤红肿、疼痛、糜烂者，可用黄连膏涂搽，或以清热解毒、消肿止痛滴耳液滴耳，症状严重者可参考"耳疮"一节进行辨证治疗。

【预防与调护】

1. 异物入耳后，应由专科医生取出，不要自行乱取，以免损伤外耳道肌肤，或将异物推向深处。异物取出后，外耳道应保持干燥与清洁，以防外邪乘虚而入。

2. 戒除挖耳习惯，以免断棉签、火柴棒等物遗留耳内。教育小孩不要将细小物体放入耳内。野外露宿应加强防护，以防昆虫误入耳窍。

【预后及转归】

本病预后良好，如较大异物或昆虫损伤鼓膜，则影响听力。

第七节 耳 疖

耳疖是以外耳道局限性红肿疼痛为主要特征的疾病。古代医籍中尚有"耳疔""黑疔"等别称。如《外科证治全书》卷二中说："耳疔生耳窍暗藏之处，色黑形如椒目，疼如锥刺，引及腮脑，破流血水。"西医学的局限性外耳道炎或外耳道疖等病可参考本病进行辨证治疗。

【诊断与鉴别】

本病多有挖耳史，主要症状为耳痛，张口、咀嚼时加重，严重者牵引同侧头痛。检查可见：耳屏压痛，耳廓牵拉痛，外耳道壁局限性红肿、高突，肿甚者可堵塞外耳道，疖肿溃破后外耳道可见脓血。

本病应与耳疮、脓耳相鉴别，鉴别要点参见"耳疮"及"脓耳"节。

【病因病机】

1. 风热外侵 多因挖耳，损伤外耳道皮肤，风热邪毒乘机侵袭，阻滞耳窍经脉而为病。

2. 肝胆湿热 湿热邪毒壅盛，引动肝胆湿热，循经上乘，蒸灼耳道，壅遏经脉，逆于肌肤而为病。

【辨证及治疗】

1. 分型论治

（1）风热外侵

主证：耳痛，张口及咀嚼时加重，按压耳屏或牵拉耳廓时亦加重，外耳道壁局限性红肿、隆起。可伴发热、恶寒、头痛等症状。舌质红，苔薄黄，脉浮数。

证候分析：挖耳伤及肌肤，风热邪毒乘机侵犯耳窍，阻滞经脉，气血凝聚，故耳道红肿疼痛；张口、咀嚼及按压耳屏、牵拉耳廓等动作易刺激耳道红肿部位，故使疼痛加重；发热、恶寒、头痛、舌质红、苔薄黄、脉浮数乃风热外侵之象。

治法：疏风清热，解毒消肿。

方药：五味消毒饮合银翘散加减。

（2）肝胆湿热

主证：耳痛剧烈，痛引腮脑，外耳道局限性红肿，肿甚者可堵满外耳道而使听力减退，或顶部见脓点，若溃破则见脓液流出，耳前后或有臖核。可伴有口苦咽干、大便秘结、发热等症状。舌质红，苔黄腻，脉弦数。

证候分析：肝胆湿热上蒸耳道，熏灼肌肤，故耳道红肿疼痛剧烈，耳前后有臖核；耳部脉络多连头部，故痛引腮脑；热甚灼腐肌肤则化脓；肝胆郁热，则口苦咽干、大便秘结、发热；舌质红、苔黄腻、脉弦数为肝胆湿热之象。

治法：清泻肝胆，利湿消肿。

方药：龙胆泻肝汤加减。脓已成者加皂角刺、穿山甲，或用仙方活命饮加减。

2. 外治法

（1）外敷　可用内服中药渣再煎，取汁热敷患侧耳部，或用紫金锭调敷以清热解毒，活血消肿止痛。

（2）排脓　耳疖已成脓，未自行溃破者，可消毒后用针头挑破脓头，取出脓栓，排出脓血，或切开排脓，要注意切口必须与外耳道纵轴平行，以防形成外耳道狭窄。排出脓血后局部敷紫金锭或黄连膏、如意金黄散等。

3. 针灸疗法

耳部肿胀疼痛剧烈时，可取合谷、内关、少商穴针刺，以疏通经脉，泄热消肿止痛。红肿较剧，并有高热者，可取少商穴点刺出血。

4. 其他疗法

早期可配合红外线、微波理疗。

【预防与调护】

1. 注意耳部卫生，戒除挖耳习惯。

2. 避免污水入耳，若有污水入耳，应外耳道口朝下，单足跳跃，使耳内积水流出，或用干棉签拭干净。

3. 保持外耳道清洁，如疖肿成脓溃破，应清除脓液。

【预后及转归】

本病一般预后良好。

第八节　耳　疮

耳疮是以外耳道弥漫性红肿疼痛为主要特征的疾病。本病好发于夏秋季节。"耳疮"一名首见于《诸病源候论》卷二十九："足少阴为肾之经，其气通于耳。其经虚，风热乘之，随脉入于耳，与血气相搏，故耳生疮。"在古医籍中又有"耳内生疮"等别称。西医学的弥漫性外耳道炎等病可参考本病进行辨证治疗。

【诊断与鉴别】

本病多有挖耳、污水入耳或耳流脓史。主要症状为耳内灼热疼痛，或有流水，或耳内发痒不适。检查可见耳屏压痛，耳廓牵拉痛，外耳道弥漫性红肿，可有少许分泌物。反复发作者，可见外耳道皮肤增厚、皲裂、脱屑，甚至外耳道狭窄。

本病应与耳疖、旋耳疮、脓耳等病相鉴别。①耳疮与耳疖病位均在外耳道，其耳痛特点亦相似，区别在于外耳道红肿的范围不同。耳疖为局限性红肿，耳疮为弥漫性红肿。②耳疮反复发作者与旋耳疮均有耳痒、渗出黄色脂水、皮肤增厚、皲裂、脱屑、结痂等症状，但耳疮的病变部位主要在外耳道，而旋耳疮的病变部位主要在耳廓及耳周，可波及外耳道口。③耳疮与脓耳的鉴别要点参见"脓耳"一节。

【病因病机】

1. 外邪侵袭 多因挖耳损伤外耳道肌肤，风热湿邪乘机侵犯，或因耳道不洁，污水入耳，或因脓耳之脓液浸渍，湿郁化热，风热湿邪犯耳，与气血相搏，致生耳疮。

2. 肝胆湿热 湿热邪毒壅盛，引动肝胆火热，循经上犯耳窍，蒸灼耳道，壅遏经脉，逆于肌肤而生耳疮。

3. 血虚化燥 久病不愈，阴血耗伤，血虚化燥，耳窍肌肤失于濡养而致病。

【辨证及治疗】

1. 分型论治

（1）外邪侵袭

主证：耳痛或耳痒，耳道灼热感，外耳道弥漫性红肿，或耳道潮湿，有少量渗液。伴头痛、发热、恶寒。舌质红，苔薄黄，脉浮数。

证候分析：风热湿邪，上犯耳窍，故耳道漫肿；风热邪盛，则耳痒、灼热、疼痛；湿热邪盛，则耳痛、渗液；头痛、发热、恶寒、舌质红、苔薄黄、脉浮数为风热外袭之象。

治法：疏风清热，解毒祛湿。

方药：银花解毒汤加减。方中金银花、连翘疏风清热；紫花地丁、黄连、夏枯草清热解毒消肿；牡丹皮、犀角（现用代用品，下同）清热凉血；赤茯苓利水祛湿。一般情况下可减去犀角；若耳痒可加防风、白鲜皮以疏风祛湿。

（2）肝胆湿热

主证：耳痛，牵引同侧头痛，外耳道弥漫性红肿，或渗出黄色脂水。可伴发热、口苦咽干、便秘等症。舌红，苔黄腻，脉弦数。

证候分析：肝胆湿热上蒸耳道，熏灼肌肤，故耳道弥漫性红肿；湿热盛，则耳道渗液；肝胆热盛则发热、口苦咽干、便秘；舌质红、苔黄腻、脉弦数为肝胆湿热之象。

治法：清泻肝胆，利湿消肿。

方药：龙胆泻肝汤加减。本方多为苦寒之药，不宜久服，中病即止。

（3）血虚化燥

主证：耳痒、耳痛反复发作，外耳道皮肤潮红、增厚、皲裂，或见结痂。舌质淡，苔白，脉细。

证候分析：久病气血虚损，耳窍失养，邪毒久羁，故耳痒、耳痛反复发作；血虚耳窍失养，故耳道皮肤增厚、皲裂、结痂；舌质淡、苔白、脉细为气血虚之象。

治法：养血润燥，祛风止痒。

方药：地黄饮加减。痒甚者可加蝉蜕、地肤子、白鲜皮等以祛风止痒。

2. 外治法

（1）涂敷 可用黄连膏、紫金锭等局部涂敷。

（2）滴耳 可用清热解毒的中药制成滴耳液滴耳。

3. 针灸疗法

耳痛较甚者，可针刺合谷、内关、少商等穴，以疏通经络，泄热止痛。

4. 其他疗法

可配合局部超短波理疗或微波理疗。

【预防与调护】

1. 避免挖耳及污水入耳。

2. 注意耳部卫生，及时清理耳道分泌物及痂皮；及时治疗脓耳，以免脓液长期浸渍耳道而为病。

3. 患病期间注意饮食有节，忌食肥甘厚腻食品，以防湿热内蕴，加重病情。

【预后及转归】

本病一般预后良好。

第九节 脓 耳

脓耳是以鼓膜穿孔、耳内流脓、听力下降为主要特征的疾病。本病是耳科常见病、多发病之一，可发生于任何季节，夏季多发。脓耳病名最早见于宋代杨士瀛著《仁斋直指方论》卷二十一："热气乘虚，随脉入耳，聚热不散，脓汁出焉，谓之脓耳。"古代医家对脓耳的论述较多，有"聤耳""耳疳""耳底子""耳湿"等名称，还有按脓色不同而命名的，其含义不尽相同，但共同的特征是耳内流脓。西医学的急慢性化脓性中耳乳突炎及中耳胆脂瘤等疾病可参考本病进行辨证治疗。

【诊断与鉴别】

本病在鼓膜穿孔前后的表现有所不同：早期的主要症状为耳痛，可伴有发热、听力下降，此时鼓膜红赤、完整（彩图 5）；随后鼓膜紧张部穿孔，有脓液自穿孔处流出，耳痛逐渐缓解，而听力下降加重。久病者，主要症状为耳内反复流脓或持续流脓，听力下降，鼓膜紧张部或松弛部可见大小不等的穿孔（彩图 7），通过穿孔有时可见到鼓室的肉芽或灰白色胆脂瘤（彩图 8）。听力检查多为传导性聋，必要时可行颞骨 CT 检查以了解骨质破坏情况。

本病与耳疖、耳疮均可出现耳痛及耳内溢液，应加以鉴别。①耳痛的特点：耳疖、耳疮在牵拉耳廓或按压耳屏时耳痛加重，脓耳的耳痛则无此现象。②耳内溢液的特点：耳疖、耳疮的耳内分泌物较少且无黏性；脓耳的耳内分泌物较多且有黏性。③外耳道及鼓膜情况：耳疖、耳疮外耳道肿胀而鼓膜正常；脓耳则见鼓膜色红或穿孔，而外耳道皮肤无肿胀。

【病因病机】

脓耳发病外因多为风热湿邪侵袭，内因多属肝、胆、脾、肾等脏腑功能失调。

1. 风热外侵 风热外袭或风寒化热循经上犯，风热邪毒结聚耳窍而为病。

2. 肝胆湿热 风热湿邪侵袭传里，引动肝胆之火，或嗜食肥甘，内酿湿热，湿热壅滞肝胆，上蒸耳窍，蚀腐鼓膜，化腐成脓。

3. 脾虚湿困 素体脾气虚弱，健运失职，湿浊内生，加之正不胜邪，邪毒滞留，与湿浊困聚耳窍，以致脓耳缠绵难愈。

4. 肾元亏损 先天不足，或后天肾精亏耗，以致肾元虚损，耳窍失养，邪毒乘虚侵袭或滞留，使脓耳迁延难愈，肾虚耳部骨质失养，不堪邪毒腐蚀，久则骨腐，脓浊而臭，甚至邪毒内陷，导致脓耳变证。

【辨证及治疗】

本病主要依据起病的缓急，脓液的质、量、色，结合所兼症状及舌脉等情况，综合辨证。一般来说，初期多为实证、热证，后期流脓日久，多属虚证或虚中夹实证。按其脓色，黄脓多为湿热，红脓多为肝胆火盛，白脓多为脾虚，流脓臭秽黑腐者，多为肾虚。临证治疗时，在辨证用药的基础上，应注重排脓法的运用。

1. 分型论治

（1）风热外侵

主证：耳痛，听力下降，鼓膜红赤（彩图5），或鼓膜穿孔及溢脓。兼见发热，恶风寒，头痛，周身不适，鼻塞流涕，咳嗽。舌质偏红，苔薄白或薄黄，脉浮数。

证候分析：风热外侵，上犯耳窍，与气血搏结，气血壅滞化火，则耳内疼痛、耳聋；火热壅盛，灼伤鼓膜，腐蚀血肉，故见鼓膜红赤，甚至穿孔流脓；风热外侵，正邪相争，故发热、恶风寒；风热外侵，肺失宣降，则鼻塞、流涕、咳嗽；舌红、苔薄白或薄黄、脉浮数为风热在表之象。

治法：疏风清热，解毒消肿。

方药：蔓荆子散加减。方中蔓荆子、菊花、升麻体轻气清上浮，善于疏散风热，清利头目；木通、赤茯苓、桑白皮清热利湿；前胡助蔓荆子宣散，助桑白皮而化痰；生地黄、赤芍、麦冬养阴凉血；甘草健脾和中。全方以疏风清热为主，兼以利水祛湿而排脓，凉血清热祛火。风热外犯初起时，可减去生地黄、麦冬等滋阴之品，以免滋腻留邪；发热者，可加柴胡以助退热；鼻塞者，可加白芷、辛夷以通鼻窍；咳嗽者，可加桔梗以宣肺止咳。

（2）肝胆湿热

主证：耳痛甚剧，痛引腮脑，鼓膜红赤（彩图6），或鼓膜穿孔，耳脓多而黄稠或带红色，耳聋。全身可见发热，口苦咽干，小便黄赤，大便秘结；小儿可见高热、啼哭、拒食、烦躁不安、惊厥等症状。舌质红，苔黄腻，脉弦数有力。

证候分析：肝胆湿热困结耳窍，故耳内疼痛、耳聋；邪毒炽盛，血腐肉败，化腐成脓，则脓液黄稠；热伤血分，则脓中带血而红；肝胆火热灼伤津液，则发热、口苦咽干、小便黄赤、大便秘结；小儿脏腑柔弱，形气未充，邪毒容易内犯引动肝风，故见高热、烦躁，甚至惊厥；舌质红、苔黄腻、脉弦数为肝胆湿热之象。

治法：清肝泄热，祛湿排脓。

方药：龙胆泻肝汤加减。若火热炽盛、流脓不畅者，重在清热解毒，消肿排脓，可选用仙方活命饮加减。小儿脓耳，热毒内陷，高热烦躁者，可在以上方剂中酌加钩藤、蝉蜕之属。若出现神昏、惊厥、呕吐，应参考"黄耳伤寒"部分处理。小儿脏腑娇嫩，用中药切忌过于苦寒以防损伤正气。

（3）脾虚湿困

主证：耳内流脓缠绵日久，脓液清稀，量较多，无臭味，多呈间歇性发作，听力下降或有耳鸣；鼓膜穿孔，穿孔周边鼓膜混浊或增厚、有白斑，通过穿孔可窥及鼓室黏膜肿胀，或见肉芽、息肉。全身可兼见头晕，头重，纳呆便溏，倦怠乏力，面色不华。舌质淡，苔白腻，脉缓弱。

证候分析：脾虚运化失职，湿浊内生，困结耳窍，故耳脓清稀，量较多，缠绵日久而无臭味；湿浊蕴积日久，故滋生肉芽、息肉；湿浊蒙蔽清窍，故耳鸣、耳聋、头晕、头重；脾虚不能运化水谷，则纳呆便溏；脾虚气血化生不足，则倦怠乏力、面色不华；舌质淡、脉缓弱为气血不足之象，苔白腻为内有湿浊之象。

治法：健脾渗湿，补托排脓。

方药：托里消毒散加减。若周身倦怠乏力，头晕而沉重，为清阳之气不能上达清窍，可选用补中益气汤加减。若脓液清稀量多、纳差、便溏，为脾虚失于健运，可选用参苓白术散加减。若脓液多可加车前子、泽泻、薏苡仁等渗利水湿之品。若脓稠或黄白相兼，鼓膜红赤，为湿郁化热，可酌加野菊花、蒲公英、鱼腥草等清热解毒排脓之药。

（4）肾元亏损

主证：耳内流脓不畅，量不多，耳脓秽浊或呈豆腐渣样，有恶臭气味，日久不愈，听力明显减退；鼓膜边缘或松弛部穿孔，有灰白色或豆腐渣样臭秽物（彩图8）。全身可见头晕，神疲，腰膝酸软。舌质淡红，苔薄白或少苔，脉细弱。

证候分析：肾元亏损，耳窍失养，湿热邪毒滞留日久，故耳内流脓日久不愈；肾虚耳窍失养，邪毒蚀骨，化腐成脓，故耳脓秽浊或呈豆腐渣样，并有恶臭气味；肾精亏损，耳窍失荣，加之邪毒充斥中耳，耳失清灵，故听力明显减退；肾元耗损，脑髓失充，故头晕神疲，腰膝酸软；舌质淡红、苔薄白或少苔、脉细弱为肾元亏损之象。本证以肾元亏虚为本，湿浊久困为标，故病情多较为复杂，治之不当，可导致脓耳变证。

治法：补肾培元，祛腐化湿。

方药：肾阴虚者，用知柏地黄丸加减，常配伍祛湿化浊之药，如鱼腥草、金银花、木通、夏枯草、桔梗等。若肾阳虚者，用肾气丸加减。若湿热久困，腐蚀骨质，脓液秽浊，有臭味者，宜配合活血祛腐之法，可在前方基础上选用桃仁、红花、乳香、没药、泽兰、穿山甲、皂角刺、马勃、鱼腥草、板蓝根、金银花等。

2. 外治法

（1）清除脓液　耳窍有脓，须先行清洁，以清除脓液，保持引流通畅，有助于以滴耳法或吹药法进行治疗。一般可用3%双氧水清洗耳道，也可用负压吸引的方法清除脓液。

（2）滴耳　可用具有清热解毒、消肿止痛作用的药液滴耳。

（3）吹药　此法可用于鼓膜穿孔较大者，一般用可溶性药粉吹布患处。吹药前应先清除耳道积脓及残留的药粉。吹药时用喷粉器将药粉轻轻吹入，均匀散布于患处，每日1～2次，严禁吹入过多造成药粉堆积，妨碍引流。鼓膜穿孔较小或引流不畅时，不宜用药粉吹耳。

（4）滴鼻　兼有鼻塞者，可用芳香通窍的滴鼻液滴鼻。

（5）手术　脓耳并发胆脂瘤、肉芽、长期流脓不愈者，可进行手术治疗，以清除病灶；鼓膜穿孔久不愈合、听力下降者，可行鼓膜修补术或听力重建术。

3. 针灸疗法

（1）体针　以局部取穴为主，配合远端取穴。常用穴位有耳门、听会、翳风、外关、曲池、合谷、足三里、阳陵泉、侠溪、丘墟等穴。

（2）耳针　选取神门、肝、胆、肺、肾、肾上腺等耳穴埋针，或用王不留行籽贴压，可时常进行穴位按压。

（3）灸法　虚寒者可选用翳风、足三里穴悬灸。

【预防与调护】

1. 预防感冒。

2. 注意擤鼻涕方法，防止擤鼻用力过度，使邪毒窜入耳窍诱发脓耳。

3. 给婴幼儿哺乳时，要注意保持正确体位，防止哺乳姿势和方法不当，使乳汁误入耳窍诱发脓耳。

4. 戒除不良挖耳习惯，防止刺伤鼓膜导致脓耳。

5. 防止污水进入耳道。

6. 保持脓液的引流通畅，注意滴耳药、吹耳药的合理使用。

7. 密切观察病情变化，尤其小儿和老人，若见剧烈的耳痛、头痛、发热和神志异常，提示有变证的可能，要及时处理。

8. 注意饮食有节，少食肥甘厚腻之品以免助湿。

【预后及转归】

脓耳及时合理治疗，大多预后良好。体质虚弱者，可导致病情迁延难愈，甚至可并发脓耳变证。

【知识拓展】

胆脂瘤及其危害性　胆脂瘤是由于复层鳞状上皮在相对封闭的位置生长，继而上皮角化组织不断脱落堆积而形成的囊性团块，其外层由纤维结缔组织构成，内含脱落坏死上皮、角化物和胆固醇结晶，故称为胆脂瘤。胆脂瘤虽不是真性肿瘤，但具有肿瘤的破坏性：一方面，随着胆脂瘤的不断增大可对周围骨质造成直接压迫；另一方面，胆脂瘤组织内产生多种酶等化学物质，可使周围骨质脱钙，造成骨质破坏。脓耳由于鼓膜穿孔，外耳道及鼓膜表层的复层鳞状上皮组织可通过穿孔处长入相对封闭的中耳腔，从而形成胆脂瘤，导致骨质破坏，若不能及时处理，可产生各种脓耳变证，应引起警惕。一般来说，耳内流脓有恶臭气味时，应警惕胆脂瘤的可能；鼓膜松弛部或边缘性穿孔容易形成中耳胆脂瘤；颞骨CT检查可显示颞骨骨质破坏情况。胆脂瘤一旦确诊，宜尽早手术清除，以杜绝其他并发症的发生。

第十节　脓耳变证

脓耳变证是指由脓耳变生的病证。多因脓耳邪毒炽盛，邪毒扩散走窜所致，病情较为复杂、严重，甚则危及生命。常见的脓耳变证有耳后附骨痈、脓耳面瘫、脓耳眩晕及黄耳伤寒等。西医学的各种耳源性颅内外并发症可参考本节进行辨证治疗。

一、耳后附骨痈

耳后附骨痈是由脓耳而引发的以耳内流脓、耳后完骨部红肿疼痛或溃破流脓为主要特征的疾病。古代医籍中又称"耳根毒""耳后疽""夭疽锐毒""耳后发疽"等。西医学的化脓性中耳乳突炎并发耳后骨膜下脓肿等病可参考本病进行辨证治疗。

【诊断与鉴别】

在脓耳病程中出现耳后剧烈疼痛，耳内流脓减少，伴高热和全身不适。检查可见耳后完骨部红肿压痛，并有波动感，耳廓向前下方耸起，红肿处穿刺可抽出脓液。若脓肿自行穿破骨膜和皮肤，可形成瘘管。外耳道可见肿胀，外耳道后上壁骨质塌陷，鼓膜穿孔，有黄稠或污秽脓液。影像学检查可见乳突骨质破坏。

耳疖及原发于耳后的痈肿亦可出现耳后红肿疼痛，应与本病加以鉴别：前两种疾病均无脓耳病史，鼓膜正常；耳疖可见外耳道肿胀变窄，疖肿溃脓后耳后红肿随之消失；原发于耳后的痈肿部位较浅，脓液排出后易于收口，一般不会形成瘘管；耳后附骨痈则痈肿部位较深，脓液从完骨内部穿溃而出后，常形成瘘管，且鼓膜穿孔，耳内流脓。

【病因病机】

本病多因脓耳火毒壅盛、灼腐完骨而形成痈肿，久则因气血亏虚、无力祛除邪毒而致病情缠绵。

1.热毒壅盛　脓耳火热邪毒炽盛，肝胆湿热内壅，脓毒本应循耳道外泄，若引流不畅，致热毒壅盛内攻，灼腐完骨，脓毒流窜耳后，血肉腐败而为痈肿。

2.正虚毒滞　素体虚弱，或久病耗损，气血不足，正不胜邪，余毒稽留，致耳后痈肿穿溃，流脓不止，疮口不敛，而形成耳后瘘管。

【辨证及治疗】

1.分型论治

（1）热毒壅盛

主证：耳后完骨部红肿疼痛，将耳廓推向前方，或耳后溃破溢脓，耳道后上壁塌陷，有污秽脓液或肉芽，鼓膜穿孔。兼见发热、头痛、口苦咽干、尿黄便秘等症。舌质红，苔黄厚，脉弦数或滑数。

证候分析：脓耳邪毒内攻，灼腐耳后完骨，致血腐肉败而成痈，故耳后红肿疼痛或溃破溢脓，耳道后上壁塌陷，有污秽脓液或肉芽；热毒壅盛于内，故发热、头痛、口苦咽干、尿黄便秘；舌质红、苔黄厚、脉弦数或滑数为内热或夹湿浊之象。

治法：泻火解毒，祛腐排脓。

方药：初起可用龙胆泻肝汤加减。体壮热者去当归，选加金银花、连翘、蒲公英、紫花地丁等以清热解毒；疼痛甚可加乳香、没药以行气活血、祛瘀止痛；肿甚未溃可加皂角刺、穿山甲消肿溃坚。若痈肿溃破脓出，宜仙方活命饮加减，促其排脓消肿。脓多者加桔梗、薏苡仁；便秘者加大黄、芒硝。

（2）正虚毒滞

主证：耳后痈肿溃破，溃口经久不愈，形成窦道，脓稀色白。兼见头晕乏力，面色不华。舌淡，苔白，脉细。

证候分析：素体虚弱或久病耗伤，气血不足，正不胜邪，以致余毒滞耳，故耳后痈肿溃破，溃口经久不愈，形成耳后窦道；气血亏虚，头面清窍失养，则头晕乏力、面色不华；舌淡、苔白、脉细为气血不足之象。

治法：补益气血，托里排脓。

方药：托里消毒散加减。本方可益气养血，托毒排脓。若疮口暗淡、溢脓不断、脓液清稀，可加薏苡仁、白扁豆、车前子以健脾渗湿；若脓稠排出不畅，加蒲公英、桔梗、野菊花以解毒排脓、清解余毒；气血不足、头晕乏力者可选用补中益气汤加减。

2.外治法

（1）耳局部处理　同"脓耳"。

（2）外敷　耳后红肿者可用如意金黄散、紫金锭等药以醋调敷患处。

（3）排脓　痈肿表面波动成脓者，应予切开排脓，并放置引流条，每日换药；对已自行溃破者，应予扩创引流，每日换药。

（4）手术　可行中耳乳突手术清理脓耳乳突病灶，有耳后瘘管者，一并切除。

【预防与调护】

1.根治脓耳以防止发生耳后附骨痈。

2.脓耳病程中，应定时清洗耳道，清除脓液脓痂，保持耳内引流通畅。

3.忌服燥热助火食物，保持二便通畅。

【预后及转归】

本病如及时恰当治疗，一般均能治愈，故预后良好。若治疗不及时或体质虚弱，痈肿穿溃后长期溢脓可形成窦道。若病变发展，耳后痈肿可流窜至颈深部、纵隔，甚至烂及血脉，危及生命。

二、脓耳面瘫

脓耳面瘫是由脓耳而引发的以耳内流脓、口眼㖞斜为主要特征的疾病。西医学的化脓性中耳乳突炎并发面瘫等病可参考本病进行辨证治疗。

【诊断与鉴别】

在脓耳病程中出现一侧口角㖞斜和闭眼障碍。检查可见两侧面容不对称，患侧不能提额、皱眉、闭眼，患侧鼻唇沟变浅或消失，嘴角歪向健侧，患侧口角下垂，鼓腮、吹口哨漏气；鼓膜松弛部或紧张部边缘穿孔，鼓室内有污秽黏脓及豆腐渣样物或肉芽，味臭。影像学检查可见乳突骨质破坏，听力检查呈传导性聋或混合性聋。

本病应与中枢性面瘫及非脓耳所致的面瘫相鉴别。①中枢性面瘫与脓耳面瘫的鉴别要点在于眼裂以上部位是否瘫痪。前者主要是眼裂以下部分瘫痪，因此闭眼、提额、皱眉等动作不受影响；后者则累及眼裂以上，因此还可以出现一侧闭眼障碍、额纹变浅等表现。②耳带疮等非脓耳引发的面瘫与脓耳面瘫的鉴别要点在于是否同时存在脓耳。

【病因病机】

面部脉络循行耳中及耳之前后，若脓耳失治，日久病深，邪毒潜伏于里，灼腐耳内脉络，致使脉络闭阻不通，则可导致面瘫。

1.肝胆火盛 肝胆热盛，热毒上攻，与耳内气血搏结，致使脉络闭阻，气血阻滞，肌肤失养，而致筋肉弛缓不收。

2.气血亏虚 脓耳日久，气血亏虚，无力祛邪，湿毒困结耳窍，闭阻脉络，使面部肌肤失养而为病。

【辨证及治疗】

1.分型论治

（1）肝胆火盛

主证：口眼㖞斜，耳内流脓稠厚味臭，鼓膜穿孔，耳痛，完骨部有叩压痛。兼见发热头痛，口苦咽干，尿赤便秘。舌质红，苔黄，脉弦滑数。

证候分析：热毒炽盛，蒸灼耳窍，故耳流脓、耳痛；脓毒内攻，损及脉络，气血阻滞，则口眼㖞斜、完骨疼痛；热毒壅盛，火热上攻，故流脓黄稠味臭、发热头痛；口苦咽干、尿赤便秘、舌红苔黄、脉弦滑数为肝胆火热之象。

治法：清热解毒，活血通络。

方药：龙胆泻肝汤加减。本方清肝胆火热而解毒，可加桃仁、红花、全蝎以活血通络，合牵正散以祛风通络。

（2）气血亏虚

主证：耳内流脓日久，渐发生口眼㖞斜，患侧肌肤麻木，鼓膜松弛部或边缘部穿孔，脓液污秽味臭，有肉芽或息肉。兼见食少便溏，倦怠乏力，面色无华。舌淡，苔白腻，脉细涩。

证候分析：脓耳日久，气血亏虚，加之湿毒闭阻脉络，致使面部肌肤失养，故面部麻木、口眼㖞斜；湿毒侵蚀，故鼓膜穿孔，流脓污秽，肉芽滋生；脾失健运，故食少便溏；气血不足，故倦怠乏力，面色无华；舌淡、苔白、脉细涩为气血亏虚之象，苔腻为湿浊内困之象。

治法：托毒排脓，祛瘀通络。

方药：托里消毒散合牵正散加减。方用托里消毒散以托毒排脓，合牵正散祛瘀通络。若脓多者，可加入薏苡仁、冬瓜仁、车前草。若面瘫日久，气血亏虚，脉络瘀阻，可用补阳还五汤。此方重用黄芪补益元气，用当归尾、川芎、赤芍、桃仁、红花、地龙等活血祛瘀通络，诸药合用，益气活血，使气血旺，脉络通。

2. 外治法

（1）耳局部处理　同"脓耳"。

（2）手术治疗　行根治性中耳乳突手术，彻底清除脓耳病灶，同时行面神经减压术。

3. 针灸疗法

（1）针刺及灸法　以翳风、地仓、合谷为主穴，配阳白、太阳、人中、承浆、颊车、下关、四白、迎香、大椎、足三里等，针刺或用电针治疗。气血虚者，可用灸法。

（2）电磁疗法　选用上穴，行电磁疗法，每日1次。

（3）梅花针　用梅花针叩击患处，每日1次。

（4）穴位敷贴或注射　取颊车、地仓、下关、曲池、翳风、外关等穴，用蓖麻仁捣烂，敷贴穴位。亦可选用丹参、当归或黄芪等注射液进行穴位注射，每次1～2穴，各穴轮流使用，每穴注入药液0.5～1mL，隔日1次。

【预防与调护】

1. 根治脓耳，是预防本病的关键。

2. 注意眼部防护，如白天戴眼罩，晚上涂眼膏。

3. 经常按摩患侧面肌，有利于防止或减轻面部肌肉萎缩。

【预后及转归】

本病预后视面瘫轻重程度和治疗情况而不同。若病变轻而治疗及时，则愈后良好；若病变重而失治，则难愈或遗留功能不全，可致眼睑闭合不全而发生患侧角膜炎、结膜炎，面肌萎缩可影响面容。

三、脓耳眩晕

脓耳眩晕是由脓耳而引发的以耳内流脓、头晕目眩、视物旋转、恶心呕吐为主要特征的疾病。西医学的化脓性中耳乳突炎并发迷路炎等病可参考本病进行辨证治疗。

【诊断与鉴别】

在脓耳病程中出现眩晕，呈阵发性发作，感觉自身及外物旋转，恶心呕吐，喜闭目静卧，稍事活动眩晕更甚；眩晕可由转身、行车、低头、压耳屏等动作激发，甚则持续眩晕，听力明显下降。检查可见自发性水平性眼震，早期快相向患侧，后期快相转向健侧；鼓膜松弛部或边缘性穿孔，鼓室内有污秽黏脓及豆腐渣样物或肉芽，味臭；听力检查为传导性聋或混合性聋，瘘管试验阳性；影像学检查可见乳突部骨质破坏。

本病应与中枢性眩晕及普通的头晕相鉴别。脓耳眩晕发作时尽管症状严重，但神志清楚；中枢性眩晕常伴有意识障碍，眩晕的程度较轻，持续时间较长（可长达数月），无耳流脓的症状，鼓膜检查及乳突影像学检查多正常；普通的头晕仅感头部昏沉不适，无明显旋转感，亦无耳流脓及鼓膜穿孔等表现。

【病因病机】

1. 肝胆热盛　肝胆热毒炽盛，蔓延入里，热盛生风，风火相扇，扰乱清窍而为病。

2. 脾虚湿困　脓耳病久，脾气虚弱，运化失职，湿浊内困耳窍，致使耳窍功能受损而发眩晕。

3. 肾精亏损　肾精亏损，骨失所养，脓耳邪毒日久蚀损骨质，内攻耳窍，致平衡功能失司，眩晕频作。

【辨证及治疗】

1. 分型论治

（1）肝胆热盛

主证：眩晕剧烈，恶心呕吐，动则尤甚，耳痛，耳聋，耳内流脓黄稠，鼓膜红赤、穿孔，完骨部有叩压痛。口苦咽干，急躁易怒，面红目赤，便秘尿赤，或有发热头痛。舌质红，苔黄，脉弦数。

证候分析：脓毒内聚，风热引动肝风，故眩晕剧烈、恶心呕吐；热毒炽盛，灼腐耳窍，故耳痛、流脓黄稠、耳聋；肝胆热盛，伤阴耗津，故口苦咽干、便秘尿赤；肝火上炎，则急躁易怒、面红目赤；舌质红、苔黄、脉弦数为肝胆热盛之象。

治法：清热泻火，解毒息风。

方药：龙胆泻肝汤合天麻钩藤饮加减。龙胆泻肝汤泻火热，祛湿毒；天麻钩藤饮清内火，息肝风。两方合用以清热泻火，解毒息风。

（2）脾虚湿困

主证：眩晕反复发作，头额重胀，耳鸣失聪，流脓日久，脓液腐臭，缠绵不愈，鼓膜松弛部或边缘部穿孔，有肉芽或息肉。胸闷泛恶，痰涎多，倦怠无力，纳呆便溏，面色萎黄。舌质淡红，苔白腻，脉缓弱或濡滑。

证候分析：湿浊脓毒稽留，蒙蔽清窍，故眩晕反复发作、耳鸣失聪；脾胃虚弱，湿浊困结，故脓耳缠绵难愈，脓液腐臭；湿浊上泛，清阳不升，故头额重胀、胸闷泛恶、痰涎多；脾虚失运，则纳呆便溏；脾虚气血化生不足，则倦怠无力、面色萎黄；舌质淡红、苔白腻、脉缓弱或濡滑为脾虚湿困之象。

治法：健脾祛湿，涤痰止眩。

方药：托里消毒散合半夏白术天麻汤加减。托里消毒散健脾益气、托毒排脓；半夏白术天麻汤健脾、燥湿、涤痰、息风。两方合用共奏健脾祛湿、涤痰止眩之功。湿浊盛者可加泽泻、薏苡仁、石菖蒲，以加强利湿化浊的作用。

（3）肾精亏损

主证：眩晕时发，或步态不稳，耳鸣耳聋，耳内流脓持续，经久不愈，脓液污秽味臭，或有豆腐渣样物，鼓膜松弛部或边缘部穿孔，有肉芽或息肉。精神萎靡，腰膝酸软，健忘多梦。舌质淡红或红绛，脉细弱或细数。

证候分析：肾精不足，清窍失养，又因邪毒流窜内耳，使耳失衡失聪，故眩晕时发、耳鸣耳聋；肾虚精亏，骨质松脆，易为邪毒滞留蚀损，邪毒侵蚀，腐败成脓，故脓液臭秽；肾精不充，髓海不足，故精神萎靡、腰膝酸软、健忘多梦；舌质淡红、脉细弱为肾阳虚之象；舌质红绛、脉细数为肾阴虚之象。

治法：补肾培元，祛邪排毒。

方药：偏于肾阴虚者，可用六味地黄丸加减。本方可滋补肾阴，临床应用时可酌加石决明、生牡蛎以滋阴潜阳止眩；加蒲公英、金银花、皂角刺等以祛邪排毒。偏于阳虚者可用肾气丸加减。

2. 外治法

（1）耳局部处理　同"脓耳"。

（2）手术　脓耳眩晕发作症状控制后应行中耳乳突手术清理病灶并封闭迷路瘘管。

3. 针灸疗法

参考"耳眩晕"一节。

【预防与调护】

1. 根治脓耳，是预防本病发生的关键。

2. 脓耳眩晕发作期，应卧床静养，注意观察病情变化，及时对症处理，以防发生黄耳伤寒。

【预后及转归】

本病若及时治疗，预后良好。若失治，或正气不足，邪毒侵入颅内，可引起黄耳伤寒，甚则危及生命。

四、黄耳伤寒

黄耳伤寒是由脓耳而引发的以耳内流脓、寒战高热、头痛神昏、项强抽搐为主要特征的危重病证。《诸病源候论》卷二十九最早描述了耳疼痛猝然引发脊强背直的症状及其病机，明代孙一奎的《赤水玄珠》卷十九提出"黄耳伤寒"病名："凡耳中策策痛者，皆是风入于肾经也。不治，流入肾则猝然变恶寒发热，脊强背直如痉之状，曰黄耳伤寒也。"本病若治之不及时，可危及生命。西医学的耳源性颅内并发症等病可参考本病进行辨证治疗。

【诊断与鉴别】

脓耳病程中，出现剧烈耳痛及头痛，喷射状呕吐，寒战高热，项强，神志不清，甚至抽搐、肢体偏瘫。检查可见耳内流脓不畅，脓液污秽味臭，鼓膜松弛部或边缘性穿孔，透过穿孔或可见豆腐渣样物；影像学检查显示颞骨骨质破坏及颅脑占位病灶；脑脊液检查、颅内压测定、眼底检查、血培养、定位体征对分析发生变证的部位及类型有参考价值。

本病应与流行性脑膜炎、结核性脑膜炎、脑肿瘤等病相鉴别。①流行性脑膜炎，有流行季节性和地区性，脑脊液检查为脑膜炎双球菌，一般无脓耳病史。在流脑的非流行季节，如遇脑膜炎病人，应提高警惕，详查耳部。②结核性脑膜炎，有结核病史，脑脊液检查为结核杆菌，X线胸片可发现肺结核。③脑肿瘤，病程发展慢，一般无脓耳病史，影像学检查可以确诊。

【病因病机】

脓耳日久病深，邪毒稽留耳窍，浸渍腐蚀骨质，渐成缝隙暗道。若流脓不畅，或复感外邪，脓毒炽盛，脓汁沿腐骨裂隙流窜于耳窍之外，以致邪毒深陷，入于营血，闭阻心包，引动肝风而为病。

1. 气营两燔　脓耳火热炽盛，病势发展，热毒深伏于里，内陷营血，心神受扰而为病。

2. 热入心包　脓耳热毒深陷，困郁于内，耗血伤津，痰热闭阻心包而为病。

3. 热盛动风　脓耳热毒炽盛，引动肝风，上扰神明，痰阻脉络而为病。

【辨证及治疗】

1. 分型论治

（1）气营两燔

主证：耳内流脓臭秽，突然脓液减少，耳痛剧烈，头痛如劈，项强呕吐，身热夜甚，心烦躁扰，甚或时有谵语。舌质红绛，少苔或无苔，脉细数。

证候分析：脓毒沿侵蚀骨质流窜入里，故耳痛剧烈，脓液反而减少；热毒炽盛，流窜入脑，入于营血，邪正相搏则憎寒壮热、头痛如劈；火毒上逆，则呕吐项强；营气通于心，热毒入营，心神被扰，故心烦躁扰；舌质红绛、少苔为热伤营阴之象。

治法：清营凉血，清热解毒。

方药：清营汤加减。方中犀角清解营分之热毒，黄连清心解毒，生地黄、玄参、麦冬清热滋阴，金银花、连翘、竹叶清热解毒，丹参凉血活血。诸药配合，泄热解毒而清营凉血。

（2）热入心包

主证：耳内流脓臭秽，耳痛、头痛剧烈，高热不退，颈项强直，呕吐，嗜睡，神昏谵语。舌质红绛，脉细数。

证候分析：热毒炽盛，内陷心包，神明被扰，故头痛、呕吐、嗜睡、神昏、谵语；邪热闭郁于内，故高热不退；舌质红绛、脉细数为心营热盛之象。

治法：清心泄热，化痰开窍。

方药：清宫汤送服安宫牛黄丸或紫雪丹、至宝丹。清宫汤专清包络邪热，犀角清心热，玄参、莲子心、麦冬清心养液，竹叶、连翘清心泄热，以便心包邪热向外透达。痰热盛可加竹沥、瓜蒌等。安宫牛黄丸、紫雪丹、至宝丹均为清心开窍之成药，具有苏醒神志之效。安宫牛黄丸重于清热解毒，紫雪丹兼能息风，至宝丹则重于芳香开窍，可酌情选其中之一。

（3）热盛动风

主证：耳内流脓臭秽，耳痛、头痛剧烈，高热，手足躁动，甚则神志昏迷，筋脉拘急，四肢抽搐，颈项强直，或肢软偏瘫。舌质红绛而干，脉弦数。

证候分析：邪毒内陷上逆，故耳痛、头痛剧烈；热毒炽盛，故高热；热扰心神，则神志昏迷；热极动风，则手足躁动、筋脉拘急、四肢抽搐；风痰阻络则见肢软偏瘫；舌质红绛而干、脉弦数为热盛伤阴之象。

治法：清热解毒，凉肝息风。

方药：羚角钩藤汤加减。热盛可加生石膏、知母；便秘加大黄、芒硝以通腑泄热；口干、舌红绛加水牛角、牡丹皮、紫草、板蓝根凉血解毒；如有抽搐可选加全蝎、地龙、蜈蚣以息风止痉；痰涎壅盛者加竹沥、生姜汁，也可加服安宫牛黄丸。

2. 外治法

（1）耳局部处理同"脓耳"。

（2）尽早行手术治疗，清除耳部病灶。

【预防与调护】

1. 积极治疗脓耳是预防本病的关键。

2. 本病变化迅速而危重，应注意密切观察病情变化，保持生命体征稳定，采取积极治疗措施以使病情转轻向好。

【预后及转归】

本病系危急重症，若能及时诊断，及时治疗，尚可治愈，若不及时抢救可致死亡。

第十一节　耳　胀

耳胀是以耳内胀闷堵塞感为主要特征的疾病。本病在临床上极为常见，可发生于各种年龄。

耳胀作为病名，见于1934年陆清洁编《大众万病顾问》下册："何谓耳胀？耳中作胀之病，是谓耳胀。"其中列举了病因、症状及治法，该病名一直沿用至今。西医学的分泌性中耳炎、气压损伤性中耳炎、粘连性中耳炎等疾病及各种原因不明的耳堵塞感均可参考本病进行辨证治疗。

【诊断与鉴别】

本病主要表现为单侧或双侧耳内胀闷堵塞感，患者常描述为耳胀、耳闷、耳堵或耳闭塞感等不适，病程可长可短，常伴有不同程度的听力下降、自听增强或耳鸣，亦可听力正常。检查：外耳道正常，鼓膜正常，或见到以下异常：鼓膜呈微红或橘红色、内陷，有时透过鼓膜可见到液平面（彩图4）或液气泡；病程久者，可见鼓膜极度内陷、粘连，或见灰白色钙化斑。听力检查多呈传导性聋，亦可正常，声导抗测试鼓室导抗图多呈C型或B型，亦可为A型。

本病应与外耳道阻塞及鼻咽肿物所导致的耳堵塞感相鉴别：外耳道阻塞所致耳堵塞感，检查外耳道可见到耵聍或异物；鼻咽肿物所致耳堵塞感，检查鼻咽部可见肿物。

【病因病机】

耳为清窍，若浊气上逆，阻塞清窍，易致耳胀，如《素问·阴阳应象大论》："浊气在上，则生腹胀。"

1. 风邪外袭 生活起居不慎，寒暖不调，风邪乘虚而袭，首先犯肺，耳窍经气痞塞而为病。

2. 肝胆湿热 外感邪热，内传肝胆，或七情所伤，肝气郁结，气机不调，内生湿热，上蒸耳窍而为病。

3. 脾虚湿困 饮食不节，损伤脾胃，脾失健运，湿浊不化，困结耳窍而为病。

4. 气血瘀阻 邪毒滞留，日久不去，阻于脉络，气血瘀阻，耳窍经气闭塞而为病。

【辨证及治疗】

1. 分型论治

（1）风邪外袭

主证：耳内堵塞感，多伴有听力减退及自听增强；鼓膜微红、内陷或有液平面，鼓膜穿刺可抽出清稀积液，鼻黏膜肿胀。全身可伴有鼻塞、流涕、头痛、发热恶寒等症。舌质淡红，苔白，脉浮。

证候分析：风邪外袭，肺失宣降，致浊气不降，痞塞耳窍，故耳内堵塞感、听力减退、自听增强、耳窍出现积液；浊气不降，痞塞鼻窍，则鼻黏膜肿胀、鼻塞、流涕；风邪外袭，正邪相争，故发热恶寒、头痛；舌质淡红、苔白、脉浮为风邪袭表之象。

治法：疏风散邪，宣肺通窍。

方药：荆防败毒散加减。方中荆芥、防风、羌活、独活疏风散寒；前胡、桔梗、枳壳宣降肺气；柴胡、川芎疏肝理气；茯苓、甘草健脾利湿。鼻塞甚者可加白芷、辛夷等以助通窍；耳堵塞甚者可加石菖蒲以加强散邪通窍之功。若风热外袭，可用银翘散加减。

（2）肝胆湿热

主证：耳内胀闷堵塞感，耳内微痛，或有听力减退及自听增强，或耳鸣。鼓膜色红或橘红、内陷或见液平面，鼓膜穿刺可抽出黄色较黏稠的积液。多兼见烦躁易怒，口苦口干，胸胁苦满。舌红，苔黄腻，脉弦数。

证候分析：肝胆湿热循经上犯耳窍，故耳内胀闷堵塞而微痛、积液黏黄、听力下降，或见耳鸣；火热灼耳则鼓膜色红；烦躁易怒、口苦口干、胸胁苦满、舌红苔黄腻、脉弦数均为肝胆湿热之象。

治法：清泻肝胆，利湿通窍。

方药：龙胆泻肝汤加减。方中龙胆草、栀子、黄芩苦寒直折，清泄肝胆；柴胡疏肝解郁；车前子、泽泻、木通利湿清热，导热下行；生地黄养阴清热；当归养血活血；甘草健脾和中。本方药物多苦寒，宜中病即止，不宜久服。耳堵塞胀闷甚者可酌加石菖蒲、川芎以化浊通窍。

（3）脾虚湿困

主证：耳内胀闷堵塞感，日久不愈。鼓膜正常，或见内陷、混浊、液平。可伴有胸闷，纳呆，腹胀，便溏，肢倦乏力，面色不华，舌质淡红，或舌体胖，边有齿印，脉细滑或细缓。

证候分析：脾气虚弱，不能运化水湿，湿浊困结耳窍，故耳内胀闷堵塞感，日久不愈；湿浊中阻，气机升降失常，则胸闷；脾气虚弱，运化失职，则纳呆、腹胀、便溏；脾虚气血化生不足，则肢倦乏力、面色不华；舌质淡红或舌体胖、舌边齿印、脉细滑或细缓为脾虚之象。

治法：健脾利湿，化浊通窍。

方药：参苓白术散加减。方中以人参、扁豆、山药、莲子肉、炙甘草健脾益气；茯苓、薏苡仁利水渗湿；白术、砂仁燥湿化浊；桔梗宣通肺气而助通窍。若耳窍有积液黏稠量多者，可加藿香、佩兰以芳香化浊；积液清稀而量多者，宜加泽泻、桂枝以温化水湿；肝气不舒，心烦胸闷者，选加柴胡、香附，以疏肝理气通耳窍；脾虚甚者，加黄芪以补气健脾。

（4）气血瘀阻

主证：耳内胀闷堵塞感，日久不愈，甚则如物阻隔，听力逐渐减退。鼓膜明显内陷，甚则粘连，或鼓膜混浊、增厚，有灰白色钙化斑。舌质淡暗，或边有瘀点，脉细涩。

证候分析：由于病久入络，邪毒滞留，脉络阻滞，气血瘀阻，故耳内胀闷堵塞感明显，日久不愈，甚则如物阻隔，听力逐渐减退；气血瘀阻耳窍，故鼓膜内陷，甚或粘连，或混浊、增厚、有灰白色钙化斑；舌质淡暗或边有瘀点、脉细涩为血瘀之象。

治法：行气活血，通窍开闭。

方药：通窍活血汤加减。方中以桃仁、红花、赤芍活血化瘀；川芎行气活血；老葱、生姜温散余邪并助通窍；麝香芳香走窜以通窍开闭；红枣健脾和中。合用有行气活血、通窍开闭之功效。临床应用时可加柴胡、香附以助疏肝理气；若瘀滞兼脾虚明显，表现为少气纳呆，舌质淡，脉细缓，可用益气聪明汤或补中益气汤配合通气散以健脾益气、活血行气通窍。

2. 外治法

（1）滴鼻　本病伴有鼻塞者，可用具有疏风通窍作用的药液滴鼻，使鼻窍及耳窍通畅，减轻耳堵塞感，并有助于耳窍积液的排出。

（2）鼓膜按摩　方法参见第六章第四节。亦可用鼓气耳镜放入耳道内，反复挤压、放松橡皮球使外耳道交替产生正、负压，引起鼓膜的运动而起到鼓膜按摩的作用。

（3）咽鼓管吹张　可酌情选用捏鼻鼓气法、波氏球法或咽鼓管导管吹张法进行咽鼓管吹张（方法参见第三章第一节），以改善耳内通气。若鼻塞涕多者，不宜进行咽鼓管吹张。

（4）鼓膜穿刺抽液　若见有鼓室积液，可在严格无菌操作下，行鼓膜穿刺抽液（方法参见第六章第五节）。

（5）鼓膜切开及置管　经长期治疗无效，中耳积液较黏稠者，可行鼓膜切开术，清除中耳积液，并放置鼓膜通气管（方法参见第六章第五节）。

3. 针灸疗法

（1）体针　可采用局部取穴与远端取穴相结合的方法。耳周取听宫、听会、耳门、翳风；远端可取合谷、内关，用泻法。脾虚表现明显者，配足三里、脾俞等穴，用补法或加灸。

（2）耳针　取内耳、神门、肺、肝、胆、脾等穴位针刺，也可用王不留行籽或磁珠贴压以上耳穴，经常用手指轻按贴穴，以维持刺激。

（3）穴位注射　取耳周穴耳门、听宫、听会、翳风等进行穴位注射，药物可选用丹参注射液、当归注射液等，每次选用2穴，每穴注射0.5～1mL药液。

4.其他治疗

超短波理疗、激光照射等均有助于消除中耳积液，改善耳部症状。

【预防与调护】

1.加强生活调养，增强体质，积极防治感冒及鼻腔、鼻咽慢性疾病。

2.患伤风鼻塞及其他鼻病出现严重鼻塞时，应避免乘坐飞机或潜水，以防耳胀的发生。

3.掌握正确的擤鼻方法，以免邪毒窜入耳窍。

4.儿童患本病常不易觉察，应重视宣传教育，提高家长及教师对本病的认识，以便早期发现，早期治疗。

【预后及转归】

本病及时进行中医治疗，大部分预后良好。少数患者病程迁延日久，鼓膜与鼓室内壁粘连，导致听力明显下降，治疗则较为困难。

【知识拓展】

捏鼻鼓气　用捏鼻鼓气进行咽鼓管吹张的方法，在中医古籍中早有记载，如《灵枢·刺节真邪》："刺其听宫……以手坚按其两鼻窍，而疾偃，其声必应于针也。"明代曹士珩的《保生秘要》卷三："定息以坐，塞兑，咬紧牙关，以脾肠二指捏紧鼻孔，睁二目使气串耳通窍内，觉哄哄有声，行之二三日，窍通为度。"

第十二节　耳　聋

耳聋是以听力减退为主要特征的病证。它既是多种耳病的常见症状之一，也是一种独立的疾病。耳聋程度较轻者，也称"重听"。耳聋是一种常见多发病，各种年龄均可发生，尤以老年人居多。耳聋若不及时治疗可导致永久性听力损失，双侧永久性听力损失为听力残疾，在历次残疾人抽样调查中，听力残疾均居各类残疾之首位。自幼耳聋者，因丧失语言学习机会，可导致聋哑。根据耳聋发病的时间长短及病因病机等不同，在中医古籍中有暴聋、猝聋、厥聋、久聋、渐聋、劳聋、虚聋、风聋、火聋、毒聋、气聋、湿聋、干聋、聤聋、阴聋、阳聋等不同的名称。西医学的突发性聋、爆震性聋、感染性聋、噪声性聋、药物性聋、老年性聋，以及原因不明的感音神经性聋、混合性聋等疾病，可参考本病进行辨证治疗。

【诊断与鉴别】

患者自觉一侧或两侧听力减退，轻者听音不清，重者完全失听。暴聋者耳聋突然发生，以单侧为多见，常伴有耳鸣、眩晕等症状；渐聋者听力逐渐减退，可出现在单侧或双侧；部分耳聋可呈波动性听力减退。外耳道及鼓膜检查一般正常。纯音测听可明确听力减退的程度：根据语言频率500Hz、1000Hz、2000Hz听阈均值来计算，平均听力损失26～40dB、41～55dB、56～70dB、71～90dB和>90dB依次为轻度聋、中度聋、中重度聋、重度聋和极重度聋。音叉试验、纯音听阈测试、声导抗测试、耳声发射测试、电反应测听等听力学检查可进一步区分耳聋的性质，如传导性聋、感音神经性聋、混合性聋等。

作为疾病诊断的耳聋应与作为症状之一的耳聋进行鉴别：前者多为感音神经性聋或混合性聋；后者（如耵耳、耳异物、耳胀、脓耳等病出现的耳聋）多为传导性聋。

【病因病机】

耳聋有虚实之分，实者多因外邪、肝火、痰饮、瘀血等实邪蒙蔽清窍；虚者多为脾、肾等脏腑虚损、清窍失养所致。

1.外邪侵袭 由于寒暖失调，外感风寒或风热，肺失宣降，以致外邪蒙蔽清窍而导致耳聋。

2.肝火上扰 外邪由表而里，侵犯少阳，或情志不遂，致肝失调达，气郁化火，均可导致肝胆火热循经上扰耳窍，引起耳聋。

3.痰火郁结 饮食不节，过食肥甘厚腻，使脾胃受伤，或思虑过度，伤及脾胃，致水湿不运，聚而生痰，久则痰郁化火，痰火郁于耳中，壅闭清窍，从而导致耳聋。

4.气滞血瘀 情志抑郁不遂，致肝气郁结，气机不畅，气滞则血瘀；或因跌仆爆震、陡闻巨响等伤及气血，致瘀血内停；或久病入络，均可造成耳窍经脉不畅，清窍闭塞，发生耳聋。

5.肾精亏损 先天肾精不足，或后天病后失养，恣情纵欲，熬夜失眠，伤及肾精，或年老肾精渐亏等，均可导致肾精亏损。肾阴不足，则虚火内生，上扰耳窍，肾阳不足，则耳窍失于温煦，二者均可引起耳聋。

6.气血亏虚 饮食不节，饥饱失调，或劳倦、思虑过度，致脾胃虚弱，清阳不升，气血生化之源不足，而致气血亏虚，不能上奉于耳，耳窍经脉空虚，导致耳聋，或大病之后，耗伤心血，心血亏虚，则耳窍失养而致耳聋。

【辨证及治疗】

1.分型论治

（1）外邪侵袭

主证：听力骤然下降，或伴有耳胀闷感及耳鸣。全身可伴有鼻塞、流涕、咳嗽、头痛、发热恶寒等症。舌质淡红，苔薄，脉浮。

证候分析：风邪外袭，肺经受病，宣降失常，外邪蒙蔽清窍，故耳聋；风邪上犯，经气痞塞，则耳内胀闷、耳鸣；外邪侵袭，肺失宣降，则鼻塞、流涕、咳嗽；正邪相争，则发热恶寒、头痛；舌淡红、苔薄、脉浮等均为表证之象。

治法：疏风散邪，宣肺通窍。

方药：银翘散加减。临床应用时可加入蝉蜕、石菖蒲以疏风通窍；若无咽痛、口渴，可去牛蒡子、淡竹叶、芦根；伴鼻塞、流涕者，可加辛夷、白芷；头痛者，可加蔓荆子。若风寒侵袭，可用荆防败毒散加减。

（2）肝火上扰

主证：耳聋时轻时重，或伴耳鸣，多在情志抑郁或恼怒之后加重。口苦，咽干，面红或目赤，尿黄，便秘，夜寐不宁，胸胁胀痛，头痛或眩晕。舌红苔黄，脉弦数。

证候分析：肝胆互为表里，足少阳胆经入耳中，肝火循经上扰耳窍，则耳聋；情志抑郁或恼怒则肝气郁结，气郁化火，故使耳聋加重；肝火上炎，则面红目赤、头痛或眩晕；肝火内炽，灼伤津液，则口苦咽干、便秘溲黄；肝火内扰心神，则夜寐不宁；肝经布胁肋，肝气郁结，则胸胁胀痛；舌红苔黄、脉数主热证，脉弦主肝病。

治法：清肝泄热，开郁通窍。

方药：龙胆泻肝汤加减。临床应用时可加石菖蒲以通窍。本方药物多苦寒，宜中病即止。若肝气郁结之象较明显而火热之象尚轻者，可选用丹栀逍遥散加减。方用牡丹皮、栀子清肝泄热；柴胡、薄荷疏肝解郁；白芍、当归柔肝养肝；茯苓、白术、甘草健脾和中。

（3）痰火郁结

主证：听力减退，耳中胀闷，或伴耳鸣。头重头昏，或见头晕目眩，胸脘满闷，咳嗽痰多，口苦或淡而无味，二便不畅。舌红，苔黄腻，脉滑数。

证候分析：痰火郁结，蒙蔽清窍，故听力减退、耳中胀闷、头重头昏或头晕目眩；痰湿中阻，气机不利，则胸脘满闷、二便不畅；痰火犯肺，肃降失常，则咳嗽痰多；痰湿困脾，则口淡无味；内热则口苦；舌红、苔黄腻、脉滑数为内有痰热之象。

治法：化痰清热，散结通窍。

方药：清气化痰丸加减。方中用胆南星、瓜蒌仁化痰清热；半夏燥湿化痰；茯苓利湿化痰；黄芩苦寒清热；陈皮、枳实行气解郁；杏仁降气化痰。诸药合用，使气顺则火自降，热清则痰自消，痰消则火无所附。临床应用时，可加石菖蒲以开郁通窍。

（4）气滞血瘀

主证：听力减退，病程可长可短。全身可无明显其他症状，或有爆震史。舌质暗红或有瘀点，脉细涩。

证候分析：耳为清空之窍，若因情志郁结，气机阻滞，或爆震之后，致瘀血停滞，耳窍经脉痞塞，则听力减退；舌暗红或有瘀点、脉细涩为内有瘀血之象。

治法：活血化瘀，行气通窍。

方药：通窍活血汤加减。方中以桃仁、红花、赤芍、川芎活血化瘀；麝香、老葱辛香走窜，行气通窍；生姜、大枣调和营卫。诸药合用，可行气活血，祛瘀通窍。临床应用时，可加丹参、香附等以加强行气活血之功。

（5）肾精亏损

主证：听力逐渐下降。头昏眼花，腰膝酸软，虚烦失眠，夜尿频多，发脱齿摇。舌红少苔，脉细弱或细数。

证候分析：肾开窍于耳，肾精亏损，不能上奉于耳，则听力渐降；肾主骨生髓，脑为髓之海，齿为骨之余，肾元亏损，髓海空虚，则头昏眼花、发脱齿摇；肾主水，肾气不固则夜尿频多；腰为肾之府，肾虚则腰膝酸软；肾阴不足，虚火内扰心神，则虚烦失眠；舌红少苔、脉细弱或细数为精血不足之象。

治法：补肾填精，滋阴潜阳。

方药：耳聋左慈丸加减。方中用熟地黄、山药、山茱萸、茯苓、牡丹皮、泽泻滋阴补肾；磁石重镇潜阳；五味子收敛固精；石菖蒲通利耳窍。亦可选用杞菊地黄丸或左归丸等加减。若偏于肾阳虚，治宜温补肾阳，可选用右归丸或肾气丸加减。

（6）气血亏虚

主证：听力减退，每遇疲劳之后加重，或见倦怠乏力，声低气怯，面色无华，食欲不振，脘腹胀满，大便溏薄，心悸失眠。舌质淡红，苔薄白，脉细弱。

证候分析：脾失健运，气血生化之源不足，耳窍失养，则听力减退；气虚则倦怠乏力、声低气怯；血虚则面色无华；脾虚失运，则食少、腹胀、便溏；血虚心神失养则心悸失眠；舌质淡红、苔薄白、脉细弱为气血不足之象。

治法：健脾益气，养血通窍。

方药：归脾汤加减。方中以人参、黄芪、白术、炙甘草健脾益气；当归、龙眼肉养血；酸枣仁、茯神、远志养心安神；佐木香理气，使补而不滞；生姜、大枣调和营卫。诸药合用，既能益气又能养血。若手足不温，可加干姜、桂枝以温中通阳。

2. 针灸疗法

（1）体针　局部取穴与远端辨证取穴相结合，局部可取耳门、听宫、听会、翳风为主，每次选取 2 穴。外邪侵袭可加外关、合谷、曲池、大椎；肝火上扰可加太冲、丘墟、中渚；痰火郁结可加丰隆、大椎；气滞血瘀可加膈俞、血海；肾精亏损可加肾俞、关元；气血亏虚可加足三里、气海、脾俞。实证用泻法，虚证用补法，或不论虚实，一律用平补平泻法，每日针刺 1 次。

（2）耳穴贴压　取内耳、脾、肾、肝、神门、皮质下、内分泌等耳穴，用王不留行籽贴压以上穴位，不时按压以保持穴位刺激。

（3）穴位注射　可选用听宫、翳风、完骨、耳门等穴，药物可选用当归注射液、丹参注射液、维生素 B_{12} 注射液等，针刺得气后注入药液，每次每穴注入 0.5 ～ 1mL。

（4）穴位敷贴　用吴茱萸、乌头尖、大黄三味为末，温水调和，敷贴于涌泉穴，或单用吴茱萸末，用醋调和，敷贴于足底涌泉穴。

3. 导引法

（1）鸣天鼓法　方法参见第六章第四节。

（2）营治城郭法　以两手按耳轮，一上一下摩擦之，每次做 15 分钟左右。

（3）鼓膜按摩法　方法参见第六章第四节。

【预防与调护】

1. 避免使用耳毒性药物，如氨基苷类抗生素、袢利尿剂（如速尿、利尿酸等）等，若因病情需要必须使用，应严密监测听力变化。

2. 避免噪声刺激，有助于减少耳聋的发生。

3. 调畅情志，饮食有节，避免熬夜，积极治疗失眠，有助于防治耳聋。

4. 及时发现婴幼儿耳聋，并采取适当的干预措施，可防止聋哑的产生。

【预后及转归】

暴聋若能及时治疗，预后较好，若延误治疗，或渐聋时间已久者，通常恢复听力较为困难。双耳听力减退达中度以上长期不愈者，可导致听力残疾。聋哑一旦形成，则终生丧失语言能力。

【知识拓展】

1. 助听设备　对于永久性耳聋者，可通过助听设备来改善听力，提高生活质量。助听设备包括助听器和人工耳蜗。一般来说，若听力损失在 90dB 以内，可佩戴助听器；若听力损失超过 90dB，可进行人工耳蜗植入。

2. 听力残疾的分级标准　中国国家标准管理委员会于 2011 年发布的《残疾人残疾分类和分级》（GB/26341-2010）中，根据较好耳 500Hz、1000Hz、2000Hz、4000Hz 的听阈均值，将听力残疾分为四级。一级：平均听阈 ≥ 91dBHL，在无助听设备帮助下，不能依靠听觉进行言语交流，在理解和交流等活动上极度受限，在参与社会生活方面存在极严重障碍。二级：平均听阈 81 ～ 90dBHL，在无助听设备帮助下，在理解和交流等活动上重度受限，在参与社会生活方面存在严重障碍。三级：平均听阈 61 ～ 80dBHL，在无助听设备帮助下，在理解和交流等活动上中度受限，在参与社会生活方面存在中度障碍。四级：平均听阈 41 ～ 60dBHL，在无助听设备帮助下，在理解和交流等活动上轻度受限，在参与社会生活方面存在轻度障碍。

第十三节　耳　鸣

耳鸣是以自觉耳内或头颅鸣响而无相应的声源为主要特征的病证。它既是多种疾病的常见症状之一，也是一种独立的疾病。临床上耳鸣极为常见，在头颅鸣响者也称"颅鸣"或"脑鸣"。临床上耳鸣与耳聋经常伴随出现，但二者之间没有因果关系，对患者造成的困扰亦不同，应区别对待。早在《内经》中已明确记载了耳鸣，并阐述了耳鸣的病机，历代医籍中对耳鸣均有大量记载，积累了丰富的治疗经验。西医学的原发性耳鸣等可参考本病进行辨证治疗。

【诊断与鉴别】

确立耳鸣必须符合两个条件：一是有声感，二是没有相应的声源。具体表现为患者自觉一侧或两侧耳内或头颅内外有鸣响的声音感觉，如蝉鸣声、吹风声、流水声、电流声、沙沙声、嗞嗞声、嗡嗡声、唧唧声等，这种声感可出现一种或数种，呈持续性或间歇性，鸣响的部位甚至可出现在身体周围。患者常因听到这种鸣响声而引起烦躁、焦虑、抑郁、失眠、注意力不集中等症状，影响正常生活、学习和工作。听力学检查可正常或有不同程度的感音神经性听力减退，利用听力检测设备进行耳鸣音调、响度匹配及残余抑制试验等可了解耳鸣的心理声学特征。

本病应与幻听、体声及作为症状之一的耳鸣相鉴别。幻听与耳鸣均为无声源的声音感觉，但前者为有意义的声感，如言语声、音乐声等，后者为无意义的单调鸣响声。体声与耳鸣的区别在于，体声存在客观的声源，如耳周围的血管搏动声、肌肉颤动声、呼吸气流声、头部关节活动声等，一般表现为有节奏的响声；耳鸣则为无声源的响声，一般表现为无节奏的持续鸣响。很多疾病也会出现耳鸣，如耳胀、脓耳、疔耳等，此时耳鸣仅作为该疾病的症状，不宜单独以耳鸣作为疾病诊断。

【病因病机】

耳鸣的病因主要为饮食不节、睡眠不足、压力过大等导致脏腑功能失调，病机有虚有实，实者多因风邪侵袭、痰湿困结或肝气郁结，虚者多因脾胃虚弱、心血不足或肾元亏损所致。《素问·脉解》说："阳气万物盛上而跃，故耳鸣也。"

1. 风邪侵袭 寒暖失调，风邪乘虚而入，侵袭肌表，使肺失宣降，风邪循经上犯清窍，与气相击，导致耳鸣。

2. 痰湿困结 嗜食肥甘厚腻，痰湿内生，困结中焦，致枢纽升降失调，湿浊之气上蒙清窍，引起耳鸣。

3. 肝气郁结 肝喜条达而恶抑郁，情志不遂，致肝气郁结，气机阻滞，升降失调，导致耳鸣；肝郁日久可化火，肝火循经上扰清窍，亦可导致耳鸣。

4. 脾胃虚弱 饮食不节，损伤脾胃，或劳倦过度，或思虑伤脾，致脾胃虚弱，清阳不升，浊阴不降，宗脉空虚，引起耳鸣。

5. 心血不足 劳心过度，思虑伤心，心血暗耗，或大病、久病之后，心血耗伤，或气虚心血化源不足，皆可导致心血不足，不能濡养清窍，引起耳鸣。

6. 肾元亏损 恣情纵欲，损伤肾中所藏元气，或年老肾亏，元气不足，精不化气，致肾气不足，无力鼓动阳气上腾，温煦清窍，导致耳鸣。

【辨证及治疗】

1. 分型论治

（1）风邪侵袭

主证：耳鸣骤起，病程较短，可伴耳内堵塞感或听力下降，或伴有鼻塞、流涕、头痛、咳嗽等。舌质淡红，苔薄白，脉浮。

证候分析：风邪侵袭，肺失宣降，风邪循经上犯清窍，与气相击，故骤起耳鸣；风邪阻络，经气痞塞，则耳内堵塞，甚至听力下降；风邪导致肺的宣降功能失调，故鼻塞、流涕、头痛、咳嗽；舌质淡红、苔薄白、脉浮均为风邪袭表之象。

治法：疏风散邪，宣肺通窍。

方药：芎芷散加减。方中川芎、白芷、细辛善散头面之风邪；生姜、葱白、苏叶、肉桂诸辛温之药疏散风寒；陈皮、半夏、苍术、厚朴、木通化痰祛湿；石菖蒲芳香通窍；炙甘草健脾和中。本方适用于风邪夹寒湿侵袭所致的耳鸣，若湿邪不明显，可去半夏、苍术、厚朴、木通。

（2）痰湿困结

主证：耳鸣，耳中胀闷。头重如裹，胸脘满闷，咳嗽痰多，口淡无味，大便不爽。舌质淡红，苔腻，脉弦滑。

证候分析：痰湿困结中焦，升降失调，湿浊之气上蒙清窍，故耳鸣、耳中胀闷、头重如裹；痰湿中阻，气机不利，则胸脘满闷；痰湿阻肺，宣降失职，则咳嗽痰多；痰湿困脾，运化失司，则口淡无味、大便不爽；舌苔腻、脉弦滑为内有痰湿之象。

治法：祛湿化痰，升清降浊。

方药：涤痰汤加减。方中半夏、胆南星、竹茹化痰降浊；人参、茯苓、甘草健脾祛湿；陈皮、生姜、枳实理气和胃；石菖蒲芳香化湿通窍。诸药合用，共收祛湿化痰、理气健脾、升清降浊之功。若口淡、纳呆明显，可加砂仁以醒脾开胃兼芳香化湿；若失眠，可加远志、合欢皮以安神；若痰湿郁而化热，苔黄腻，可加黄芩。

（3）肝气郁结

主证：耳鸣的起病或加重与情志抑郁或恼怒有关。胸胁胀痛，夜寐不宁，头痛或眩晕，口苦咽干。舌红，苔白或黄，脉弦。

证候分析：情志抑郁或恼怒则肝气郁结，气机阻滞，升降失调，浊气上干清窍，故耳鸣、头痛、眩晕；肝郁气滞，气机不利，则胸胁胀痛；肝郁化火，内扰心神，则夜寐不宁、口苦咽干；脉弦主肝病。

治法：疏肝解郁，行气通窍。

方药：逍遥散加减。方中柴胡疏肝解郁；白芍、当归养血柔肝；茯苓、白术、甘草健脾；生姜、薄荷助柴胡疏肝。若肝郁化火，可加牡丹皮、栀子清肝降火；失眠严重者，可加酸枣仁、远志以安神；大便秘结者，可加大黄以泄热。

（4）脾胃虚弱

主证：耳鸣的起病或加重与劳累或思虑过度有关，或在下蹲站起时加重。倦怠乏力，少气懒言，面色无华，纳呆，腹胀，便溏。舌质淡红，苔薄白，脉弱。

证候分析：劳倦、思虑伤脾，脾胃虚弱，清阳不升，浊阴不降，宗脉空虚，故耳鸣；脾虚则气血生化不足，故倦怠乏力、少气懒言、面色无华；脾胃虚弱，运化失职，则纳呆、腹胀、便溏；舌质淡红、苔薄白、脉弱为气虚之象。

治法：健脾益气，升阳通窍。

方药：益气聪明汤加减。方中人参、黄芪、甘草健脾益气；升麻、葛根、蔓荆子升阳通窍；白芍敛肝以防升散太过；黄柏反佐以防参、芪之温燥。若兼湿浊而苔腻者，可加茯苓、白术、砂仁以健脾祛湿；若手足不温者，可加干姜、桂枝以温中通阳；若夜不能寐者，可加酸枣仁以安神。

（5）心血不足

主证：耳鸣的起病或加重与精神紧张或压力过大有关。心烦失眠，惊悸不安，注意力不能集中，面色无华。舌质淡，苔薄白，脉细弱。

证候分析：心主神明，长期精神紧张或压力过大，则心血暗耗，不能濡养清窍，故易产生耳鸣；心神有赖心血的滋养，心血不足，神不守舍，则惊悸不安、注意力不能集中；心血属阴，阴血不足，虚阳独亢，阳不入阴，则心烦失眠；心主血，其华在面，心血不足，则面色无华；舌质淡、苔薄白、脉细弱为血虚之象。

治法：益气养血，宁心通窍。

方药：归脾汤加减。若心烦失眠、惊悸不安较重者，可加龙齿以镇静安神；若阴血不足，虚阳上扰，心肾不交者，可配合交泰丸（黄连、肉桂）。

（6）肾元亏损

主证：耳鸣日久。腰膝酸软，头晕眼花，发脱或齿摇，夜尿频多，性功能减退，畏寒肢冷。舌质淡胖，苔白，脉沉细弱。

证候分析：肾元亏损，精不化气，肾气不足，无力鼓动阳气上腾，温煦清窍，故耳鸣、头晕眼花；腰为肾之府，肾精不足，府失所养，则腰膝酸软；肾主骨，发为肾之余，肾虚则发脱齿摇；肾主水及生殖，肾气不足，则夜尿频多、性功能减退；元阳不足，不能温煦肌肤，则畏寒肢冷；舌质淡胖、脉沉细弱为肾元不足之象。

治法：补肾填精，温阳化气。

方药：肾气丸加减。方中熟地黄补肾填精；因肝肾同源，故用山茱萸、牡丹皮补肝清肝；山药、茯苓健脾，补后天以滋先天；泽泻引药入肾经；附子、桂枝温阳化气。夜尿频多者，可加益智仁、桑螵蛸以固肾气；虚阳上浮而致口苦、咽干者，可加磁石、五味子以潜阳、纳气归肾。

2. 针灸疗法

（1）体针 局部取穴与远端辨证取穴相结合，局部可取耳门、听宫、听会、翳风为主，每次选取 2 穴。风邪侵袭者，可加外关、合谷、风池、大椎；痰湿困结者，可加丰隆、足三里；肝气郁结者，可加太冲、丘墟、中渚；脾胃虚弱者，可加足三里、气海、脾俞；心血不足者，可加通里、神门；肾元亏损者，可加肾俞、关元。实证用泻法，虚证用补法，或不论虚实，一律用平补平泻法，每日针刺 1 次。

（2）耳穴贴压 取内耳、脾、肾、肝、神门、皮质下、肾上腺、内分泌等耳穴，用王不留行籽贴压以上穴位，不时按压以保持穴位刺激。

（3）穴位注射 可选用听宫、翳风、完骨、耳门等穴，药物可选用当归注射液、丹参注射液、维生素 B_{12} 注射液、利多卡因注射液等，针刺得气后注入药液，每次每穴注入 0.5～1mL。

（4）穴位敷贴 用吴茱萸、乌头尖、大黄三味为末，温水调和，敷贴于涌泉穴，或单用吴茱萸末，用醋调和，敷贴于足底涌泉穴。

3. 导引法

（1）鸣天鼓法 方法参见第六章第四节。

（2）营治城郭法 方法参见"耳聋"一节。

（3）鼓膜按摩法 方法参见第六章第四节。

【预防与调护】

1. 怡情养性，保持心情舒畅，消除来自工作或生活上的各种压力，解除对耳鸣不必要的紧张和误解，可防止耳鸣的发生及加重。

2. 起居有常，顺应天时，保持良好的睡眠，有助于防治耳鸣。

3. 注意饮食有节，养成健康的饮食习惯，有助于预防及治疗耳鸣。

4. 避免处于过分安静的环境下，适度的环境声有助于减轻耳鸣的困扰。

【预后及转归】

耳鸣系耳科难治证之一，大多需要较长时间的耐心治疗。正确的中医治疗可使耳鸣引起的烦躁、焦虑、抑郁、失眠等继发症状首先得到缓解，并使耳鸣逐渐减轻甚至消失，部分耳鸣可在相当长的一段时间内持续存在。

【知识拓展】

耳鸣程度评估　根据耳鸣出现的环境，耳鸣的持续时间，耳鸣对睡眠、情绪及工作/学习的影响，患者对耳鸣严重性的总体感受等分别评分，具体评分方法如下：

表 7-1　耳鸣程度评估指标及评分标准

评估指标	0分	1分	2分	3分
耳鸣出现的环境	无耳鸣	安静环境	一般环境	任何环境
耳鸣持续时间	无耳鸣	间歇时间大于持续时间	持续时间大于间歇时间	持续性耳鸣
耳鸣对睡眠的影响	无影响	有时影响	经常影响	总是影响
耳鸣对日常生活/工作的影响	无影响	有时影响	经常影响	总是影响
耳鸣对情绪的影响	无影响	有时影响	经常影响	总是影响
患者对耳鸣的总体感受	由患者自己根据对耳鸣程度的实际感受进行评分（0～6分）			

根据以上各项指标的总评分将耳鸣的严重程度分为五级：Ⅰ级：1～6分；Ⅱ级：7～10分；Ⅲ级：1～14分；Ⅳ级：15～18分；Ⅴ级：19～21分。

第十四节　耳眩晕

耳眩晕是以头晕目眩、天旋地转，甚或恶心呕吐为主要特征的疾病。本病是临床常见病之一，各种年龄均可发生，尤以成年人为多见。关于本病的临床表现，早在《内经》里已有记载，如《灵枢·海论》说："髓海不足，则脑转耳鸣，胫酸眩冒，目无所见，懈怠安卧。"《丹溪心法》卷四描述得更为形象："眩者言其黑运转旋，其状目闭眼暗，身转耳聋，如立舟船之上，起则欲倒。"在中医古籍中还有"眩冒""头眩""风眩""风头眩""掉眩""眩运""脑转"等不同的名称。1985年全国高等医药院校第五版规划教材《中医耳鼻喉科学》正式将本病定名为"耳眩晕"。西医学的耳源性眩晕，如良性阵发性位置性眩晕、梅尼埃病、前庭神经炎、药物中毒性眩晕等疾病可参考本病进行辨证治疗。

【诊断与鉴别】

本病必备的症状是旋转性眩晕，常突然发作眩晕，自觉天旋地转，站立不稳，持续时间短则数秒，长则数小时或数天，体位变动时可诱发或加重眩晕；多伴有恶心呕吐、出冷汗、耳鸣、耳聋、耳闷等症状，但神志清楚；可反复发作。眩晕发作时可见自发性水平型或水平旋转型眼震，发作过后眼震逐渐消失，必要时可行体位诱发试验；外耳道及鼓膜检查多无异常发现；听力检查可正常，或为波动性感音性聋；前庭功能检查可见一侧前庭功能亢进或减退、丧失。

耳眩晕应与头晕、晕厥相鉴别：头晕又称头昏，为头脑昏沉、头重脚轻或头部莫可名状的不适感，与本病的区别在于没有旋转感及恶心呕吐。晕厥是突然昏倒，不省人事，与本病不难鉴别。

【病因病机】

本病有虚有实，虚者多为肾、脾之虚，如肾精亏虚、阳虚水泛、脾气虚弱等；实者，可见于风邪、痰浊、肝风等上扰清窍为患。

1.风邪外袭　风性主动，若因气候突变，或起居失常，遭风邪外袭，引动内风，上扰清窍，则可致平衡失司，发为眩晕。

2. 痰浊中阻 饮食不节，或劳倦、思虑过度，损伤脾胃，致脾失健运，不能运化水湿，内生痰饮。痰浊阻遏中焦，则气机升降不利，清阳不升，浊阴不降，清窍为之蒙蔽，发为眩晕。

3. 肝风内动 情志不遂，致肝气郁结，气郁化火生风，风火上扰清窍，则生眩晕；若素体阴虚，水不涵木，则肝阳上亢而生风，扰乱清窍，亦可导致眩晕。

4. 阳虚水泛 素体阳虚，或久病及肾，肾阳衰微，阳虚则生内寒，不能温化水湿，寒水内停，上泛清窍，发为眩晕。

5. 肾精亏损 先天禀赋不足，或后天失养，年老体弱，房劳过度，耗伤肾精，则肾精亏损，髓海空虚，不能濡养清窍，而发为眩晕。

6. 脾气虚弱 脾气虚弱，运化失常，则气血生化之源不足，且升降失常，清阳不升，以致清窍失养而发为眩晕。

【辨证及治疗】

1. 分型论治

本病在眩晕发作期以实证为多见，如风邪外袭、痰浊中阻、肝风内动等，亦可见于虚中夹实，如阳虚水泛等；在发作间歇期以虚证为多见，如肾精亏损、脾气虚弱等。临床上应针对不同情况进行辨证论治。

（1）风邪外袭

主证：突发眩晕，如立舟船，恶心呕吐。可伴有鼻塞流涕，咳嗽，咽痛，发热恶风。舌质红，苔薄黄，脉浮数。

证候分析：风性主动，风邪外袭，引动内风，上扰清窍，故眩晕突发、如坐舟车、恶心呕吐；风邪犯肺，肺失宣降，故鼻塞、流涕、咽痛；风邪袭肺，肺气上逆，故咳嗽；风邪袭表，正邪相争，则发热恶风；舌质红、苔薄黄、脉浮数为风热之象。

治法：疏风散邪，清利头目。

方药：桑菊饮加减。方用桑叶、菊花、薄荷、连翘疏风散邪；桔梗、杏仁宣降肺气；芦根利咽生津（若无咽痛可减去）；甘草健脾和中。可加蔓荆子、蝉蜕清利头目；眩晕较甚者，加天麻、钩藤、白蒺藜以息风；呕恶较甚者，加半夏、竹茹以降逆止呕。

（2）痰浊中阻

主证：眩晕而见头重如蒙，胸中闷闷不舒，呕恶较甚，痰涎多，或见耳鸣耳聋，心悸，纳呆倦怠。舌苔白腻，脉濡滑。

证候分析：痰浊中阻，清阳不升，浊阴不降，清窍为之蒙蔽，故眩晕、头重、耳鸣、耳聋；痰阻中焦，气机升降不利，故胸闷、心悸；痰湿困脾，脾胃升降失常，故呕恶痰涎、纳呆倦怠；舌苔白腻、脉濡滑为痰湿之象。

治法：燥湿健脾，涤痰止眩。

方药：半夏白术天麻汤加减。方中用半夏、陈皮燥湿化痰；茯苓、白术健脾祛湿；天麻息风止头眩；甘草、生姜、大枣调和脾胃。湿重者，倍用半夏，加泽泻；痰火互结者，加黄芩、胆南星、黄连；呕恶较甚者，加竹茹。亦可选用泽泻汤加味。

眩晕缓解后，应注意健脾益气、调理脾胃，以杜绝生痰之源，防止复发，可用六君子汤加减以善后。

（3）肝风内动

主证：眩晕每因情绪波动、心情不舒、烦恼时发作或加重，常兼耳鸣、耳聋，急躁易怒，口苦咽干，面红目赤，胸胁苦满，少寐多梦。舌质红，苔黄，脉弦数。

证候分析：肝气郁结，化火生风，风火上扰清窍，故眩晕、耳鸣、耳聋、面红目赤；肝喜条达而恶抑郁，肝气郁结则急躁易怒；气机郁滞则胸胁苦满；肝火灼伤津液则口苦咽干；肝藏魂，魂不守舍，则少寐多梦；舌质红、苔黄、脉数为内热之象，脉弦主肝病。

治法：平肝息风，滋阴潜阳。

方药：天麻钩藤饮加减。方中用天麻、钩藤、石决明平肝潜阳息风；黄芩、栀子清肝火；牛膝、杜仲、桑寄生、益母草滋养肝肾；茯神、首乌藤安神定志。若眩晕较甚，偏于风盛者，可加龙骨、牡蛎以镇肝息风；偏于火盛者，可加龙胆草、牡丹皮以清肝泄热，或用龙胆泻肝汤以清泻肝胆之火。

因阳亢火盛，每致伤阴，故眩晕缓解后，应注意滋阴养液，以潜降肝阳，可用杞菊地黄丸调理善后。

（4）阳虚水泛

主证：眩晕时心下悸动，耳鸣耳聋。咳嗽痰稀白，恶心欲呕，或频频呕吐清涎，腰痛背冷，四肢不温，精神萎靡，夜尿频而清长。舌质淡胖，苔白滑，脉沉细弱。

证候分析：肾阳衰微，不能温化水湿，寒水上泛清窍，故眩晕、耳鸣、耳聋；寒水上凌心肺，故心下悸动、咳痰稀白；寒水上犯中焦，脾胃升降失常，则恶心呕吐清涎；阳虚则寒，故腰痛背冷、四肢不温；肾阳虚弱，气不化水，故夜尿频而清长；舌质淡胖、苔白滑、脉沉细弱为肾阳不足之象。

治法：温补肾阳，散寒利水。

方药：真武汤加减。方中附子大辛大热，温补肾阳，化气行水；生姜散寒利水；茯苓、白术健脾利水；配以白芍养阴，以缓和附子之辛燥。寒甚者，可加川椒、细辛、桂枝、巴戟天等药，以加强温阳散寒的作用。

（5）肾精亏损

主证：眩晕经常发作，耳鸣耳聋。腰膝酸软，精神萎靡，失眠多梦，记忆力差，男子遗精，手足心热。舌质嫩红，苔少，脉细数。

证候分析：肾精亏损，清窍失养，故眩晕经常发作、耳鸣耳聋、记忆力差、精神萎靡；阴虚则阳亢，相火妄动，扰乱心神，故失眠多梦、遗精；腰为肾之府，肾虚则腰膝酸软；阴虚生内热，故手足心热；舌质嫩红、苔少、脉细数均为阴虚之象。

治法：滋阴补肾，养肝息风。

方药：杞菊地黄丸加味。方中用六味地黄丸滋阴补肾；枸杞子、菊花养肝血、潜肝阳；临床上还可加入白芍、何首乌以柔肝养肝；眩晕发作时可加入石决明、牡蛎以镇肝潜阳。

（6）脾气虚弱

主证：眩晕时发，每遇劳累时发作或加重，可伴耳鸣、耳聋，面色苍白，唇甲不华，少气懒言，倦怠乏力，纳呆便溏。舌质淡，脉细弱。

证候分析：脾气虚弱，气血生化不足，清阳不升，清窍失养，故眩晕时发、耳鸣耳聋；劳则耗气，故每遇劳累时发作或加重；血虚不能上荣头面，则面色苍白、唇甲不华；气虚则少气懒言、倦怠乏力；脾虚不运，故纳呆便溏；舌质淡、脉细弱为气血不足之象。

治法：补益气血，健脾安神。

方药：归脾汤加减。若血虚较明显，可选加枸杞子、何首乌、熟地黄、白芍等以加强养血之力；以气虚为主、中气下陷者，可用补中益气汤以益气升阳。

2. 针灸疗法

（1）体针 根据不同的病因病机，循经取穴，并根据病情虚实而采用不同的手法。①主穴：百会、头维、风池、风府、神门、内关。②配穴：风邪外袭者，配合谷、外关；痰浊中阻者，配丰隆、中脘、解溪；肝风内动者，配行间、侠溪、肝俞；阳虚水泛者，配肾俞、命门；肾精亏虚者，配三阴交、关元、肾俞；脾气虚弱者，配足三里、脾俞、气海。③手法：实证用泻法，虚证用补法，并可配合灸法。

（2）耳针 可选肾、肝、脾、内耳、神门、皮质下、交感等穴，每次取2～3穴，中强刺激，留针20～30分钟，每日1次，或用王不留行籽贴压刺激以上穴位。

（3）头皮针 取双侧晕听区针刺，每日1次。

（4）穴位注射 可选用合谷、太冲、内关、风池、翳风、足三里、丰隆等穴，每次取2～3穴，每穴注射黄芪注射液或丹参注射液0.5～1mL。隔日1次。

【预防与调护】

1. 向病人说明本病虽症状严重，但不会危及生命，解除病人的恐惧心理。

2. 眩晕发作期间应让病人卧床休息，注意防止起立时因突然眩晕而跌倒。

3. 卧室应保持安静，减少噪声，光线宜暗，但空气要流通。

4. 增强体质，饮食宜清淡，禁烟、酒、咖啡及浓茶。

【预后及转归】

耳眩晕属难治性疾病之一，相当一部分病人经过治疗，眩晕可得到控制，但容易复发，多次发作后，部分病人可遗留顽固性的耳鸣及不可逆性耳聋，但一般不会危及生命，也有部分病人治疗后很少再发作。

【知识拓展】

"眩晕"的字义 "眩"与"晕"二字分别有不同的字义。

《说文解字》："眩，目无常主也。"《释名》："眩，悬也，目视动乱，如悬物摇摇然不定也。"以上二书很好地诠释了"眩"的本义。左为"目"，右为"玄"，甲骨文的"玄"字写作 §，象是用绳子悬吊着一串较轻的物品，随风飘动。"目"与"玄"字组合起来，意即注视一串悬吊的随风飘动的物品，眼睛必会随之而不停地运动，以致头也会跟着不停地摇动。因此"眩"的本义就是睁眼时产生了运动的错觉。古医籍中眩冒、头眩、风眩、风头眩、掉眩、眩运等以"眩"为中心词的名词都是强调的这个意思。

《说文解字》："晕，日月气也。"《释名》："晕，捲也，气在外捲结之也。日月俱然。"甲骨文的"晕"字写作 ⊡，象是太阳或月亮周围产生了一圈模糊不清的晕团影子，以上二书的解释与甲骨文的字形完全吻合。当太阳或月亮周围出现这种晕团时我们很难分清太阳或月亮的边界在哪里，人产生了这样的感觉时，头脑就是昏昏沉沉的。因此，"晕"的本义是头脑昏沉、如在云里雾里的感觉。

"眩"是产生了运动的错觉，"晕"是产生了头昏的感觉。二者可单独出现，当合并出现时，眩的持续时间一般较短，随之而来的晕往往持续较久。现代经常"眩晕"并称。

第十五节 耳面瘫

耳面瘫是因耳部脉络痹阻所致的以口眼㖞斜为主要特征的疾病。本病好发于成年人，单侧面瘫多见。早在《内经》中已有"僻"的论述，如《灵枢·经筋》说："卒口僻，急者目不合，热则筋纵，目不开。颊筋有寒，则急引颊移口，有热则筋弛纵缓不胜收，故僻。"《金匮要略·中风历节病脉证并治》曰："贼邪不泻，或左或右，邪气反缓，正气即急，正气引邪，㖞僻不遂。"此外，古医籍中尚有"口㖞僻""偏风口㖞""口眼㖞斜"等名称。2003 年出版的普通高等教育"十五"国家级规划教材《中医耳鼻咽喉科学》始将本病命名为"耳面瘫"。西医学的周围性面瘫等可参考本病进行辨证治疗。

【诊断与鉴别】

本病以突然发生一侧口角㖞斜和闭眼障碍为主要症状，可伴有溢泪、喝水时嘴角漏水等症状。检查可见两侧面容不对称，患侧不能提额、皱眉、闭眼，鼻唇沟变浅或消失，嘴角歪向健侧，患侧口角下垂，鼓腮、吹口哨漏气，口涎外流，不能自收。

耳面瘫应与中枢性面瘫相鉴别。鉴别要点在于眼裂以上部位是否瘫痪：中枢性面瘫主要是眼裂以下部分瘫痪，因此闭眼、提额、皱眉等动作不受影响；耳面瘫则累及眼裂以上，因此还出现一侧闭眼障碍、额纹变浅或消失等表现。

【病因病机】

本病多因正气不足，脉络空虚，风邪乘虚入中脉络，气血痹阻，筋脉弛缓而发病。

1. 风邪阻络 耳为清窍，为手足三阳经脉循行所经之处。若风邪（可夹寒、热、痰等）外袭，痹阻耳部三阳脉络，导致面部筋脉弛缓失用，则发为面瘫。

2. 气虚血瘀 素体虚弱或久病迁延不愈，气血不足，气虚血运无力，血瘀滞于耳部脉络，筋脉失于荣养，弛缓失用而成面瘫。

【辨证及治疗】

1. 分型论治

本病初起病多以风邪侵袭为主或夹有寒、热、痰等邪气，日久迁延不愈常为气虚血瘀之证。

（1）风邪阻络

主证：突然发生单侧口眼㖞斜，面部麻木，头痛拘紧。舌质淡红，苔薄白，脉浮。

证候分析：风邪夹寒或夹热、夹痰，犯及耳窍，痹阻耳部脉络，耳面部筋脉失于气血之濡润，故患侧面部麻木，筋脉弛缓，口眼㖞斜；邪气痹阻，不通则痛，故头痛拘紧；舌质淡红、苔薄白、脉浮是风邪外束之象。

治法：祛风通络。

方药：牵正散加减。方中白附子辛散，可去头面之风，僵蚕解络中风痰，全蝎善行，独入肝经，为祛风通络之药，诸药合用以达祛风通络的目的。若偏于风热者，可在牵正散的基础上加桑叶、菊花、金银花、连翘，也可与银翘散合用。若偏于风寒者，可用荆防败毒散加减。若有肝经风热，加天麻、钩藤、菊花、牛膝、地龙。若风寒夹痰者，可用正容汤加减。

（2）气虚血瘀

主证：口眼㖞斜日久，表情呆滞，下睑外翻流泪，眼干涩，倦怠乏力，面色不华。舌质淡暗，或有瘀点，脉细涩。

证候分析：病程日久则耗伤气血，气为血帅，气虚则血行乏力，经脉失于血气濡润，故表情呆滞、口眼㖞斜；气血亏虚，头面及周身失养，则眼睛干涩、面色不华、倦怠乏力；舌质淡暗或有瘀点、脉细涩为血瘀之象。

治法：益气活血，化瘀通络。

方药：补阳还五汤加减。方中重用生黄芪补气以活血，小剂量用桃仁、红花、当归尾、川芎、赤芍、地龙活血以通络，可加用白附子、僵蚕、全蝎祛风化痰通络。

2. 针灸疗法

（1）体针　取太冲、风池、翳风、翳明、阳白、迎香、地仓、合谷、攒竹、太阳、四白、人中、听会、颊车等穴位，采用局部近取与循经远取相结合的方法，面部诸穴酌予针刺或透穴，初期用泻法，后期用补法。

（2）灸法　灸患侧面部穴位，如四白、迎香、地仓、颊车、太阳等穴。

（3）穴位注射　取颊车、下关、地仓、曲池、翳风等穴，针刺得气后注入药液。药物可选用丹参注射液、黄芪注射液或维生素 B_1、维生素 B_{12} 注射液等。

（4）皮肤针　用皮肤针（梅花针）叩刺阳白、太阳、四白、地仓、颊车、合谷等穴，以局部皮肤略有潮红为度。

（5）耳穴贴压　主穴：面颊、肝、口、眼、皮质下。配穴：肾上腺、脾、枕、额。主配穴各选2～3穴，用王不留行籽贴压。

（6）穴位敷贴　马钱子粉0.3～0.5g，撒于风湿止痛膏上，敷贴患处，或交替贴敷于下关、颊车、地仓、太阳、阳白、翳风等穴位。

3. 其他治疗

（1）按摩颜面　局部按摩，以行气活血，疏通经络。

（2）理疗　可配合超短波理疗。

【预防与调护】

1. 调畅情志，注意饮食起居，提高机体抵抗力。

2. 因眼睑不能闭合，要对患眼进行防护，可戴眼罩或以纱布短期覆盖。

3. 每日自行按摩患侧，以免日久面部肌肉萎缩。

【预后及转归】

本病及时综合治疗，大多可痊愈，预后良好。但也有部分患者仅能部分恢复或恢复较差，其中部分病人可遗留联带运动、"鳄鱼泪"、面肌抽搐等后遗症。

【知识拓展】

面瘫程度评估　根据面瘫时眉、眼、鼻唇沟、口这四个区域的运动减弱程度进行评分，评分方法如下：

表 7-2　面瘫程度评分方法

分值	眉	眼	鼻唇沟	口
1	运动正常	运动正常	运动正常	运动正常
2	运动减弱程度＜25%	运动减弱程度＜25%	运动减弱程度＜25%	运动减弱程度＜25%
3	运动减弱程度＜50% 静态时对称	运动减弱程度＜50% 尽最大努力可闭眼	运动减弱程度＜50% 静态时对称	运动减弱程度＜50% 静态时对称
4	运动减弱程度≥50% 静态时不对称	运动减弱程度≥50% 闭眼不全	运动减弱程度≥50% 静态时不对称	运动减弱程度≥50% 静态时不对称
5	轻微运动	轻微运动	轻微运动	轻微运动
6	无运动	无运动	无运动	无运动

根据以上各项指标的总评分将面瘫的程度分为六级：Ⅰ级：1～4分；Ⅱ级：5～9分；Ⅲ级：10～14分；Ⅳ级：15～19分；Ⅴ级：20～23分；Ⅵ级：24分。

第八章
鼻部常见疾病

第一节 鼻疔

鼻疔是以外鼻部局限性红肿疼痛为主要特征的疾病。本病为临床常见病，若因邪毒壅盛，正气虚弱，以致邪毒内陷，可转为疔疮走黄之重症而危及生命。鼻疔一名早见于《证治准绳·疡医》，古医籍中关于鼻疔的别名较多，如"白疔""白刃疔""鼻尖疔""鼻环疔"等。西医学的鼻疖等病可参考本病进行辨证治疗。

【诊断与鉴别】

本病多发于鼻前庭，亦可见于鼻尖、鼻翼等处，主要表现为鼻部疼痛，局部呈丘状隆起，周围红肿发硬，成脓后，顶部有黄白色脓点。病情重者，可引起同侧上唇、面部、下睑等处肿胀，并伴有发热、头痛等。如疔疮走黄，则见疮头紫暗、顶陷无脓、根脚散漫、鼻肿如瓶、目胞合缝等症。

本病应与鼻疳相鉴别，鉴别要点参见"鼻疳"一节。

【病因病机】

本病多因挖鼻、拔鼻毛等损伤肌肤，邪毒乘机外袭，火毒上攻鼻窍，熏蒸肌肤而致。

1. 外感风热 因挖鼻、拔鼻毛损伤鼻窍肌肤或毛根，风热邪毒乘虚而入，内犯于肺，郁而化火，内外邪毒壅聚鼻窍而致病，或因恣食膏粱厚味、辛辣炙煿，肺胃积热，以致火毒结聚，循经上犯鼻窍而为病。

2. 火毒内陷 正气虚弱，火毒势猛，邪毒内陷，入犯营血及心包，而成疔疮走黄之危候。

【辨证及治疗】

1. 分型论治

（1）外感风热

主证：外鼻部局限性潮红、隆起，状如粟粒，根脚坚硬，焮热疼痛，渐次疮顶见黄白色脓点，或伴发热、头痛、全身不适等。舌质红，苔白或黄，脉数。

证候分析：邪毒外袭，火毒上攻鼻窍，蒸灼肌肤，气血凝滞，聚集不散而成疔疮，故见局部红肿疼痛；热毒久聚，肌肤被灼，热盛则肉腐，肉腐则为脓；热毒壅盛，正邪相搏，故见发热、头痛；舌质红、苔白或黄、脉数为热盛之象。

治法：清热解毒，消肿止痛。

方药：五味消毒饮加味。方中金银花、野菊花、天葵子清热解毒；蒲公英、紫花地丁苦寒泄热消肿。若疼痛较甚者，可加当归尾、赤芍、牡丹皮以助活血止痛；若脓成不溃者，可加穿山甲、皂角刺以助消肿溃脓；若恶寒发热，可加连翘、荆芥、防风以疏风解表；若病情严重，可配合用黄连解毒汤加减。

（2）火毒内陷

主证：鼻部红肿灼痛，疮头紫暗，顶陷无脓，根脚散漫，鼻肿如瓶，目胞合缝，头痛如劈。可伴有高热、烦躁、呕恶、神昏谵语、痉厥、口渴、便秘等。舌质红绛，苔黄厚，脉洪数。

证候分析：火毒壅盛，蒸灼鼻窍，则见红肿剧痛、鼻肿如瓶、目胞合缝；火毒势猛，正不胜邪，致邪毒内陷，故见疮头紫暗，顶陷无脓；毒入营血，犯及心包，内扰心神，则见高热头痛、恶心呕吐、烦躁不安、神昏谵语、痉厥等重症；舌质红绛、苔黄厚、脉洪数均为邪热火毒内壅之象。

治法：泄热解毒，清营凉血。

方药：黄连解毒汤合犀角地黄汤加减。黄连解毒汤泻火解毒，犀角地黄汤清营凉血，二方合用，以苦寒泄热，凉血解毒。如出现神昏谵语，加服安宫牛黄丸、至宝丹或紫雪丹，以清心开窍，镇痉息风；若病程日久，气阴耗伤，脉象虚弱，宜用生脉散，以补益气阴。

2. 外治法

（1）外敷　脓未成者，可用内服中药渣再煎，纱布蘸汤热敷患处；或用紫金锭、四黄散等水调涂敷患处；亦可用野菊花、仙人掌、鱼腥草、芙蓉花叶、苦地胆等捣烂外敷。

（2）排脓　脓成顶软者，局部消毒后，用尖刀片挑破脓头，用小镊子钳出脓头或用吸引器头吸出脓栓。切开时不可切及周围浸润部分，不可过深过大，且忌挤压，以免脓毒走散。

3. 针灸疗法

刺血法：取同侧耳尖、耳背或耳垂，用三棱针点刺放血，或少商、商阳、中冲点刺放血，以泄热解毒。

【预防与调护】

1. 禁忌早期切开引流及一切挤压、挑刺、灸法，以免脓毒扩散，入侵营血，内犯心包，引起疔疮走黄之危证。

2. 注意休息，忌食辛辣炙煿、肥甘厚腻之品，保持大便通畅。

3. 戒除挖鼻及拔鼻毛之恶习，保持鼻部清洁。

【预后及转归】

本病如能及时恰当治疗，多可痊愈。若正虚邪盛或处理不当，可致疔疮走黄之重症，甚至危及生命。

【知识拓展】

面部危险三角区　以鼻为中心，由鼻根部至两侧口角的连线所围成的三角区域，称为"面部危险三角区"。该区域血管极为丰富，当发生疔肿时，若不当挤压，细菌易进入静脉血流，经眼静脉逆流而通向颅内的海绵窦，导致颅内感染的严重并发症，中医称为"疔疮走黄"。故面部危险三角区的疔肿不宜轻易挤压。

第二节　鼻　疳

鼻疳是以鼻前孔及其附近皮肤红肿痛痒、糜烂渗液或粗糙皲裂为主要特征的疾病。本病多见于小儿，可反复发作。中医古典医籍中又称"疳鼻""鼻疮""赤鼻""𧏾鼻""鼻𧏾疮""鼻下赤烂""鼻𧏾""疳虫蚀鼻""肺疳""气疳"等。西医学的鼻前庭炎、鼻前庭湿疹等病可参考本病进行辨证治疗。

【诊断与鉴别】

本病主要表现为鼻前孔及其附近灼热疼痛或瘙痒，局部肌肤漫肿潮红，或糜烂，渗液，结痂，或皮肤皲裂、粗糙，鼻毛脱落。可反复发作，时轻时重，缠绵难愈。

本病与鼻疔均可出现外鼻部红肿疼痛，应加以鉴别：鼻疔为外鼻部的疔疮疖肿，病变较局限，可化脓，病程较短，愈后不易反复；鼻疳的病变范围较大，不会化脓，可糜烂、渗液，病程较长，常易反复发作。

【病因病机】

1. 肺经蕴热 肺经素有蕴热，又因起居不慎，复感风热邪毒，或挖鼻损伤肌肤，或患鼻病脓涕经常浸渍，邪毒乘虚侵袭，外邪引动肺热，上灼鼻窍，熏蒸鼻前孔肌肤而为病。

2. 脾胃湿热 饮食不节，脾失运化，以致湿浊内停，湿郁化热；或因小儿脾胃虚弱，积食化热，疳热上攻，致使湿热之邪循经上犯，熏蒸鼻窍肌肤而为病。

3. 阴虚血燥 患病日久，邪热留恋不去，内耗阴血，阴虚血燥，血虚生风，虚热上攻，久蒸鼻窍，而致鼻疳久治不愈。

【辨证及治疗】

1. 分型论治

（1）肺经蕴热

主证：鼻前孔及周围肌肤红肿或糜烂，灼热干焮，疼痛。舌质红，苔黄，脉数。

证候分析：肺经蕴热，风热外袭，内外邪热结聚于鼻，熏灼鼻孔处肌肤，则出现鼻部红肿疼痛。舌质红、苔黄、脉数为热象。

治法：疏风散邪，清热泻肺。

方药：黄芩汤加减。方中黄芩、栀子、桑白皮清肺热而解毒；薄荷、荆芥穗疏风清热；赤芍清热凉血；麦冬清热养阴；桔梗宣降肺气；甘草健脾和中。若大便秘结者，可加瓜蒌仁、大黄；热毒壅盛，焮热痛甚者，可加黄连、牡丹皮以清热解毒，凉血止痛；红肿甚者，可加大青叶、板蓝根以加强清热解毒之力。

（2）脾胃湿热

主证：鼻前孔及周围肌肤糜烂、渗液、结痂、瘙痒，甚者可侵及鼻翼及口唇。伴纳呆，大便黏滞不爽或溏薄，小便黄浊，小儿可见啼哭易怒、搔抓鼻部。舌质红，苔黄腻，脉滑数。

证候分析：脾胃失调，湿浊内生，蕴而生热，湿热循经上蒸，壅结鼻窍，腐蚀肌肤，则鼻窍肌肤糜烂、渗液、结痂、瘙痒；湿热困脾，运化失职，则大便黏滞不爽或溏薄，小便黄浊；舌红、苔黄腻、脉滑数皆为湿热之象。

治法：清热燥湿，解毒和中。

方药：萆薢渗湿汤加减。方中以黄柏、萆薢、滑石、泽泻、通草清热祛湿而解毒；茯苓、薏苡仁健脾利湿；牡丹皮清热凉血。若湿热盛者，加黄连、苦参、土茯苓以助清热燥湿之力；痒甚者，加荆芥、防风、白鲜皮、地肤子以祛风除湿止痒；病情缠绵，反复发作者，加黄芪、白术、金银花以扶正解毒。小儿脾弱，腹胀便溏者，可合用参苓白术散以健脾消积除湿。

（3）阴虚血燥

主证：鼻前孔及周围干燥、瘙痒或灼痛，皮肤粗糙、增厚、皲裂，鼻毛脱落。伴口干咽燥，面色萎黄，大便干结。舌质红，少苔，脉细数。

证候分析：肺热久蕴，或脾胃湿热久留，内耗阴血，致阴血亏虚，生风化燥，鼻部失养，故鼻前孔肌肤粗糙、增厚、皲裂、结痂、鼻毛脱落；血燥风盛，则痒剧；虚热上攻，则灼热干痛；舌质红、少苔、脉细数为阴虚血燥之象。

治法：滋阴润燥，养血息风。

方药：四物消风饮加减。方中四物汤养血活血、养阴润燥，以扶正祛邪；黄芩清肺热；荆芥穗、薄荷、柴胡疏风散邪止痒；甘草健脾和中。若鼻部肌肤干燥、皲裂甚，加玄参、麦冬、何首乌之类以助滋阴养血；痒甚加蝉蜕、防风、全蝎以祛风止痒；肌肤色红、干燥、疼痛，加金银花、野菊花以解毒祛邪。

2. 外治法

（1）外洗　可选用以下方药煎水局部外洗：①内服中药渣再煎。②苦楝树叶、桉树叶各30g。③苦参、苍术、白鲜皮各15g。④菊花、蒲公英各60g。⑤马齿苋、地肤子、黄柏、枯矾各30g。

（2）外敷　①红肿、糜烂、渗液，可用青蛤散涂敷。②糜烂不愈，脂水多者，可取瓦松或五倍子适量，烧灰研细末，敷于患处。③干燥、皲裂、脱屑者，用黄连膏外涂。④灼热疼痛者，取辰砂定痛散用麻油调敷。

3. 针灸疗法

（1）体针　可取合谷、曲池、外关、少商等穴，提插捻转，用泻法。

（2）耳穴贴压　取鼻、肺、胃、下屏间等耳穴，用王不留行籽贴压，经常用手轻按贴穴，维持刺激。

【预防与调护】

1. 积极治疗鼻腔、鼻窦疾病，避免涕液浸渍鼻窍肌肤。

2. 保持鼻部清洁，忌用热水烫洗或肥皂水洗涤，避免局部刺激。

3. 戒除挖鼻、拔鼻毛等不良习惯。

4. 忌食肥甘厚腻之品及鱼、虾、蟹等发物。

5. 小儿患者，应注意饮食调养，并应防治各种寄生虫病，以防疳热上攻。

【预后及转归】

鼻疳若及时恰当治疗，一般预后良好。

第三节　伤风鼻塞

伤风鼻塞是因感受风邪所致的以鼻塞、流涕、打喷嚏为主要特征的疾病。本病为临床上最常见的疾病，俗称"伤风""感冒"。古代医家对本病的论述多散载于"伤风""嚏""流涕""鼻塞"等病证范畴内。《世医得效方》卷十首次提出"伤风鼻塞"一名："茶调散治伤风鼻塞声重，兼治肺热涕浊。"《医林绳墨》卷七进一步指出了本病的病因病机："触冒风邪，寒则伤于皮毛，而成伤风鼻塞之候，或为浊涕，或流清水。"西医学的急性鼻炎等病可参考本病进行辨证治疗。

【诊断与鉴别】

本病发病前多有受凉或疲劳史，初起鼻痒，打喷嚏，流涕清稀，鼻塞；随病情发展，鼻塞渐重，清涕渐呈黏黄涕，嗅觉减退，语声重浊，打喷嚏停止，或有周身不适，发热、恶风、头痛等。检查可见鼻黏膜红肿（彩图9），鼻腔内有较多鼻涕，初期为清水样涕，后渐转为黏性。

时行感冒及鼻鼽均可出现鼻塞、流涕、打喷嚏等症状，应与本病加以鉴别。①时行感冒传染性强，寒战、高热、四肢关节及肌肉疼痛等全身症状明显，甚则可有恶心呕吐、腹泻等肠胃症状，而鼻腔症状较轻；伤风鼻塞则鼻部症状重而全身症状轻。②与鼻鼽的鉴别要点参见"鼻鼽"一节。

【病因病机】

本病多因气候变化，寒热不调，或生活起居不慎，过度疲劳，风邪乘虚侵袭鼻窍而为病。因风为百病之长，常夹寒、夹热侵袭人体，故本病之发，又有风寒、风热之分。

1. 风寒外侵　肺开窍于鼻，外合皮毛。若卫气不固，腠理疏松，风寒之邪乘机外袭，肺失宣肃，鼻窍壅塞而为病。

2. 风热外袭　风热之邪，从口鼻而入，首先犯肺；或因风寒之邪束表，郁而化热犯肺，致肺气不宣，鼻失宣畅而为病。

【辨证及治疗】

1. 分型论治

（1）风寒外侵

主证：鼻塞声重，喷嚏频作，流涕清稀，鼻黏膜红肿。可伴恶寒发热，头痛。舌淡红，苔薄白，脉浮紧。

证候分析：风寒外袭，肺卫失宣，邪壅鼻窍，故鼻塞声重、鼻黏膜红肿；风寒袭表，正气抗争，祛邪外出，故打喷嚏；肺失肃降，水道不利，故流涕清稀；风寒束表，卫阳被郁，营卫失调，故见恶寒发热、头痛；舌质淡红、苔薄白、脉浮紧均为外感风寒之象。

治法：辛温解表，散寒通窍。

方药：通窍汤加减。方中以麻黄、防风、羌活、藁本疏风散寒解表；川芎、白芷、细辛、川椒疏散风寒通窍；升麻、葛根解表升阳；苍术燥湿健脾；甘草健脾和中。亦可用荆防败毒散、葱豉汤或苍耳子散加减。

（2）风热外袭

主证：鼻塞较重，鼻流黏稠黄涕，鼻黏膜红肿。可伴发热，微恶风，头痛，口渴，咽痛，咳嗽痰黄。舌质红，苔薄黄，脉浮数。

证候分析：风热外袭，肺失宣降，风热上扰鼻窍，故见鼻塞较重、鼻黏膜色红肿胀、鼻流黏黄涕；风热犯肺，肺气上逆，故咳嗽痰黄；发热、微恶风、头痛、口渴、咽痛、舌质红、苔薄黄、脉浮数均为风热犯肺之象。

治法：疏风清热，宣肺通窍。

方药：银翘散加减。方中以金银花、连翘疏风清热、消肿通窍；薄荷、荆芥、牛蒡子、淡竹叶、桔梗、淡豆豉助主药疏风清热、宣肺通窍；芦根生津护阴，而解口渴；甘草健脾和中。若鼻塞甚者，加辛夷、苍耳子以加强散邪通窍之功；若头痛较甚者，加蔓荆子、菊花以清利头目；咽部红肿疼痛者，加板蓝根、射干以清热解毒利咽；咳嗽痰黄，加前胡、瓜蒌以宣肺止咳化痰。亦可选用桑菊饮加减。

2. 外治法

（1）滴鼻　用芳香通窍类的中药滴鼻剂滴鼻，以疏通鼻窍。

（2）蒸气吸入　用内服中药药渣蒸气熏鼻或选用疏风解表、芳香通窍的中药煎煮蒸气熏鼻。

3. 针灸疗法

取迎香、印堂为主穴。头痛、发热者，加太阳、风池、合谷、曲池穴。针刺，用泻法，每日1次。

【预防与调护】

1. 注意休息，清淡饮食，保持大便通畅。
2. 鼻塞时，勿强力擤鼻，以防邪毒窜入耳窍，引发耳疾。
3. 保持良好的饮食起居习惯，增强机体抵抗力。
4. 患病期间进入公共场所时宜戴口罩。

【预后及转归】

伤风鼻塞经适当休息，及时治疗，多能痊愈，病程一般7～10天。若感邪过重，治疗不及时，可并发鼻渊、喉痹、耳胀等。少数患者，因失于治疗，病情迁延不愈，可致鼻窒。

【知识拓展】

擤鼻涕的方法 用手指压住一侧鼻翼部，身向前倾，稍用力擤出对侧鼻孔鼻涕，擤完后再按住另一侧鼻翼部擤出对侧鼻孔鼻涕。鼻涕不多者，亦可稍用力向后吸入咽部经口吐出。避免同时按住两侧鼻孔大力擤鼻涕，以防鼻涕经咽鼓管被压入中耳或经鼻窦开口被压入鼻窦，导致并发症。

第四节 鼻 窒

鼻窒是以经常性鼻塞为主要特征的疾病。本病为临床常见病，各种年龄均可发生。鼻窒一名，首见于《素问·五常政大论》："大暑以行，咳嚏鼽衄鼻窒。"《素问玄机原病式·六气为病》曰，"鼻窒，窒，塞也"，又曰，"但见侧卧上窍通利，下窍窒塞"，指出了鼻窒的主要症状特点。西医学的慢性鼻炎等疾病可参考本病进行辨证治疗。

【诊断与鉴别】

本病以经常性鼻塞为突出症状，多呈间歇性或交替性鼻塞，甚者呈持续性鼻塞，鼻涕较少，久病者可有嗅觉减退。检查可见：早期鼻黏膜色红或暗红，下鼻甲肿胀，表面光滑，触之柔软，弹性好。久病者见下鼻甲肥大，呈桑椹状或结节状（彩图10），触之有硬实感，弹性差，部分患者可见严重的鼻中隔偏曲。

鼻塞除可见于鼻窒外，尚可见于伤风鼻塞、鼻鼽、鼻渊、鼻息肉等多种鼻病，应加以鉴别。①鼻窒与伤风鼻塞均以鼻塞为主要症状，且均可伴有流涕、嗅觉减退等，但鼻窒病程长，常表现为间歇性、交替性鼻塞，流涕较少，无明显全身症状；伤风鼻塞病程短，早期流清涕且打喷嚏，1～2天后渐转为黏涕及黄涕，鼻黏膜多鲜红，可伴有恶寒发热、头痛等全身症状。②鼻窒与鼻鼽、鼻渊、鼻息肉等疾病的鉴别要点参见"鼻鼽""鼻渊""鼻息肉"等疾病中。

【病因病机】

本病多因伤风鼻塞反复发作，余邪未清而致。不洁空气、过用血管收缩剂滴鼻等亦可致本病。其病机与肺、脾二脏功能失调及气滞血瘀有关。

1. 肺经蕴热 伤风鼻塞反复发作，邪热伏肺，久蕴不去，致邪热壅结鼻窍，鼻失宣通，气息出入受阻而为病。

2. 肺脾气虚 久病体弱，耗伤肺卫之气，致使肺气虚弱，邪毒留滞鼻窍而为病，或饮食不节，劳倦过度，病后失养，损伤脾胃，致脾胃虚弱，运化失健，湿浊滞留鼻窍而为病。

3. 气滞血瘀 伤风鼻塞失治，或外邪屡犯鼻窍，邪毒久留不去，壅阻鼻窍脉络，气血运行不畅而为病。

【辨证及治疗】

1. 分型论治

（1）肺经蕴热

主证：鼻塞时轻时重，或交替性鼻塞，鼻涕色黄量少，鼻气灼热，下鼻甲红肿，表面光滑、柔软有弹性。常有口干，咳嗽痰黄。舌尖红，苔薄黄，脉数。

证候分析：肺经蕴热，熏灼鼻窍，故见鼻甲肿胀、鼻塞、涕黄量少、鼻气灼热；口干、咳嗽痰黄、舌质红、苔薄黄、脉数均为肺经蕴热之象。

治法：清热散邪，宣肺通窍。

方药：黄芩汤加减。本方偏于清热泻肺、疏风清热，应用时可酌加白芷、辛夷等以助宣通鼻窍。

（2）肺脾气虚

主证：鼻塞时轻时重，或呈交替性，涕白而黏，遇寒冷时症状加重，鼻黏膜及鼻甲淡红肿胀。倦怠乏力，少气懒言，恶风自汗，咳嗽痰稀，易患感冒，纳差便溏，头重头昏。舌质淡，苔白，脉缓弱。

证候分析：肺脾气虚，卫外不固，邪滞鼻窍，故鼻塞不通；肺卫不固，不能抵御外寒，故恶风自汗，遇寒时症状加重；证属虚寒，故鼻黏膜肿胀，色淡红，流涕白黏；肺不布津，聚而生痰，肺气上逆，故咳嗽痰稀；脾虚运化失常，则饮食欠佳，大便时溏；少气懒言、倦怠乏力、舌质淡、苔白、脉缓弱均为气虚之象。

治法：补益肺脾，散邪通窍。

方药：肺气虚为主者，可选用温肺止流丹加味。方中以荆芥、细辛疏散风寒；人参、甘草、诃子补肺敛气；桔梗、鱼脑石散结除涕。临床应用时可加黄芪、白术以补益肺脾。若脾气虚为主者，可用补中益气汤加减，以健脾益气，升阳通窍。易患感冒或遇风冷则鼻塞加重者，可合用玉屏风散以益气固表。

（3）气滞血瘀

主证：鼻塞较甚或持续不减，语声重浊，嗅觉减退，鼻甲肥大质硬，表面呈桑椹状凹凸不平（彩图10）。头胀头痛，耳闭重听。舌质暗红或有瘀点，脉弦或弦涩。

证候分析：邪毒久留鼻窍，气血瘀阻，故鼻甲肥大质硬、鼻塞声重、嗅觉减退；邪浊蒙蔽清窍，故头胀头痛、耳闭重听；舌质暗红或有瘀点、脉弦涩为气滞血瘀之象。

治法：行气活血，化瘀通窍。

方药：通窍活血汤加减。方中以桃仁、红花、赤芍、川芎活血化瘀，疏通血脉；麝香、老葱通阳开窍；黄酒温通血脉；红枣健脾和中。全方合用，有行气活血、化瘀通窍之功。鼻塞甚、嗅觉迟钝者，可选加辛夷、白芷、石菖蒲、丝瓜络；头胀痛、耳闭重听者，加柴胡、蔓荆子、菊花以清利头目。

2. 外治法

（1）滴鼻　可用芳香通窍的中药滴鼻剂滴鼻。

（2）蒸气吸入　可用中药煎煮液如苍耳子散，或将柴胡、当归、丹参注射液等雾化经鼻吸入。

3. 针灸疗法

（1）体针　主穴：迎香、鼻通、印堂。配穴：百会、风池、太阳、合谷、足三里。每次取主穴2～3穴，配穴2～3穴，针刺，辨证施用补泻手法。

（2）耳穴贴压　取鼻、内鼻、肺、脾、内分泌、皮质下等穴，用王不留籽贴压。

（3）艾灸　对于肺脾气虚、气滞血瘀证，取迎香、人中、印堂、百会、肺俞、脾俞、足三里等穴，温灸。

【预防与调护】

1. 养成良好的饮食起居习惯，戒除烟酒，增强体质。

2. 避免受凉及粉尘长期刺激，积极防治伤风鼻塞。

3. 避免长期局部使用血管收缩剂滴鼻。

4. 鼻塞重时，不可强行擤鼻，以免邪毒入耳。

【预后及转归】

本病若在早期治疗得当，可获痊愈。长期失治，则缠绵难愈，并可引发耳胀、喉痹等疾病。

【知识拓展】

药物性鼻炎　鼻腔滴入血管收缩剂如麻黄素滴鼻液、滴鼻净（萘甲唑啉）等，可使鼻黏膜血管收缩，从而暂时消除鼻甲的肿胀，改善鼻腔通气。但药物作用过后，鼻黏膜血管可出现反弹性扩张，又会再度导致鼻甲肿胀而出现鼻塞，需要再次使用血管收缩剂滴鼻。反复多次使用后，患者对血管收缩剂滴鼻产生依赖性，而鼻黏膜血管对血管收缩剂的反应则逐渐迟钝，使血管收缩剂的作用逐渐减弱甚至消失，从而导致鼻黏膜血管持续扩张，造成难以缓解的持续性鼻塞，这就是药物性鼻炎。因此，对血管收缩剂滴鼻应有限度地使用，一般连续使用不宜超过1周，以防止药物性鼻炎的产生。

第五节　鼻　鼽

鼻鼽是以阵发性和反复发作的鼻痒、打喷嚏、流清涕为主要特征的疾病。本病为临床常见病和多发病，可常年发病，亦可呈季节性发作，以儿童、青壮年居多。本病最早记载于《礼记·月令》，书中称为鼽嚏："季秋行夏令，则其国大水，冬藏殃败，民多鼽嚏。"金代刘完素在《素问玄机原病式》卷一中解释了鼽嚏的含义："鼽者，鼻出清涕也。""嚏，鼻中因痒而气喷作于声也。"鼻鼽作为病名，首见于《内经》，如《素问·脉解》说："所谓客孙脉则头痛、鼻鼽、腹肿者，阳明并于上，上者则其孙络太阴也，故头痛、鼻鼽、腹肿也。"此外，在古代文献中尚有"鼽鼻""鼽水""鼻流清水"等别称。西医学的变应性鼻炎、血管运动性鼻炎、嗜酸性粒细胞增多性非变应性鼻炎等疾病可参考本病进行辨证治疗。

【诊断与鉴别】

本病具有阵发性发作和反复发作的特点。发作时以鼻痒、打喷嚏、流清涕为主要症状，常伴有鼻塞，部分病人伴有嗅觉减退、耳痒、眼痒、咽痒、哮喘等症状。检查可见鼻黏膜肿胀，颜色淡白或苍白（彩图12），部分患者亦可充血色红，鼻腔有较多清水样分泌物。在间歇期以上特征不明显。

本病应与伤风鼻塞相鉴别。鼻鼽与伤风鼻塞均有打喷嚏、流清涕、鼻塞等症状。伤风鼻塞常在受凉后起病，初起时打喷嚏、流清涕，后鼻涕渐转为黄稠且喷嚏停止，鼻黏膜充血肿胀，多伴有恶寒、发热、头痛等表证，病程一般在1周左右，痊愈后短期内不易再发；而鼻鼽的特点是症状突然发作，每次发作时均为打喷嚏、流清涕，或有鼻塞，鼻黏膜大多为苍白水肿，无恶寒、发热等表证，症状可迅速消失，但容易反复发作。

【病因病机】

本病多由肺、脾、肾虚损，正气不足，腠理疏松，卫表不固，使机体对外界环境的适应性降低所致。

1. 肺气虚寒　肺气虚寒，卫表不固，则腠理疏松，风寒乘虚而入，肺失宣降，水湿停聚鼻窍，遂致喷嚏、流清涕、鼻塞等，发为鼻鼽。

2. 脾气虚弱　脾为后天之本，脾气虚弱，则气血化生不足，清阳不升，水湿不化，鼻窍失养，易致外邪、异气侵袭而发为鼻鼽。

3. 肾阳不足　肾阳不足，则摄纳无权，气不归原，温煦失职，腠理、鼻窍失于温煦，则外邪、异气易侵，而发为鼻鼽。

4. 肺经伏热　肺经素有郁热，肃降失职，外邪上犯鼻窍，亦可发为鼻鼽。

【辨证及治疗】

1. 分型论治

（1）肺气虚寒

主证：鼻痒，喷嚏频频，清涕如水，鼻塞，嗅觉减退，鼻黏膜淡白或灰白，下鼻甲肿大光滑。畏风怕冷，自汗，气短懒言，语声低怯，面色苍白，或咳嗽痰稀。舌质淡，舌苔薄白，脉虚弱。

证候分析：肺气虚寒，卫表不固为本，风寒乘虚而入为标，邪正相争，争而不胜，则喷嚏频频；肺失清肃，气不摄津，津液外溢，则清涕自流不收；水湿停聚，肺卫不固，腠理疏松，故恶风自汗；因风寒束肺，肺气不宣，则咳嗽痰稀；水湿停聚鼻窍，则鼻黏膜苍白、肿胀，鼻塞不通；肺气虚弱，精微无以输布，则面色苍白、气短懒言、语声低怯；苔薄白、脉虚弱为气虚之象。

治法：温肺散寒，益气固表。

方药：温肺止流丹加减。本方既能益气温肺，又能发散外邪。鼻痒甚，可酌加僵蚕、蝉蜕；若畏风怕冷、清涕如水者，可酌加桂枝、干姜、大枣等。临床上亦可用玉屏风散合桂枝汤加减。

（2）脾气虚弱

主证：鼻痒，喷嚏突发，清涕连连，鼻塞，鼻黏膜淡白，下鼻甲肿胀。面色萎黄无华，消瘦，食少纳呆，腹胀便溏，倦怠乏力，少气懒言。舌淡胖，边有齿痕，苔薄白，脉弱。

证候分析：脾气虚弱，清阳不升，鼻窍失养为本，风寒、异气乘虚而袭，正邪相争，争而不胜，则鼻痒、喷嚏频频；脾气虚弱，水湿不运，停聚鼻窍，故鼻塞、清涕连连、下鼻甲肿大、黏膜淡白；脾胃虚弱，受纳、腐熟、输布之功能失职，则腹胀便溏、食少纳呆；少气懒言、倦怠乏力、舌质淡、舌体胖、舌边有齿痕、脉弱均为脾气虚之象。

治法：益气健脾，升阳通窍。

方药：补中益气汤加减。方中人参、黄芪、白术、炙甘草健脾益气；陈皮理气健脾，使补而不滞；当归养血；升麻、柴胡升举中阳。若腹胀便溏、清涕如水、点滴而下者，可酌加山药、干姜、砂仁等；若畏风怕冷，遇寒则喷嚏频频者，可酌加防风、桂枝等。

（3）肾阳不足

主证：清涕长流，鼻痒，喷嚏频频，鼻塞，鼻黏膜苍白、肿胀。面色苍白，形寒肢冷，腰膝酸软，小便清长，或见遗精早泄。舌质淡，苔白，脉沉细。

证候分析：肾阳不足，温煦失职，鼻窍失于温养，外邪及异气易于入侵，正邪相争，争而不胜，则鼻痒、喷嚏频作；肾阳虚弱，气化失职，寒水上泛鼻窍，故清涕长流不止、鼻塞、下鼻甲肿大、黏膜苍白；阳虚不能温煦肌肤，则形寒肢冷、面色苍白；腰为肾之府，肾虚则腰膝酸软；肾阳虚气化无权，则小便清长；肾阳虚不能固摄，则遗精早泄；舌质淡、苔白、脉沉细为阳气虚之象。

治法：温补肾阳，化气行水。

方药：真武汤加减。方中附子温肾助阳，以化气行水；茯苓、白术健脾利水；生姜温散水气；白芍酸敛止嚏。若喷嚏多、清涕长流不止者，可酌加乌梅、五味子；若遇风冷即打喷嚏、流清涕者，可加黄芪、防风、白术；兼腹胀、便溏者，可酌加黄芪、人参、砂仁。

（4）肺经伏热

主证：鼻痒，喷嚏，流清涕，鼻塞，常在闷热天气发作，鼻黏膜色红或暗红，鼻甲肿胀，或见咳嗽，咽痒，口干烦热。舌质红，苔白或黄，脉数。

证候分析：肺经伏热，肃降失职，外邪上犯鼻窍，故鼻痒、喷嚏、流清涕、鼻塞；肺气上逆，故咳嗽、咽痒；肺热煎熬津液，故口干烦热；舌质红、苔白或黄、脉数为内热之象。

治法：清宣肺气，通利鼻窍。

方药：辛夷清肺饮加减。方中黄芩、栀子、石膏、知母清肺热；辛夷、枇杷叶、升麻清宣肺气，通利鼻窍；百合、麦冬养阴润肺；甘草健脾和中。合而用之，有清肺热、通鼻窍之功。

2. 外治法

（1）滴鼻法　可选用芳香通窍的中药滴鼻剂滴鼻。

（2）嗅法　可用白芷、川芎、细辛、辛夷共研细末，置瓶内，时时嗅之。

（3）吹鼻法　可用碧云散吹鼻，亦可用皂角研极细末吹鼻。

（4）塞鼻法　细辛膏，棉裹塞鼻。

3. 针灸疗法

（1）体针　选迎香、印堂、风池、风府、合谷等为主穴，以上星、足三里、禾髎、肺俞、脾俞、肾俞、三阴交等为配穴。每次主穴、配穴各选 1～2 穴，用补法，留针 20 分钟。

（2）灸法　选足三里、命门、百会、气海、三阴交、涌泉、神阙、上星等穴，悬灸或隔姜灸，每次 2～3 穴，每穴 20 分钟。

（3）耳穴贴压　选神门、内分泌、内鼻、肺、脾、肾等穴，以王不留行籽贴压以上穴位，两耳交替。

（4）穴位注射　可选迎香、合谷、风池等穴，药物可选当归注射液、丹参注射液，或维生素 B_1、维丁胶性钙等，每次 1 穴（双侧），每穴 0.5～1mL。

（5）穴位敷贴　可用斑蝥打粉，取少许撒于胶布，敷贴于内关或印堂穴，12～24 小时后取下（亦可视皮肤反应程度而定）。若有水疱可待其自然吸收，或用注射器抽吸。

4. 按摩疗法

通过按摩以疏通经络，使气血流通，祛邪外出，宣通鼻窍。方法：患者先自行将双手大鱼际摩擦至发热，再贴于鼻梁两侧，自鼻根至迎香穴往返摩擦，至局部有热感为度；或以两手中指于鼻梁两边按摩 20～30 次，令表里俱热，早晚各 1 次；再由攒竹向太阳穴推按至热，每日 2～3 次，患者亦可用手掌心按摩面部及颈后、枕部皮肤，每次 10～15 分钟；或可于每晚睡觉前，自行按摩足底涌泉穴至发热，并辅以按摩两侧足三里、三阴交等。

【预防与调护】

1. 养成良好的起居习惯，增强体质，以提高机体对环境变化的适应能力。

2. 注意饮食有节，避免过食生冷寒凉及高蛋白食物。

3.保持环境清洁，避免或减少粉尘、花粉、羽毛、兽毛、蚕丝等之刺激。

【预后及转归】

本病经积极防治，可控制症状，但容易反复。部分病人可并发鼻息肉、哮喘等疾病。

【知识拓展】

"鼽"字的含义　"鼽"字读音为qiú，有三种含义：一是人体解剖部位名称，指面颊、颧骨处。如《素问·气府论》："面鼽骨空各一。"二是指鼻塞不通。如《说文解字》："鼽，病寒鼻窒也。"《释名》："鼻塞曰鼽。鼽，久也，涕久不通，遂至窒塞也。"三是指鼻流清涕。如《素问玄机原病式》卷一："鼽者，鼻出清涕也。"前两种含义较少用，第三种含义应用较多。本书中鼻鼽的"鼽"字亦取第三种含义。

第六节　鼻　渊

鼻渊是以鼻流浊涕、量多不止为主要特征的疾病，是鼻科的常见、多发病之一，可发生于各种年龄。鼻渊病名首见于《内经》，《素问·气厥论》明确记载了鼻渊的定义和病机："胆移热于脑，则辛頞鼻渊。鼻渊者，浊涕下不止也。"继《内经》后，历代医家对本病的论述也较多，并根据《内经》对其病机、病位、症状特点的论述，又有"脑漏""脑渗""脑崩""脑泻"等病名。西医学的急慢性鼻窦炎及鼻后滴漏综合征等疾病可参考本病进行辨证治疗。

【诊断与鉴别】

本病主要表现为单侧或双侧鼻流浊涕，且量较多，可流向鼻前孔，也可向后流入咽部，常伴有鼻塞及嗅觉减退，部分病人可伴有明显的头痛，头痛的部位常局限于前额、鼻根部或颌面部、头顶部等，并有一定的规律性。病程可长可短。检查：鼻黏膜红肿，尤以中鼻甲及中鼻道为甚；或为淡红色，中鼻甲肥大或呈息肉样变，中鼻道、嗅沟、下鼻道或后鼻孔可见脓涕（彩图13）。

本病应与鼻窒及鼻鼽相鉴别。①鼻窒与鼻渊均可有鼻塞、流涕，但二者的侧重点不同：鼻窒的必备症状是经常性鼻塞，不一定有流涕，即使伴有流涕，量也不多，鼻甲肿胀以下鼻甲为主，中鼻道及嗅沟无脓涕；而鼻渊的必备症状是流大量浊涕，不一定有鼻塞，鼻甲肿胀以中鼻甲为主，且中鼻道及嗅沟常有脓涕。②鼻鼽与鼻渊的特征均为大量流涕，但鼻鼽为大量流清涕，常伴有喷嚏连连；鼻渊为大量流浊涕，多无喷嚏。

【病因病机】

鼻渊的发生，实证多因外邪侵袭，引起肺、脾胃、胆之病变而发病，虚证多因肺、脾脏气虚损，邪气久羁，滞留鼻窍，致病情缠绵难愈。

1.肺经风热　起居不慎，冷暖失调，或过度疲劳，风热袭表伤肺，或风寒外袭，郁而化热，内犯于肺，肺失宣降，邪热循经上壅鼻窍而为病。

2.胆腑郁热　情志不遂，恚怒失节，胆失疏泄，气郁化火，胆火循经上犯，移热于脑，伤及鼻窍，或邪热犯胆，胆热上蒸鼻窍而为病。

3.脾胃湿热　饮食失节，过食肥甘煎炒、醇酒厚味，湿热内生，郁困脾胃，运化失常，湿热邪毒循经熏蒸鼻窍而为病。

4.肺气虚寒　久病体弱，或病后失养，致肺脏虚损，肺卫不固，易为邪犯，正虚托邪无力，邪滞鼻窍而为病。

5.脾虚湿困　久病失养，或疲劳思虑过度，损及脾胃，致脾胃虚弱，运化失健，不能升清降浊，湿浊内生，困聚鼻窍而为病。

【辨证及治疗】

1. 分型论治

（1）肺经风热

主证：鼻塞，鼻涕量多而白黏或黄稠，嗅觉减退，头痛，鼻黏膜红肿，尤以中鼻甲为甚，中鼻道或嗅沟可见黏性或脓性分泌物。可兼有发热恶寒，咳嗽。舌质红，舌苔薄白，脉浮。

证候分析：风热犯肺或外感风寒，客于肺系，肺气闭郁，郁而化热，邪热循经上壅鼻窍，燔灼黏膜，则鼻甲充血肿大、鼻塞不通、鼻涕增多；邪壅肺系，肺气不利，则嗅觉减退、头痛；风热外袭，则发热恶寒；肺失宣降，则咳嗽；舌红苔白、脉浮为风邪外袭之象。

治法：疏风清热，宣肺通窍。

方药：银翘散加减。方中金银花、连翘辛凉透邪，解毒清热；荆芥、薄荷、牛蒡子、淡豆豉辛凉宣散，解表祛邪；桔梗、甘草宣肺气，祛痰排脓。若鼻涕量多者，可酌加蒲公英、鱼腥草、瓜蒌等；若鼻塞甚者，可酌加苍耳子、辛夷等；若头痛者，可酌加柴胡、藁本、菊花等。若表证不明显而以肺热为主者，可用泻白散加减。

（2）胆腑郁热

主证：脓涕量多，色黄或黄绿，或有腥臭味，鼻塞，嗅觉减退，头痛剧烈，鼻黏膜红肿胀，中鼻道、嗅沟或鼻底可见有黏性或脓性分泌物潴留，头额、眉棱骨或颌面部可有叩痛或压痛。可兼有烦躁易怒，口苦，咽干，目赤，寐少梦多，小便黄赤等全身症状。舌质红，苔黄或腻，脉弦数。

证候分析：胆腑郁热，循经上犯鼻窍，燔灼气血，熏腐黏膜，故脓涕量多色黄，鼻塞，鼻黏膜红肿，鼻道见脓性分泌物；胆经火热上攻头目，清窍不利，故头痛剧烈、目赤、口苦咽干；胆热内郁，扰乱神明，故寐少梦多、烦躁易怒；舌质红、苔黄或腻、脉弦数为胆经火热之象。

治法：清泄胆热，利湿通窍。

方药：龙胆泻肝汤加减。方中柴胡、龙胆草、黄芩、栀子清肝泻火；泽泻、车前子、木通清热利湿；生地黄、当归滋阴养血，以防过用苦寒伤正；甘草健脾和中。若鼻塞甚者，可酌加苍耳子、辛夷、薄荷等；若头痛甚者，可酌加菊花、蔓荆子。

（3）脾胃湿热

主证：鼻涕黄浊而量多，鼻塞重而持续，嗅觉减退，鼻黏膜肿胀，中鼻道、嗅沟或鼻底见有黏性或脓性分泌物，头昏闷或重胀。倦怠乏力，胸脘痞闷，纳呆食少，小便黄赤。舌质红，苔黄腻，脉滑数。

证候分析：脾胃湿热，循经上蒸鼻窍，故鼻涕黄浊量多；湿热内困，壅阻脉络，湿胜则肿，故鼻黏膜肿胀，鼻塞重而持续；湿热上蒸，蒙闭清窍，则头昏闷或重胀；湿热蕴结脾胃，受纳运化失职，则胸脘痞闷、倦怠乏力、食少纳呆；小便黄赤、舌红、苔黄腻、脉滑数为湿热之候。

治法：清热利湿，化浊通窍。

方药：甘露消毒丹加减。方中藿香、石菖蒲、白豆蔻、薄荷芳香化浊，行气醒脾；滑石、茵陈、黄芩、连翘、木通清热利湿；辅以贝母、射干止咳利咽。若鼻塞甚者，可酌加苍耳子、辛夷等；若头痛者，可酌加白芷、川芎、菊花等。

（4）肺气虚寒

主证：鼻涕黏白量多，稍遇风冷则鼻塞，嗅觉减退，鼻黏膜淡红肿胀，中鼻甲肥大或息肉样变，中鼻道可见有黏性分泌物。头昏头胀，气短乏力，语声低微，面色苍白，自汗畏风，咳嗽痰多。舌质淡，苔薄白，脉缓弱。

证候分析：肺气虚弱，无力托邪，邪滞鼻窍，则涕多、鼻塞、鼻甲肿大、嗅觉减退；肺卫不固，腠理疏松，故自汗畏风，稍遇风冷则鼻塞加重、鼻涕增多；肺气虚，肃降失常，则咳嗽痰多；肺气不足，则气短乏力、语声低微、头昏、面色苍白；舌质淡、苔薄白、脉弱无力亦为气虚之象。

治法：温补肺脏，益气通窍。

方药：温肺止流丹加减。临床应用时可加辛夷、苍耳子、白芷以芳香通窍。若头额冷痛，可酌加羌活、白芷、川芎等；若畏寒肢冷，遇寒加重者，可酌加防风、桂枝等；若鼻涕多者，可酌加半夏、陈皮、薏苡仁等；若自汗恶风者，可酌加黄芪、白术、防风等。

（5）脾虚湿困

主证：鼻涕白黏而量多，嗅觉减退，鼻塞较重，鼻黏膜淡红，中鼻甲肥大或息肉样变，中鼻道、嗅沟或鼻底见有黏性或脓性分泌物潴留。食少纳呆，腹胀便溏，脘腹胀满，肢困乏力，面色萎黄，头昏重，或头闷胀。舌淡胖，苔薄白，脉细弱。

证候分析：脾气虚弱，健运失职，湿浊上犯，停聚鼻窍，则鼻塞、涕多、嗅觉减退、鼻甲肿大；脾虚湿困，升降失常，则食少纳呆、脘腹胀满、便溏、头昏重或头胀；面色萎黄、舌淡胖、苔薄白、脉弱无力为脾气虚弱之象。

治法：健脾利湿，益气通窍。

方药：参苓白术散加减。方中人参、白术、茯苓、甘草共为四君子汤，以补脾益气；山药、扁豆、薏苡仁、砂仁健脾渗湿，芳香醒脾；桔梗开宣肺气，祛痰排脓。若鼻涕浓稠量多者，可酌加陈皮、半夏、枳壳、瓜蒌等；若鼻塞甚者，可酌加苍耳子、辛夷。

2. 外治法

（1）滴鼻法　用芳香通窍的中药滴鼻剂滴鼻，以疏通鼻窍。

（2）熏鼻法　用芳香通窍，行气活血的药物，如苍耳子散、川芎茶调散等，放砂锅中，加水2000mL，煎至1000mL，倒入合适的容器中，先令患者用鼻吸入热气，从口中吐出，反复多次，待药液温度降至不烫手时，用纱布浸药热敷印堂、阳白等穴位。

（3）鼻窦穿刺冲洗法　多用于上颌窦，方法参见第六章第五节，穿刺冲洗后，可选用适宜药液注入。

（4）负压置换法　用负压吸引法将鼻窦内的脓液吸引出来，再将适宜的药物置换进入鼻窦，以达到治疗目的。方法参见第六章第五节。

（5）理疗　可配合局部超短波或红外线等物理治疗。

3. 针灸疗法

（1）针刺　主穴：迎香、攒竹、上星、禾髎、印堂、阳白等。配穴：合谷、列缺、足三里、丰隆、三阴交等。每次选主穴和配穴各1～2穴，每日针刺1次。

（2）艾灸　主穴：百会、前顶、迎香、四白、上星等。配穴：足三里、三阴交、肺俞、脾俞、肾俞、命门等。每次选取主穴及配穴各1～2穴，悬灸至局部有灼热感、皮肤潮红为度。此法一般用于虚寒证。

（3）穴位按摩　选取迎香、合谷，自我按摩，每次5～10分钟，每日1～2次，或用两手大鱼际，沿两侧迎香穴上下按摩至发热，每日数次。

【预防与调护】

1. 及时彻底治疗伤风鼻塞及邻近器官的疾病（如牙病）。

2. 保持鼻腔通畅，以利鼻涕排出。

3. 注意正确的擤鼻方法，以免邪毒窜入耳窍致病。

4. 注意饮食有节，少食肥甘厚腻食物，戒除烟酒。

【预后及转归】

本病经及时、恰当的治疗，可获痊愈。亦有体质虚弱或治疗不当者，可致缠绵难愈。若擤鼻方法不当，可诱发脓耳。部分患者可并发鼻息肉。

第七节 鼻 槁

鼻槁是以鼻内干燥，甚或黏膜萎缩、鼻腔宽大为主要特征的疾病。本病的发病有一定的地域特点，以气候干燥的地区为多见。鼻槁一词，首见于《灵枢·寒热病》："皮寒热者，不可附席，毛发焦，鼻槁腊，不得汗。"《难经》《金匮要略》及后世医家亦有鼻藁、鼻干、鼻燥、咽鼻干焦、鼻塞干燥、鼻干无涕等记载。若鼻气腥臭者，又称臭鼻症。西医学的干燥性鼻炎、萎缩性鼻炎等病可参考本病进行辨证治疗。

【诊断与鉴别】

本病主要表现为鼻内干燥感，可伴有鼻出血、鼻塞、嗅觉减退或丧失、头昏、头痛等症状，严重时鼻内有腥臭气味、脓涕鼻痂多。检查可见：鼻黏膜干燥，甚至萎缩，鼻甲缩小（尤以下鼻甲为甚），鼻腔宽大，有时可直接从鼻孔望及鼻咽部，鼻黏膜表面可见黄绿色脓痂覆盖（彩图11），清除痂皮后见黏膜糜烂出血。

本病应与鼻窒、鼻渊相鉴别。①鼻槁与鼻窒均可出现鼻塞，且病程较长，区别在于：鼻槁的鼻塞是一种假性鼻塞，即鼻腔实际上是通气的，但病人自觉鼻塞，原因是鼻黏膜干燥、萎缩或痂皮覆盖，致鼻黏膜表面感觉迟钝，感觉不到空气的进入而产生"鼻塞"的错觉，必定还有鼻内干燥的症状；鼻窒的鼻塞是真正的鼻塞，由于下鼻甲肿大堵塞鼻腔，以致空气难以进入鼻腔减少而产生鼻塞的症状，一般无鼻内干燥感。②鼻槁与鼻渊均可出现流脓涕的症状，区别在于：鼻槁早期一般无流涕现象，仅在发展到后期严重时才会有脓涕，且有特殊的腥臭味，同时还有鼻内干燥的症状，检查鼻腔内有较多黄绿色痂皮覆盖；鼻渊则以鼻流浊涕为突出症状，一般无特殊的腥臭味，亦无鼻内干燥感，常伴有鼻塞，检查鼻腔多见中鼻甲肿大或息肉样变，中鼻道或嗅裂有分泌物引流或息肉，一般无痂皮覆盖。

【病因病机】

本病的病因与燥邪、阴虚、气虚等有关。病机主要是津伤而致鼻窍失养。

1. 燥邪犯肺 多因气候干燥，或多尘、高温的工作环境，燥热之邪伤肺，循经上灼鼻窍，耗伤津液，鼻窍失养，发为鼻槁。

2. 肺肾阴虚 久病伤阴，肺阴不足，津液不能上输于鼻，鼻失滋养，甚则肺虚及肾，肺肾阴虚，虚火上炎，灼伤鼻窍黏膜，致使鼻干、黏膜枯萎而为病。

3. 脾气虚弱 久病体弱，或饮食不节，劳倦过度，损伤脾胃，致脾胃虚弱，气血精微生化不足，无以上输充养鼻窍，鼻失气血滋养而为病。若脾不化湿，湿蕴化热，湿热上蒸，熏灼鼻窍黏膜，亦可导致本病。

【辨证及治疗】

1. 分型论治

（1）燥邪犯肺

主证：鼻内干燥，灼热疼痛，涕痂带血，鼻黏膜干燥，或有痂块，咽痒干咳。舌尖红，苔薄黄少津，脉细数。

证候分析：燥热袭肺，耗伤津液，鼻窍黏膜失养，故鼻内干燥、灼热疼痛、鼻黏膜干燥；燥热伤络，则涕痂带血；燥热伤肺，肺失清肃，故咽痒干咳；舌尖红、苔薄黄少津、脉细数亦为燥热伤肺之象。

治法：清燥润肺，宣肺散邪。

方药：清燥救肺汤加减。方中以桑叶、石膏清宣肺经燥热；人参、麦冬、阿胶、火麻仁养阴生津润燥；杏仁、枇杷叶宣肺散邪；甘草健脾和中。鼻衄者加白茅根、茜草根等凉血止血。

（2）肺肾阴虚

主证：鼻干较甚，鼻衄，嗅觉减退，鼻黏膜色红干燥，鼻甲萎缩，或有脓涕痂皮积留，鼻气恶臭。咽干，干咳少痰，或痰带血丝，腰膝酸软，手足心热。舌红少苔，脉细数。

证候分析：肺肾阴虚，津不上承，鼻失滋养，兼以虚火上炎，灼伤鼻窍黏膜，故见鼻干较甚、鼻衄、嗅觉减退、涕痂积留鼻窍、鼻黏膜红干、鼻甲萎缩、鼻气恶臭；阴虚肺燥，故见干咳少痰；阳络受损则痰带血丝；肾阴不足，腰膝失养，虚火内盛，故见腰膝酸软、手足心热；舌红少苔、脉细数亦为阴虚之象。

治法：滋养肺肾，生津润燥。

方药：百合固金汤加减。方中以生地黄、熟地黄、百合、麦冬、玄参滋养肺肾之阴，生津润燥；白芍、当归养血益阴；贝母、桔梗清肺而利咽喉；甘草健脾和中。若鼻衄加白茅根、墨旱莲、藕节凉血止血；腰膝酸软者，加牛膝、杜仲补肾强腰。

（3）脾气虚弱

主证：鼻内干燥，鼻涕黄绿腥臭，头痛头昏，嗅觉减退，鼻黏膜色淡，干萎较甚，鼻腔宽大，涕痂积留。常伴纳差腹胀，倦怠乏力，面色萎黄。舌淡红，苔白，脉缓弱。

证候分析：脾胃虚弱，气血生化不足，水谷精微不能上输，鼻失滋养，故见鼻内干燥，黏膜色淡，干萎较甚，鼻腔宽大；脾虚湿盛，湿蕴化热，熏蒸鼻窍，故见鼻涕黄绿腥臭，涕痂积留；脾气虚弱，清阳不升，清窍失养，故头痛头昏，嗅觉减退；纳差腹胀、倦怠乏力、面色萎黄、舌淡、苔白、脉缓弱均为脾气虚弱之象。

治法：健脾益气，祛湿化浊。

方药：补中益气汤加减。以补中益气汤健脾益气，升清降浊。鼻涕黄绿腥臭、痂皮多者，加薏苡仁、土茯苓、鱼腥草以清热祛湿化浊；纳差腹胀，加砂仁、麦芽助脾运化。

本病属慢性疾患，若久病不愈，易夹瘀，故根据"瘀血不去，新血不生"的理论，可在辨证用药时，酌加活血化瘀之品，如丹参、当归尾、鸡血藤、桃仁、红花、赤芍、水蛭、穿山甲、土鳖虫之类，以助活血通络，化瘀生肌。嗅觉不灵者，可选加辛夷、苍耳子、鹅不食草、薄荷等以宣发肺气，芳香通窍。涕痂腥秽者可加藿香、佩兰芳香化浊。

2. 外治法

（1）**鼻腔冲洗**　可用生理盐水或中药煎水冲洗鼻腔，以清除鼻内痂块，减少鼻腔臭气。

（2）**滴鼻**　宜用滋养润燥药物滴鼻，如用蜂蜜、芝麻油加冰片少许滴鼻，或复方薄荷油滴鼻。

（3）**蒸气吸入**　可用内服中药再煎水，或用清热解毒排脓中药煎水，或用鱼腥草注射液进行蒸气吸入。

3. 针灸疗法

（1）**体针**　取迎香、禾髎、足三里、血海、三阴交、肺俞、脾俞等穴，用补法，每日1次。

（2）耳穴贴压 取内鼻、肺、脾、肾、内分泌等耳穴，用王不留行籽贴压。

（3）迎香穴位埋线 方法见第六章第三节。

【预防与调护】

1. 保持鼻腔清洁湿润，及时清除积留涕痂。

2. 禁用血管收缩剂滴鼻。

3. 积极防治各种鼻病及全身性慢性疾病，戒烟酒。

4. 加强卫生管理，注意劳动保护，改善生活与工作环境，减少粉尘吸入，在高温、粉尘多的环境，要采取降温、除尘通风、空气湿润等措施。

【预后及转归】

本病一般病程长，缠绵难愈。年幼患病，长期不愈者，可致外鼻呈鞍鼻畸形。

第八节 鼻息肉

鼻息肉是以鼻内出现光滑柔软的赘生物为主要特征的疾病。本病常并发于鼻渊、鼻鼽等疾病。鼻息肉一名，首见于《灵枢·邪气脏腑病形》："若鼻息肉不通。"隋代《诸病源候论》卷二十九对其病机、症状进行了扼要论述，后世医家对本病的论述也较多，并且尚有"鼻痔"等别名。

【诊断与鉴别】

本病的主要症状是一侧或两侧渐进性鼻塞，逐渐呈持续性，嗅觉减退，多涕，常伴头昏头痛。检查见一侧或双侧鼻腔有单个或多个表面光滑、灰白色或淡红色的半透明赘生物（彩图14），可移动。患者多有鼻鼽或鼻渊病史。

本病应与鼻窒、鼻瘤及鼻菌相鉴别。①鼻窒与鼻息肉均以鼻塞为主要症状，区别在于：鼻窒多为间歇性或交替性鼻塞，少数为持续性鼻塞，鼻腔检查所见多为下鼻甲肿大，无赘生物；鼻息肉多为渐进性鼻塞及持续性鼻塞，可单侧或双侧出现，鼻腔检查可见光滑柔软的赘生物。②鼻息肉与鼻瘤、鼻菌的鉴别要点参见第十章第二节之"鼻菌"。

【病因病机】

1. 寒湿凝聚 肺气虚弱，卫表不固，腠理疏松，易受风寒侵袭，且肺失肃降，则水道通调不利，水液停聚为湿，寒湿凝聚鼻窍，日久则形成息肉。

2. 湿热蕴积 肺经蕴热，肃降失职，水液停聚为湿，湿热浊气壅结于鼻窍，日久形成息肉。

【辨证及治疗】

1. 分型论治

（1）寒湿凝聚

主证：渐进性或持续性鼻塞，鼻黏膜色淡或苍白，鼻息肉色白透明，嗅觉减退或丧失，流涕清稀或白黏，喷嚏多，易感冒，畏风寒。舌质淡，苔白腻，脉缓弱。

证候分析：素体气虚，屡受风寒侵袭，寒湿滞留鼻窍，日久形成色白透明息肉，堵塞鼻道，故见鼻塞日渐加重、嗅觉减退；寒湿为患，津液不行，故鼻流清涕；肺气虚，卫表不固，故易患感冒；舌质淡、舌苔白腻、脉缓弱均为寒湿内盛之象。

治法：温化寒湿，散结通窍。

方药：温肺止流丹加减。方中细辛、荆芥疏散风寒；人参、甘草、诃子补肺敛气；桔梗、鱼脑石散结除涕；可加黄芪、白术、五味子补气敛肺；鼻塞甚者，加辛夷、白芷芳香通窍；常感冒者，可合玉屏风散。

（2）湿热蕴积

主证：持续性鼻塞，鼻黏膜色红，息肉灰白、淡红或暗红，嗅觉减退，涕液黄稠。头痛头胀，口干。舌质红，苔黄腻，脉滑数。

证候分析：湿热壅滞鼻窍，积聚日久而形成息肉，息肉阻于鼻窍，故鼻塞呈持续性、嗅觉减退；湿热蕴积鼻窍，则涕多黄稠；湿热困结，清窍被蒙，故头痛、头胀；湿热中阻，中焦升降失调，则纳呆腹胀、大便黏滞；湿热阻滞，津不上承，则口干；舌质红、苔黄腻、脉滑数均为湿热内蕴之象。

治法：清热利湿，散结通窍。

方药：辛夷清肺饮加减。方中以黄芩、栀子、石膏、知母清利肺胃之热；辛夷、枇杷叶宣肺通窍；升麻、甘草解毒祛邪；百合、麦冬甘寒养阴碍湿，可去而不用；可加车前子、泽泻、僵蚕、浙贝母以助清热祛湿；加鱼腥草、败酱草以清热解毒除涕；头痛明显者，可加蔓荆子、菊花以清利头目；息肉暗红者，加桃仁、红花、川芎等以活血散结。

2. 外治法

（1）滴鼻　用芳香通窍的中药滴鼻剂滴鼻以疏通鼻窍。

（2）涂敷法　将有腐蚀收敛作用的中草药研成细末，用水或香油调和，放于棉片上，敷于息肉根部或表面，或于息肉摘除后一星期敷药，可减少复发。

（3）蒸气吸入　使用温经通络、散寒通窍的药物进行蒸气吸入。

（4）鼻息肉摘除　保守治疗无效者，可通过手术摘除息肉。

【预防与调护】

1. 积极防治各种慢性鼻病，如鼻鼽、鼻渊等，预防并发鼻息肉。

2. 保持健康的起居习惯，增强机体抗病能力，预防伤风感冒，以免加重症状。

3. 注意饮食有节，忌肥甘厚腻食物，戒烟酒，以预防术后息肉再发。

【预后及转归】

本病病程较长，内治难获速效，手术虽可迅速去除息肉，但术后有复发的可能。

【知识拓展】

古法鼻息肉摘除　关于鼻息肉摘除术，最早见于明代陈实功编著的《外科正宗》卷四，其中将鼻息肉称为"鼻痔"。其曰："取鼻痔秘法：先用茴香草散连吹二次，次用细铜箸二根，箸头钻一小孔，用丝线穿孔内，二箸相离五分许，以二箸头直入鼻痔根上，将箸线绞紧，向下一拔，其痔自然拔落，置水中观其大小。预用胎发烧灰同象牙末等分吹鼻内，其血自止。戒口不发。"现代所采用的鼻息肉圈套摘除手术方法与这里记载的方法十分相似。

第九节　鼻　衄

鼻衄是以鼻出血为主要特征的病证。它可由鼻部损伤而引起，亦可因脏腑功能失调而致，本节重点讨论后者所引起的鼻衄（前者可参考"鼻损伤"一节）。鼻衄一证最早见于《内经》，始称"衄血"，如《灵枢·百病始生》："阳络伤则血外溢，血外溢则衄血。"古人根据病因和症状不同尚有不同的命名，如伤寒鼻衄、时气鼻衄、温病鼻衄、虚劳鼻衄、经行鼻衄、鼻洪、鼻大衄等。

【诊断与鉴别】

本病主要表现为单侧或双侧鼻出血，可为间歇反复出血，亦可持续出血。出血量多少不一，轻者仅鼻涕中带血；较重者，渗渗而出或点滴而下；严重者，血如泉涌，鼻口俱出，甚则昏厥。

鼻腔检查多可找到出血部位，以鼻中隔前下方及下鼻道后部的出血较为多见。

鼻衄量多者可向后流经咽部从口吐出，应注意与咯血、吐血相鉴别。咯血者为咳嗽时出血，多兼有咳痰；吐血者为呕吐时出血，血色多暗红，且混有胃内容物；鼻衄流经咽部者，为鲜红色的血液，无痰液或胃内容物混杂，也无咳嗽及呕吐。

【病因病机】

鼻衄可分为虚证和实证两大类。实证者，多因火热气逆、迫血妄行而致；虚证者，多因阴虚火旺或气不摄血而致。

1.肺经风热　风热或燥热之外邪犯肺，肺失肃降，邪热循经上犯鼻窍，损伤阳络，血溢清道而为衄。

2.胃热炽盛　胃经素有积热，或因暴饮烈酒，过食辛燥，致胃热炽盛，火热内燔，循经上炎，损伤阳络，迫血妄行而为衄。

3.肝火上炎　情志不舒，肝气郁结，郁久化火，循经上炎，或暴怒伤肝，肝火上逆，血随火动，灼伤鼻窍脉络，血溢脉外而为衄。

4.心火亢盛　由于情志之火内生，或气郁而化火，致使血热，心火亢盛，迫血妄行，发为鼻衄。

5.阴虚火旺　素体阴虚，或劳损过度、久病伤阴，以致肝肾阴虚，水不制火，虚火上炎，损伤阳络，血溢脉外而衄。

6.气不摄血　久病不愈，忧思劳倦，饮食不节，损伤脾胃，以致脾气虚弱，统摄无权，气不摄血，血不循经，渗溢于鼻窍而致衄。

【辨证及治疗】

鼻衄属于急症，临床治疗时要遵照"急则治其标""缓则治其本"之原则，同时应稳定病者的情绪，以利于配合治疗和检查。有虚脱者，应及时抢救处理。

1.分型论治

鼻衄实证多见肺经风热、胃热炽盛、肝火上炎、心火亢盛等证；虚证则多属阴虚火旺或气不摄血。治疗应在辨证用药的基础上，注意止血法的运用。

（1）肺经风热

主证：鼻中出血，点滴而下，色鲜红，量不甚多，鼻腔干燥、灼热感。多伴有鼻塞涕黄，咳嗽痰少，口干。舌质红，苔薄白而干，脉数或浮数。

证候分析：邪热灼伤鼻窍脉络，则衄血且血色鲜红；热邪在表，故出血量不多，点滴而下；邪热犯肺，耗伤肺津，故鼻腔干燥、灼热感；鼻塞涕黄、咳嗽痰少、口干、舌质红、苔薄白而干、脉数或浮数均为肺经风热之象。

治法：疏风清热，凉血止血。

方药：桑菊饮加味。本方为疏风清热之剂，应用时可加牡丹皮、白茅根、栀子炭、侧柏叶等清热止血。

（2）胃热炽盛

主证：鼻中出血，量多，色鲜红或深红，鼻黏膜色深红而干。多伴有口渴引饮，口臭，或齿龈红肿、糜烂出血，大便秘结，小便短赤。舌质红，苔黄厚而干，脉洪数或滑数。

证候分析：胃热炽盛，火热内燔，迫血外溢，故出血量多、色鲜红或深红；热盛伤津，故鼻黏膜干燥、口渴引饮；口臭、齿龈红肿、糜烂出血、大便秘结、小便短赤、舌质红、苔黄厚而干、脉洪数或滑数均为胃热炽盛之象。

治法：清胃泻火，凉血止血。

方药：凉膈散加味。方中以黄芩、栀子清热泻火；薄荷、连翘疏解外邪；竹叶清热利尿，引热下行；大黄、芒硝、甘草利膈通便。全方清上泻下，使火热清则衄自解。若大便通利，可去芒硝。热甚伤津耗液，可加麦冬、玄参、白茅根之类以助养阴清热生津。

（3）肝火上炎

主证：鼻衄暴发，量多，血色深红，鼻黏膜色深红。常伴有头痛头晕，口苦咽干，胸胁苦满，面红目赤，烦躁易怒。舌质红，苔黄，脉弦数。

证候分析：肝藏血，肝火上逆，火邪迫血妄行，溢于清道，故鼻衄暴发、量多色深红，鼻黏膜色深红；肝火上炎，扰于清窍，故见头痛头晕、耳鸣、口苦咽干、面红目赤；肝气郁结，气机不畅，故胸胁苦满、烦躁易怒；舌质红、苔黄、脉弦数为肝经火热之象。

治法：清肝泻火，凉血止血。

方药：龙胆泻肝汤加味。以龙胆泻肝汤清肝泻火。可加牡丹皮、仙鹤草、茜草根等加强凉血止血之功；加石膏、黄连、竹茹、青蒿等以清泻上炎之火。若口干甚者，加麦冬、玄参、知母、葛根等以清热养阴生津；若大便秘结者加大黄、芦荟；若暴怒伤肝，或肝火灼阴，致肝阳上亢而见头晕目眩、面红目赤、鼻衄、舌质干红少苔者，可用豢龙汤加减。

（4）心火亢盛

主证：鼻血外涌，血色鲜红，鼻黏膜红赤。伴有面赤，心烦失眠，身热口渴，口舌生疮，大便秘结，小便黄赤，甚则神昏谵语。舌尖红，苔黄，脉数。

证候分析：心开窍于舌，其华在面，心火上炎，故面赤、口舌生疮；心主血，热迫血妄行，上溢鼻窍，故鼻干燔热而鼻衄；火热伤津，故口渴；心火内炽则心烦；火扰心神，故失眠，甚则神昏谵语；心移热于小肠则小便黄赤；舌尖红、苔黄、脉数属心火上亢之象。

治法：清心泻火，凉血止血。

方药：泻心汤加减。本方用大黄、黄芩、黄连苦寒直折，清心泻火，可加白茅根、侧柏叶、茜草根等加强凉血止血之效；心烦不寐、口舌生疮者，加生地黄、木通、莲子心以清热养阴，引热下行。

（5）阴虚火旺

主证：鼻衄色红，量不多，时作时止，鼻黏膜色淡红而干嫩。伴口干少津，头晕眼花，五心烦热，健忘失眠，腰膝酸软，或颧红盗汗。舌红少苔，脉细数。

证候分析：肝肾阴虚，虚火上炎，伤及血络，故鼻衄时作时止；精血不足，则出血量不多，鼻黏膜色淡红干嫩；阴津不足，则口干少津；肝肾阴虚，不能濡养清窍，则头晕眼花；虚火上扰心神，则五心烦热、健忘失眠、颧红盗汗；肾阴虚则腰膝酸软；舌红少苔、脉细数为阴虚火旺之象。

治法：滋补肝肾，养血止血。

方药：知柏地黄汤加减。本方能滋阴补肾清虚火，可加旱莲草、阿胶等滋补肝肾，养血；加藕节、仙鹤草、白及等收敛止血；若肺肾阴虚者，可用百合固金汤以滋养肺肾。

（6）气不摄血

主证：鼻衄常发，色淡红，量或多或少，鼻黏膜色淡。面色无华，少气懒言，神疲倦怠，纳呆便溏。舌淡苔白，脉缓弱。

证候分析：脾虚气弱，气不摄血，故鼻衄常发；脾虚气血生化乏源，则血色淡红，缠绵难愈；脾虚血少，则鼻黏膜色淡；气血不足，则面色无华、少气懒言、神疲倦怠；脾气虚运化失职，则纳呆便溏；舌淡苔白、脉缓弱为气虚之象。

治法：健脾益气，摄血止血。

方药：归脾汤加减。本方可气血双补，兼养心脾，令脾气健旺，生化有源，统摄之权自复。可加阿胶以补血养血，加白及、仙鹤草以收敛止血，纳呆者加神曲、麦芽等。

此外，不论属何种原因引起的鼻衄，总因鼻中出血而使营血耗伤，故出血多者，每见血虚之象，如面色苍白、心悸、神疲、脉细等，除按以上辨证用药外，还可配合和营养血之法，适当加入黄精、何首乌、桑椹子、生地黄等养血之品。若因鼻衄势猛不止，阴血大耗，以致气随血亡，阳随阴脱，症见汗多肢凉，面色苍白，四肢厥逆，或神昏、脉微欲绝者，宜急用回阳益气、固脱摄血之法，以救逆扶危，可选用独参汤或参附汤。

2. 外治法

对于正在鼻出血的病人，要遵照"急则治其标"的原则，立即采用外治法止血。常用的止血方法如下：

（1）冷敷法　取坐位，以冷水浸湿的毛巾或冰袋敷于患者的前额或颈部，以达凉血止血的目的。

（2）压迫法　用手指捏紧双侧鼻翼 10 ～ 15 分钟，或用手指掐压患者入前发际正中线 1 ～ 2寸处，以达止血目的。

（3）导引法　令患者双足浸于温水中，或以大蒜捣烂，或用吴茱萸粉调成糊状敷于同侧足底涌泉穴上，有引火下行的作用，以协助止血。

（4）滴鼻法　药墨浓研，滴入鼻中，也可用血管收缩剂滴鼻。

（5）吹鼻法　选用云南白药、蒲黄、血余炭、马勃粉、田七粉等具有收涩止血作用的药粉吹入鼻腔，黏附于出血处，而达到止血目的。亦可将上述药物放在棉片上，贴于出血处或填塞鼻腔。

（6）烧灼法　适用于反复小量出血且能找到固定出血点者。用 30% ～ 50%硝酸银或 30%三氯醋酸烧灼出血点，应避免烧灼过深，烧灼后局部涂以软膏。此外，还可用电灼法或 YAG 激光、射频烧灼出血点。

（7）鼻腔填塞法　用上述方法未能止血者，可用此法，以持续加压达到止血目的（具体方法参见第六章第五节）。

上述方法治疗无效者，可行手术结扎颈外动脉、上颌动脉或血管栓塞等方法止血。

3. 针灸疗法

（1）体针　肺经风热者，取少商、迎香、尺泽、合谷、天府等穴；胃热炽盛者，取内庭、二间、大椎等穴；心火亢盛者，取阴郄、少冲、少泽、迎香等穴；肝火上炎者，取巨髎、太冲、风池、阳陵泉、阴郄等穴，伴高血压者，加人迎或曲池；阴虚火旺者，取太溪、太冲、三阴交、素髎、通天等穴；气不摄血者，取脾俞、肺俞、足三里、迎香等穴。实证用泻法，并可点刺少冲、少泽、少商等穴出血；虚证用补法，或平补平泻法。

（2）耳穴贴压　取内鼻、肺、胃、肾上腺、额、肝、肾等耳穴，用王不留行籽贴压。

【预防与调护】

1.鼻衄时患者多较紧张，因此，先要安定患者情绪，消除其恐惧心理。

2.对鼻衄的病人，一般采用坐位或半卧位，有休克者，应取平卧低头位。嘱患者尽量勿将血液咽下，以免刺激胃部引起呕吐。

3.检查操作时，动作要轻巧，以免损伤鼻黏膜。

4.患者宜少活动，多休息，保持大便通畅，忌食辛燥刺激之物，以免资助火热，加重病情。

5.注意情志调养，保持心情舒畅，忌忧郁暴怒。

6. 戒除挖鼻等不良习惯。

【预后及转归】

本病如能及时止血，然后针对病因进行全身调理，预后良好。反复出血或出血量多者可致贫血，甚则可危及生命。

【知识拓展】

鼻衄与红汗 鼻衄多数情况下属于病态，需要采取止血措施，但有时候也是祛邪的一种表现，可起到类似于出汗的退热作用，此时的鼻衄无须特殊处理。外感发热时，若无汗出，则发热难退，此时若少量鼻出血，则是正气祛邪外出的一种表现，往往鼻衄后即热退身凉，此即血汗同源之理，这种情况下的鼻衄又称为"红汗"。《伤寒论》对此现象早有记载："太阳病，脉浮紧，无汗，发热，身疼痛，八九日不解，表证仍在，此当发其汗。服药已微除，其人发烦目暝，剧者必衄，衄乃解。"

第十节　鼻损伤

鼻损伤是鼻部遭受外力作用而致的损伤。由于外力作用大小及受力方式不同，损伤的程度也不同，常见的有鼻伤瘀肿、皮肉破损、鼻骨骨折、鼻伤衄血等。若伤势较重，可危及生命。中医学对损伤致病的认识有悠久的历史。如宋代《三因极一病证方论》卷九："或堕车马，打仆损伤，致血淖溢，发为鼻衄，名折伤衄。"明清时代，对鼻损伤有进一步认识，认为其病因主要有跌仆、撞击、金创等，伤损表现主要有"鼻出血""鼻梁凹陷""伤开孔窍""鼻破歪落"等，并形成了比较完善的治法，如敷贴法、整复法、内服药法等。

【诊断与鉴别】

本病有明确的鼻外伤史，主要表现为不同程度的鼻部疼痛，或有鼻塞、衄血，甚或头痛头昏。检查可见：鼻部瘀肿或鼻衄，严重者皮肉破损，或部分脱落缺损，鼻中隔膨隆、紫暗、光滑柔软，鼻梁歪斜或塌陷如马鞍状，触诊可有骨擦音或捻发感。CT 检查或鼻骨 X 线正侧位片有助于鉴别是否存在鼻骨骨折。

鼻损伤应注意鉴别是否合并颅脑损伤，若外伤后有过意识丧失，或出现鼻流清水样分泌物（可伴有红色血液），或见眼眶紫暗（熊猫眼），应考虑合并颅脑损伤的可能，颅脑 CT 或 MRI 有助于鉴别。

【病因病机】

鼻突出于面中，易受外来暴力碰撞，故鼻损伤多由外力直接作用于鼻部而致。常见于拳击殴打、跌仆、撞击、金器损伤、弹击、爆炸等事故中，由于外力大小以及受力方式不同，因此损伤的病理变化及损伤的程度也不同。

1. 鼻伤瘀肿 单纯钝力挫伤，受力广而分散，皮肉不破，表现为外鼻软组织肿胀及皮下瘀血。

2. 皮肉破损 多为锐器损伤，致皮肉破损、裂开，甚至部分缺损。

3. 鼻骨骨折 撞击力较强，拳击殴打、跌仆冲撞为常见原因，每可致鼻梁骨折断而畸形，鼻梁骨折者往往合并瘀肿疼痛。

4. 鼻伤衄血 鼻部受外来损伤，以致皮肉破损，伤及脉络，血液溢出，或鼻骨骨折，脉络破裂而出血。

此外，枪弹与爆炸弹片等飞物所伤，常为穿透性，造成异物残留于内，严重者，还可波及颅脑。

【辨证及治疗】

鼻损伤是鼻科急症，临证时应注意损伤程度及病情变化，及时采用不同的外治和内治方法。

1. 分型论治

（1）鼻伤瘀肿

主证：鼻部肿胀，皮下青紫，可连及眼睑，局部疼痛和触痛明显；可有鼻塞，额部胀痛，鼻梁压迫感；或见鼻中隔膨隆，紫暗，光滑柔软；若继发染毒，则形成脓肿，出现发热、局部疼痛加重，或呈跳痛等。舌质紫暗，苔白，脉弦涩。

证候分析：多因钝力碰撞，致筋肉受伤，脉络破损，血溢脉外，瘀积于皮肉之间，故局部肿胀、青紫；气血瘀滞，脉络不通，故局部疼痛，触之益甚；若瘀血积于中隔，鼻窍受阻，则见鼻中隔膨隆、鼻塞；若血肿染毒，化热腐肉，则形成脓肿；热毒壅盛，故见发热、局部疼痛增剧等症状。

治法：活血通络，行气止痛。

方药：桃红四物汤加味。以桃红四物汤活血祛瘀、和血止痛，可加香附、延胡索、牡丹皮行气消肿而止痛。若血肿染毒者，可合五味消毒饮，以清热解毒。

（2）皮肉破损

主证：轻者鼻部表皮擦伤，重者皮肉破损撕裂，甚至部分脱落或缺损，局部有出血或疼痛。

证候分析：钝力损伤或锐器损伤，均可使皮肉破损。轻者，可只有表皮擦伤；重者则可形成较深、较长的裂口，甚至部分断离脱落。血脉破损故血外溢，瘀血阻滞，气血不通，则肿胀疼痛。

治法：活血祛瘀，消肿止痛。

方药：桃红四物汤加减。出血者，加仙鹤草、白及、栀子炭、三七等止血药；因染毒而见伤口边缘红肿者，宜合五味消毒饮，以清热解毒。

（3）鼻骨骨折

主证：鼻部疼痛、触痛或肿胀；若骨折移位，可见鼻梁歪曲或塌陷如马鞍状，触诊时可有摩擦感；若伤后空气进入皮下，可形成皮下气肿，触之有捻发音；严重者，可有鼻中隔骨折、脱位而致鼻塞。舌质暗紫，苔薄白，脉涩。

证候分析：多因钝力撞击鼻梁所致。因鼻梁骨轻薄且脆，故易折断，向内塌陷，形成畸形。血脉破损，血溢皮肉之间，故瘀肿疼痛。鼻为气道，伤后空气沿鼻窍内伤口进入皮下，故有气肿，按之柔软。舌质暗紫、苔薄白、脉涩为脉络破损，瘀滞不通之象。

治法：初期宜活血祛瘀，行气止痛；中期宜行气活血，和营生新；后期宜补气养血，滋补肝肾。

方药：初期用活血止痛汤加减。方中以乳香、没药、苏木活血祛瘀、消肿止痛，以红花、三七、地鳖虫破血逐瘀消肿，配以当归、川芎养血活血，助以赤芍、落得打、紫金藤清热凉血祛瘀，陈皮行气健胃，以防苦寒伤胃。有出血者，加仙鹤草、白及、栀子炭等，或用桃红四物汤、七厘散。

中期用正骨紫金丹加减。方中红花、当归、牡丹皮、大黄活血消肿；血竭、儿茶祛瘀止痛，生新接骨；木香、丁香行气止痛；茯苓、莲子、甘草健脾；白芍养血。亦可用续断紫金丹。

后期可用人参紫金丹加减。方中人参、茯苓、甘草、当归健脾补气血而养肝；五加皮、血竭、没药散瘀消肿，定痛生肌；丁香、骨碎补、五味子理气补肾壮筋骨。

（4）鼻伤衄血

主证：鼻部受伤后鼻孔内流血，为各类鼻损伤的常见症状；或受伤后衄血量多，持续难止，甚则出现面色苍白，脉微欲绝，血压下降等危重证候；或受伤后数日，仍有反复衄血。

证候分析：鼻部外伤后，血脉破损，并有鼻窍黏膜破裂，血不归经，循伤口外溢流出鼻腔。若受伤当时出血，量不多，乃细小脉络破损，伤势一般较轻；若出血量多，持续难止，甚则面色苍白，脉微欲绝，血压下降者，乃伤势严重；若伤后数日内仍时有出血，乃伤损复杂，部位较深，伤势一般较重。

治法：敛血止血，和血养血。

方药：十灰散加减。若失血过多者，宜加何首乌、干地黄、桑椹子、当归、黄精等，以和血养血，或配合生脉散以益气养血；若鼻伤后大衄不止而见面色苍白，脉微欲绝，血压下降者，应根据"无形之气须当急固"的原则，治以益气敛阳固脱，用独参汤，或生脉散合参附龙牡汤主之，并配合西医抢救措施。

2. 外治法

（1）鼻伤瘀肿　鼻损伤初起，24 小时以内，宜予冷敷，以帮助止血或制止瘀血扩散。24 小时以后，可改用热敷或内服中药渣再煎汤热敷，以活血散瘀，消肿止痛。

（2）皮肉破损　轻者只需用生理盐水或双氧水清洗伤口。伤口较深较长者，应予仔细清理创口，再予缝合，并应注射破伤风抗毒素。皮肤缺损严重者应予植皮。

（3）鼻中隔血肿　血肿小者，可穿刺抽吸；血肿大者，宜在表麻下，沿血肿下方做一与鼻底平行的切口，吸尽瘀血后以消毒凡士林纱条紧密填塞鼻腔，防止再出血。同时注意预防感染化脓。

（4）鼻中隔脱位　应予复位。用复位钳伸入两侧鼻腔夹住鼻中隔，将其扶正复位后，双侧鼻腔填塞凡士林纱条。若难以复位者，日后可行鼻中隔黏膜下矫正术或黏膜下切除术，以矫正其偏曲。

（5）鼻骨骨折　无移位者，可参考"鼻伤瘀肿"进行处理；有移位形成畸形者，应及早进行复位（方法参见第六章第五节）。若因鼻肿较剧，复位有困难者，也可稍延迟数日，待肿胀消退，再行复位。但也不宜太迟，最迟不得超过 14 天，以免骨痂形成太多，或错位愈合，则不易整复。

（6）鼻伤衄血　以止血为主，方法参见"鼻衄"一节。

【预防与调护】

1. 有伤口者，要注意保持局部清洁，以免染毒而加重病情。

2. 有瘀肿者，不要用力揉擦患处，以免加重损伤或引起出血。

3. 有骨折者，要防止再度碰撞或按压，以免骨折端移位，难以愈合或形成畸形。

4. 着重进行各项安全宣传教育，避免意外事故发生，是预防本病的关键。

【预后及转归】

鼻损伤伤势较轻者，预后较好。若伤势较重，或失治，则可遗留畸形，影响面容或呼吸功能。若合并有邻近器官损伤（眼眶壁、牙槽突损伤及脑震荡等）或颅底骨折、硬脑膜撕裂伤等，则可遗留其他功能障碍，甚至危及生命。

第十一节　鼻异物

鼻异物是外来物体误入并滞留鼻窍导致的疾病。异物滞留鼻内，可致鼻塞、流秽臭脓血涕、头痛等症状。本病多见于小儿，成人亦可发生。

【诊断与鉴别】

本病有异物入鼻史。因异物的种类、大小及滞留时间长短不同而有不同的临床表现。常见的症状是单侧鼻塞不通，流黏脓涕或脓血涕，有臭味。昆虫类异物，常有骚动爬行感。若异物进入的位置较深，损伤部位较广时，可有出血、头痛、视力障碍等症状。儿童单侧鼻塞及流臭秽脓血涕者，应首先考虑鼻异物。前鼻镜检查或鼻内镜检查多能发现鼻内异物（彩图15），疑有金属异物时，可行X线摄片协助诊断。

本病与鼻窒、鼻渊及鼻菌等疾病均有鼻塞、流涕的症状，应予鉴别，鉴别要点在于详细询问是否有异物入鼻史，并对鼻腔进行仔细检查，看是否存在异物。除此以外，鼻窒多为双侧交替鼻塞，鼻渊的流涕多无明显臭秽气味，此与鼻异物的单侧鼻塞、流臭秽脓血涕的特点不同。鼻异物与鼻菌的鉴别要点参见第十章第二节之"鼻菌"。

【病因病机】

儿童因无知或不慎将细小物件塞入鼻腔；进食不慎或呕吐时食物经鼻咽部进入鼻腔；因外伤、枪弹伤或爆炸伤致异物留于鼻腔；因露宿野外，小昆虫偶然进入鼻腔；医源性异物遗留在鼻内；精神病患者自行塞入异物等。常见异物有三类：

1. 植物类　如黄豆、花生粒、玉米、瓜子、果仁等异物滞留鼻腔，可致鼻塞流涕，若滞留时间较长，异物遇水膨胀，则症状加重。

2. 生物类　小昆虫、蚂蚁、水蛭等进入鼻腔，爬行骚动，可致疼痛、出血。

3. 非生物类　纸团、橡皮、玻璃球、粉笔、纽扣、泡沫、沙石、弹头、弹片等滞留鼻内，阻塞鼻窍，可致鼻塞流涕，甚者染毒溃烂。

【辨证及治疗】

本病的治疗以外治为主，可根据异物的性质、形态、大小及存留的位置不同，采取适当的取出法。

1. 细小异物　可用通关散吹鼻，借喷嚏将异物喷出。

2. 圆形异物　如珠子、豆子、纽扣等，可用异物钩或小刮匙，绕至异物后方，由后向前拨出，不可用镊子夹取，以免将异物推向深处。

3. 质软或条状异物　如纸团、纱条等，可直接用镊子夹取。

4. 形态不整或体形较大的异物　可夹碎分次取出，经鼻前孔难以取出之异物，可取仰卧低头位，将异物推向鼻咽部，经口腔取出。

5. 动物性异物　须先将其麻醉或杀死后再用钳取出。

6. 较深的金属异物　需在X线荧光屏观察下手术取出。

异物取出后，如局部黏膜有糜烂、破损者，可用减充血剂滴鼻，以防粘连。若已有粘连，则分离后填入明胶海绵或凡士林纱条。

【预防与调护】

1. 教育儿童不要将异物塞入鼻内。另外，一旦发现儿童出现单侧鼻塞、流臭秽涕等症状，要警惕鼻异物发生的可能，要及时诊治，以免贻误时机，加重病情。

2. 医务人员在取出鼻腔填塞物后，应仔细检查，并清点填塞物，以免有所遗留。

3. 小儿患者，要防止鼻异物滑入气管，引起窒息。

4. 嘱病人不可盲目用手或其他不恰当器械自行挖取异物，以免将异物推向深处，造成不必要的损伤。

【预后及转归】

本病如及时取出异物，预后良好。某些异物停留鼻内，可能向后滑入咽部，有吸入气管或吞入胃内的可能。鼻异物停留日久，可并发鼻窒、鼻渊等病证。异物滞留鼻内日久也可形成鼻石，鼻石压迫，可致鼻甲萎缩或鼻中隔穿孔。

第一节　喉　痹

喉痹是以咽部红肿疼痛或异物哽阻不适感、喉底或有颗粒状突起为主要特征的疾病。本病为临床常见多发病，可发生于各种年龄，病程可长可短，亦可反复发作。喉痹一词，首见于长沙马王堆帛书《阴阳十一脉灸经》。《内经》多次论述了喉痹，如《素问·阴阳别论》："一阴一阳结，谓之喉痹。"历代医家对喉痹的认识不尽一致，其包括范围甚广，与本节所论喉痹的含义不尽相同。西医学的急慢性咽炎及某些全身性疾病在咽部的表现等可参考本病进行辨证治疗。

【诊断与鉴别】

喉痹主要表现为咽部痹阻不通，具体表现为两种类型：一是以咽部疼痛为主，吞咽时尤甚，检查见咽部黏膜红肿，咽后壁或见脓点，患者多有外感病史，病程较短。二是以咽部异物感、哽哽不利为主，或出现咽干、咽痒、咽部微痛及灼热感等各种不适，可反复发作，病程一般较长，检查见咽黏膜肥厚增生，咽后壁颗粒状突起（彩图16），或见咽黏膜干燥。

本病须与乳蛾、梅核气、喉痈等疾病相鉴别，鉴别要点参见"乳蛾""梅核气""喉痈"等疾病中。

【病因病机】

咽喉是十二经脉循行交汇之要冲，宜空宜通。诸脉失和，咽喉痹阻，其症不一，究其病由，或外邪侵袭，或火毒上攻，或痰瘀交阻，或阴阳气虚。

1.外邪侵袭　气候骤变，寒暖不调，风邪乘虚侵袭。风热之邪壅遏肺系，肺失宣降，邪热上壅咽喉，发为喉痹；风寒之邪阻遏卫阳，不得宣泄，壅结咽喉，亦可发为喉痹。

2.肺胃热盛　外邪不解，壅盛传里，或过食辛热、醇酒厚味之类，肺胃蕴热，复感外邪，内外邪热搏结，蒸灼咽喉而为喉痹。

3.肺肾阴虚　温热病后，或劳伤过度，耗伤肺肾阴液，咽喉失于滋养，加之阴虚水不制火，虚火上灼咽喉，发为喉痹。

4.脾气虚弱　饮食不节，忧思或劳倦过度，损伤脾胃，或久病伤脾、过用寒凉，致脾胃虚弱，中焦升降失调，气血津液化生不足，咽喉失养，发为喉痹。

5.脾肾阳虚　禀赋不足，或疲劳、房劳过度，或久病误治，以至脾肾阳虚，咽失温煦，寒湿凝闭为病，或肾阳虚，虚阳浮越于咽喉而为病。

6.痰凝血瘀　情志不遂，气机不畅，气滞痰凝，或脾虚生痰，久病生瘀，或喉痹反复，余邪留滞，经脉瘀阻，使痰凝血瘀，结聚咽喉而为病。

【辨证及治疗】

喉痹以咽部红肿疼痛为主者，多属实证、热证；以咽部异物哽阻不适感为主者，多属虚证或痰凝血瘀之证。

1. 分型论治

（1）外邪侵袭

主证：咽部疼痛，吞咽不利。偏于风热者，咽痛较重，吞咽时痛增，咽部黏膜鲜红、肿胀，或颌下有臖核；伴发热，恶寒，头痛，咳痰黄稠；舌红，苔薄黄，脉浮数。偏于风寒者，咽痛较轻，咽部黏膜淡红；伴恶寒发热，身痛，咳嗽痰稀；舌质淡红，苔薄白，脉浮紧。

证候分析：外邪侵袭，肺失宣降，气机不利，则咽部疼痛，吞咽不利；风热上攻咽喉，则疼痛较重，黏膜红肿明显，咳嗽痰黄稠；发热恶寒、头痛、舌红苔薄黄、脉浮数为风热在表之象。风寒外袭，卫阳被郁遏，不得宣泄，邪不外达，凝聚于咽，则咽痛不适，黏膜淡红；寒邪束表，肺卫失宣，则恶寒发热，身疼痛，咳嗽痰稀；舌质淡红、苔薄白、脉浮紧为风寒在表之象。

治法：疏风散邪，宣肺利咽。

方药：风热外袭者，宜疏风清热，消肿利咽，可用疏风清热汤加减。方中以荆芥、防风疏风解表；金银花、连翘、黄芩、赤芍清热解毒；玄参、浙贝母、天花粉、桑白皮清肺化痰；牛蒡子、桔梗、甘草散结解毒，清利咽喉。风寒外袭者，宜疏风散寒，宣肺利咽，可选用六味汤加味。方中荆芥、防风、薄荷疏散风邪；桔梗、甘草宣肺利咽；僵蚕祛风痰，利咽喉。若咳嗽痰多者，可加苏叶、杏仁、前胡；若鼻塞、流涕者，可加苍耳子、辛夷、白芷。

（2）肺胃热盛

主证：咽部红肿疼痛较剧，吞咽困难，喉底颗粒红肿或有脓点，颌下有臖核。发热，口渴喜饮，口气臭秽，大便燥结，小便短赤。舌质红，苔黄，脉洪数。

证候分析：肺胃热盛，火热燔灼咽喉，则咽部疼痛较剧，吞咽困难；火热内炽，则发热、口渴喜饮、口气臭秽、大便燥结、小便短赤；火热邪毒结于颌下，则颌下有臖核；舌质红、苔黄、脉洪数为里热之象。

治法：清热解毒，消肿利咽。

方药：清咽利膈汤加减。方中荆芥、防风、薄荷疏风散邪；金银花、连翘、栀子、黄芩、黄连泻火解毒；桔梗、甘草、牛蒡子、玄参利咽消肿止痛；生大黄、玄明粉通便泄热。若咳嗽痰黄、颌下臖核痛甚，可加射干、瓜蒌仁、夏枯草；高热者，可加水牛角、大青叶；如有白腐或伪膜，可加蒲公英、马勃等。

（3）肺肾阴虚

主证：咽部干燥，灼热疼痛不适，午后较重，或咽部哽哽不利，黏膜暗红而干燥。干咳痰少而稠，或痰中带血，手足心热，或见潮热盗汗，颧红，失眠多梦。舌红少苔，脉细数。

证候分析：阴虚津少，虚火上炎，故咽中不适、微痛、干痒、灼热感、异物感；午后阳明经气旺，阴分受克制，故症状更重；肺阴不足，肃降失职，肺气上逆，则干咳痰少而稠；虚火久灼，气血瘀滞，故咽部暗红；肺肾阴虚，咽喉失于濡养，故黏膜干燥而萎缩；阴虚火旺，则潮热、盗汗、颧红、手足心热；舌红少苔、脉细数为阴虚火旺之象。

治法：滋养阴液，降火利咽。

方药：肺阴虚为主者，宜养阴清肺，可选用养阴清肺汤加减。方用生地黄、玄参、麦冬、白芍滋阴养液；贝母、牡丹皮、薄荷清肺热；甘草健脾和中。若喉底颗粒增多者，可酌加桔梗、香附、郁金、合欢花等以行气活血、解郁散结。肾阴虚为主者，宜滋阴降火，可选用知柏地黄汤加减。

（4）脾气虚弱

主证：咽喉哽哽不利或痰黏着感，咽燥微痛，咽黏膜淡红或微肿，喉底颗粒较多，或有分泌物附着。口干而不欲饮或喜热饮，易恶心，时有呃逆反酸，若受凉、疲倦、多言则症状加重。平素倦怠乏力，少气懒言，胃纳欠佳，或腹胀，大便溏薄。舌质淡红，边有齿印，苔白，脉细弱。

证候分析：脾胃虚弱，运化失职，津液不能上达于咽，咽部脉络失其濡养，气血运行不畅，则咽喉哽哽不利、咽燥微痛、口干而不欲饮或喜热饮；脾胃气虚，水湿不运，聚而生痰，阻滞咽部，则咽部有痰黏着感、黏膜淡红或微肿、喉底颗粒较多；气机失调，胃气上逆，故易恶心、呃逆反酸；脾胃虚弱，运化失职，则胃纳欠佳、腹胀、大便溏薄；脾胃虚弱，气血化生不足，则倦怠乏力、少气懒言；舌质淡红、边有齿印、苔白、脉细弱为气虚之象。

治法：益气健脾，升清降浊。

方药：补中益气汤加减。若咽部脉络充血，咽黏膜肥厚者，可加丹参、川芎、郁金以活血行气；痰黏者可加法半夏、香附、枳壳以理气化痰、散结利咽；易恶心、呃逆反酸者，可加法半夏、厚朴、佛手、陈皮等以和胃降逆；若纳差、腹胀便溏、苔腻者，可加砂仁、藿香、茯苓、薏苡仁等，以健脾化湿。

（5）脾肾阳虚

主证：咽部异物感，微干微痛，哽哽不利，咽部黏膜淡红。痰涎稀白，面色苍白，形寒肢冷，腰膝冷痛，夜尿频而清长，腹胀纳呆，下利清谷。舌淡胖，苔白，脉沉细弱。

证候分析：脾肾阳虚，阴寒内生，咽喉失于温煦，则咽部哽哽不适、痰涎增多、黏膜淡红；脾阳虚则腹胀纳呆、下利清谷；肾阳虚则形寒肢冷、面色苍白、腰膝冷痛；膀胱气化不利则夜尿频而清长；舌淡胖、苔白、脉沉细弱为阳气虚之象。

治法：补益脾肾，温阳利咽。

方药：附子理中丸加减。方中人参、白术益气健脾；干姜、附子温补脾肾之阳气；甘草健脾和中。若腰膝酸软冷痛者，可酌加补骨脂、杜仲、牛膝等；若咽部不适、痰涎清稀量多者，可酌加半夏、陈皮、茯苓等；若腹胀纳呆者，可加砂仁、木香等。

（6）痰凝血瘀

主证：咽部异物感，痰黏着感，焮热感，或咽微痛，咽干不欲饮，咽黏膜暗红，喉底颗粒增多或融合成片，咽侧索肥厚，易恶心呕吐，胸闷不适。舌质暗红，或有瘀斑、瘀点，苔白或微黄，脉弦滑。

证候分析：痰凝血瘀，结于咽喉，则咽异物感、痰黏着感、焮热、微痛不适、易恶心呕吐、喉底颗粒增多、咽侧索肥厚；痰瘀交阻，气机不畅，则胸闷不适；舌质暗红，或有瘀斑、瘀点为内有瘀血之象；脉弦滑为痰湿之象。

治法：祛痰化瘀，散结利咽。

方药：贝母瓜蒌散加减。方中贝母、瓜蒌清热化痰；橘红理气化痰；桔梗宣利肺气而利咽；天花粉生津润肺；茯苓健脾利湿。可加赤芍、牡丹皮、桃仁活血祛瘀散结。若咽部不适、咳嗽痰黏者，可酌加杏仁、紫菀、款冬花、半夏等；若咽部刺痛、异物感、胸胁胀闷者，可加香附、枳壳、郁金、合欢皮疏肝解郁、行气宽胸。

2. 外治法

（1）吹喉法　将中药制成粉剂，直接吹喷于咽喉患部，以清热止痛利咽，如冰硼散等。

（2）含漱法　中药煎水含漱，如：①金银花、连翘、薄荷、甘草煎汤。②桔梗、甘草、菊花煎汤。

（3）含噙法 将中药制成丸或片剂含服，使药物直接作用于咽喉，以达到治疗目的。

（4）蒸气吸入 可用内服之中药煎水装入保温杯中，趁热吸入药物蒸气，熏蒸咽喉，亦可将中药液置入蒸气吸入器中进行蒸气吸入。

（5）烙治法 喉底颗粒较多，可配合烙治法，具体方法参见第六章第二节。

3. 针灸疗法

（1）体针 可选用合谷、内庭、曲池、足三里、肺俞、太溪、照海等为主穴，以尺泽、内关、复溜、列缺等为配穴。每次主穴、配穴可各选 2～3 穴，根据病情可用补法或泻法，每日 1 次。

（2）灸法 主要用于体质虚寒者，可选合谷、足三里、肺俞等穴，悬灸或隔姜灸，每次 2～3 穴，每穴 20 分钟。

（3）耳针 可选咽喉、肺、心、肾上腺、神门等埋针，亦可用王不留行籽贴压以上耳穴，两耳交替。

（4）穴位注射 可选人迎、扶突、水突等穴，每次 1 穴（双侧），药物可用丹参注射液、川芎注射液，或维生素 B_1 注射液等，每穴 0.5～1mL。

（5）刺血法 咽喉痛较甚、发热者，可配合耳尖、少商、商阳穴点刺放血，以助泄热。

4. 按摩导引

（1）按摩 于喉结旁开 1～2 寸，亦可沿颈部第 1～7 颈椎棘突旁开 1～3 寸，用食指、中指、无名指沿纵向平行线上下反复轻轻揉按，或可用一指禅推法，每次 10～20 分钟。

（2）导引 可用叩齿咽津法，具体方法参见第六章第四节。

【预防与调护】

1. 饮食有节，忌过食肥甘厚腻及生冷寒凉，戒除烟酒；咽部红肿疼痛者，忌辛燥食物。

2. 起居有常，避免熬夜，早睡早起，增强体质。注意保暖防寒，改善环境，减少空气污染。

3. 动静适宜，劳逸结合，避免过度疲劳。

4. 保持心情舒畅，减轻压力。

【预后及转归】

本病应用中医辨证治疗，大多预后良好。

【知识拓展】

喉痹的含义 喉痹是最古老的病名之一，其中"喉"是咽喉的统称，"痹"是闭塞不通之意。咽喉为饮食、呼吸之要道，又是经脉循行之要冲，因而咽喉的通畅对于身体健康极为重要，一旦咽喉闭塞（即喉痹）则会造成严重的后果，这就是自古以来"喉痹"一直受到重视的原因。但在历代医籍中，喉痹这一病名的含义比较笼统，归纳起来主要有两个方面的含义：一是指咽喉口齿疾病的总称；二是指咽喉肿塞、疼痛剧烈，以致吞咽、呼吸均感困难的咽喉急重症。随着临床实践的深入，自清代开始逐渐将喉痹作为一种独立的疾病而与喉风、乳蛾、喉痈等区别开来。如《喉科心法·单蛾双蛾》说，"凡红肿无形为痹，有形是蛾"，从形态上加以鉴别。又如《医林绳墨》卷七说，"近于上者，谓之乳蛾、飞蛾，近于下者，谓之喉痹、闭喉……近于咽嗌者，谓之喉风、缠喉风"，从发病部位不同加以区别。根据喉痹的病因病机及咽部形态不同，又有风热喉痹、风寒喉痹、阴虚喉痹、阳虚喉痹、帘珠喉痹、红喉、帘珠喉等不同的病名。总的来说，古代医籍中喉痹的含义不甚清晰。1964 年出版的中医学院试用教材《中医喉科学讲义》将喉痹的范围限定在"发病及其病程演变不危急，咽喉红肿疼痛较轻而不剧，并有轻度吞咽不顺或声低音哑等证候，如不再为邪毒侵犯，一般多无严重发展"。2003 年出版的普通高等教育"十五"国家级规划教材《中医耳鼻咽喉科学》将喉痹定义为"以咽痛或异物感不适，咽部红肿，或喉底有颗粒突起为主要特征的咽部疾病"。本书对喉痹的定义与后者大致相同。

第二节　乳　蛾

乳蛾是以咽痛或咽部不适感，喉核红肿、表面有黄白色脓点为主要特征的疾病。本病是临床常见多发病，以儿童及青壮年为多见。乳蛾一名首见于宋代，如《仁斋直指方论》卷二十一："吹喉散，治咽喉肿痛、急慢喉痹、悬痈、乳蛾，咽物不下。"历代医著有关乳蛾的名目繁多，如乳蛾、单蛾、双蛾、连珠乳蛾、烂乳蛾、活乳蛾、死乳蛾、阳蛾、阴蛾等。西医学的急慢性扁桃体炎等病可参考本病进行辨证治疗。

【诊断与鉴别】

本病有两种表现形式：急骤发作者，常有受凉、疲劳、外感病史，咽痛剧烈，吞咽困难，痛连耳窍，可伴有畏寒、高热、头痛、纳差、乏力、周身不适等症状，小儿可有高热、抽搐、呕吐、昏睡等症状。检查见喉核红肿，喉核上有黄白色脓点（彩图 17），重者喉核表面腐脓成片，但不超出喉核范围，且易拭去，颌下多有臖核。慢性发作者，常见咽干痒不适，哽哽不利，或咽痛、发热反复发作。检查见喉关暗红，喉核肥大或干瘪、表面凹凸不平，色暗红，上有白星点，挤压喉核，有白色腐物自喉核溢出。

本病应与喉痹、白喉相鉴别。①乳蛾与喉痹的症状非常相似，但乳蛾的病位在喉核，故见喉核红肿，表面有脓点；喉痹的病位在咽部，可见喉底有颗粒状突起，喉核一般无明显红肿及脓点。《喉科心法·单蛾双蛾》一语道出了乳蛾与喉痹的鉴别要点："凡红肿无形为痹，有形是蛾。"②乳蛾若喉核表面腐脓成片时应与白喉相鉴别：白喉病喉核上可见灰白色假膜，假膜可超越腭弓，覆盖软腭、悬雍垂或咽后壁，假膜与组织紧密粘连，不易剥离，如强行剥离则易出血；乳蛾的白色分泌物一般不超出喉核范围，且易于拭去。

【病因病机】

起病急骤者，多为风热之邪乘虚外袭，火热邪毒搏结喉核而致。若病久体弱，脏腑失调，邪毒久滞喉核，易致病程迁延，反复发作。

1. 风热外袭　风热外袭，肺气不宣，肺经风热循经上犯，结聚于喉核，发为乳蛾。

2. 肺胃热盛　邪热传里，肺胃受之，肺胃热盛，上灼喉核而为病，或因饮食不节，脾胃蕴热，热毒上攻，蒸灼喉核而为病。

3. 肺肾阴虚　素体阴虚，或病后伤阴，肺肾阴虚，津液不足，喉核失养，加之虚火上炎，上灼喉核而发病。

4. 脾胃虚弱　素体脾胃虚弱，不能运化水谷精微，气血生化不足，喉核失养，加之脾失运化，湿浊内生，结聚于喉核而为病。

5. 痰瘀互结　饮食不节，脾胃损伤，痰湿内生；情志不遂，气滞血瘀，痰瘀互结喉核，脉络闭阻而为病。

【辨证及治疗】

本病发病急骤者，多为实证、热证，如风热外袭或肺胃热盛，病程迁延或反复发作者，多为虚证或虚实夹杂证，如肺肾阴虚、脾胃虚弱、痰瘀互结等。

1. 分型论治

（1）风热外袭

主证：咽部灼热、疼痛，吞咽时痛甚，喉核红肿，表面有少量黄白色腐物。发热，微恶寒，头痛，咳嗽。舌质红，苔薄黄，脉浮数。

证候分析：风热邪毒搏结于喉核，气血壅滞，故咽喉灼热、疼痛、喉核红肿；病初起，火热不甚，故喉核表面黄白色腐物不多；风热在表，故发热、微恶寒、头痛；风热袭肺，宣降失职，故咳嗽；舌质红、苔薄黄、脉浮数为风热在表之象。

治法：疏风清热，利咽消肿。

方药：疏风清热汤加减。

（2）肺胃热盛

主证：咽部疼痛剧烈，连及耳根，吞咽困难，痰涎较多，喉核红肿，有黄白色脓点，甚者喉核表面腐脓成片，颌下有臖核。高热，口渴引饮，咳嗽痰黄稠，口臭，腹胀，便秘，溲黄。舌质红，苔黄厚，脉洪大而数。

证候分析：肺胃热盛，火毒上攻咽喉，则见喉核红肿，咽部疼痛剧烈，连及耳根，吞咽困难；火毒灼伤，化腐成脓，则有黄白色脓点，甚至腐脓成片；热灼津液成痰，痰火郁结，故痰涎多、颌下有臖核；邪热传里，胃腑热盛，则发热、口臭、腹胀；热盛伤津，则口渴引饮，痰稠而黄；热结于下，则大便秘结、小便黄赤；舌质红、苔黄厚、脉洪数为肺胃热盛之象。

治法：泄热解毒，利咽消肿。

方药：清咽利膈汤加减。若咳嗽痰黄稠，颌下有臖核，可加射干、瓜蒌、贝母以清化热痰而散结；持续高热，加石膏、天竺黄以清热泻火、除痰利咽；若喉核腐脓成片，加入马勃、蒲公英等以祛腐解毒；肿痛甚者可含服六神丸，以清热解毒、消肿止痛。

（3）肺肾阴虚

主证：咽部干燥，微痒微痛，哽哽不利，午后症状加重，喉核肿大或干瘪，表面不平，色潮红，或有细白星点，喉核被挤压时，有黄白色腐物溢出。午后颧红，手足心热，失眠多梦，或干咳痰少而黏，腰膝酸软，大便干。舌红少苔，脉细数。

证候分析：肺肾阴虚，津不上承，咽喉失于濡养，加之虚火上扰，故见咽喉干燥、微痒微痛、哽哽不利；阳明经气旺，阴分受克制，故午后症状加重；虚火灼腐喉核，气血不畅，故见喉核肿大暗红或干瘪，隐窝口有黄白色腐物，喉关亦暗红肥厚；阴虚火旺，故午后颧红、手足心热、失眠多梦、大便干；肺阴虚则干咳痰少而黏；肾阴虚则腰膝酸软；舌红少苔、脉细数为阴虚之象。

治法：滋养肺肾，清利咽喉。

方药：百合固金汤加减。方中百合、生地黄、熟地黄、麦冬、玄参滋养肺肾，清热利咽生津；当归、芍药养血和阴；贝母、桔梗清肺利咽；甘草健脾和中。诸药合而用之使肺肾得养，阴液充足，虚火自降。咽痛者，可加牛蒡子、蝉蜕以利咽；失眠者可加酸枣仁以安神。

（4）脾胃虚弱

主证：咽干痒不适，异物梗阻感，喉核淡红或淡暗肥大，溢脓白黏。易恶心呕吐，口淡不渴，纳呆便溏，神疲乏力。舌质淡，苔白，脉缓弱。

证候分析：脾气虚，清阳不升，喉核失养，故咽部干痒不适；浊阴不降，气机不利，故有异物梗阻感、易恶心呕吐；脾虚湿困，则见喉核淡红或淡暗肥大，溢脓白黏；脾胃虚弱，运化失职，则纳呆便溏、口淡不渴；脾虚气血化生不足，则神疲乏力；舌淡苔白、脉缓弱为脾虚之象。

治法：健脾和胃，祛湿利咽。

方药：六君子汤加减。本方健脾胃，除痰湿。若痰湿重者加厚朴、石菖蒲宣畅气机、祛湿利咽；若喉核肿大不消加浙贝母、牡蛎。

（5）痰瘀互结

主证：咽干涩不利，或刺痛胀痛，痰黏难咯，迁延不愈，喉关暗红，喉核肥大质韧，表面凹凸不平。咳嗽痰白，胸脘痞闷。舌质暗有瘀点，苔白腻，脉细涩。

证候分析：痰瘀互结于喉核，气机不畅，故咽干涩不利、刺痛胀痛、喉关暗红、喉核肥大质韧、表面凹凸不平；痰湿阻滞，肺失宣肃，则咳嗽痰白、痰黏难咯、胸脘痞闷；舌质暗有瘀点、苔白腻、脉细涩为内有痰瘀之象。

治法：活血化瘀，祛痰利咽。

方药：会厌逐瘀汤合二陈汤加减。会厌逐瘀汤中用桃仁、红花、当归、赤芍、生地黄活血祛瘀；配合柴胡、枳壳行气理气；桔梗、甘草、玄参清利咽喉；配合二陈汤祛痰利咽。喉核暗红、质硬不消，加昆布、莪术；复感热邪，溢脓黄稠，加黄芩、蒲公英、车前子等。

2. 外治法

（1）刺割法　应用毫针或针刀，刺割喉核表面；或用三棱针点刺耳尖、少商、商阳穴放血，有泄热消肿的功效。

（2）吹药法　可选用清热解毒、利咽消肿的中药粉剂吹入喉核患处，每日数次。

（3）含漱法　用金银花、甘草、桔梗适量，或荆芥、菊花适量煎水含漱，每日数次。

（4）含噙法　可用清热解毒利咽的中药含片或丸剂含服。

（5）蒸气吸入　用清热解毒利咽的中草药煎水，蒸气吸入，每日1～2次。

（6）烙治法　适用于久病乳蛾、喉核肥大者，经多次烙治后可使喉核逐渐缩小，并消除咽喉不适的症状，从而免于手术。具体方法参见第六章第二节。

（7）啄治法　适用于久病乳蛾、喉核肥大者，多次啄治后可达到与烙治类似的效果。具体方法参见第六章第二节。

3. 针灸疗法

（1）体针　实热证，选合谷、内庭、曲池，配天突、少泽、鱼际，每次2～4穴，针刺，用泻法。虚证，选太溪、鱼际、三阴交、足三里，平补平泻，留针20～30分钟。

（2）耳针　实热证，取扁桃体、咽喉、肺、胃、肾上腺，强刺激，留针10～20分钟；或取扁桃体穴埋针，每日按压数次以加强刺激。虚证，取咽喉、肾上腺、皮质下、脾、肾等穴，用王不留行籽贴压，每日以中强度按压2～3次，以加强刺激。

（3）穴位注射　选脾俞、肩井、曲池、天突、孔最等，每次取一侧的1～3穴，每穴注射柴胡注射液或鱼腥草注射液1mL。

【预防与调护】

1.乳蛾急发者应彻底治愈，以免迁延日久，缠绵难愈。

2.注意饮食有节，患病期间饮食宜清淡，避免肥甘厚腻的食物，实热证者忌辛燥食物。戒烟酒。

3.注意起居有常，增强体质，避免感冒诱发乳蛾。

【预后及转归】

乳蛾经积极治疗，大多预后良好。若反复发作，缠绵难愈，可引起局部及全身的并发症，局部并发症有喉痛等，全身并发症有低热、痹证、心悸、怔忡、水肿等。

【知识拓展】

乳蛾的别名　宋代开始医书中有乳蛾的论述，明清以后论述渐多，但名称不统一，"乳蛾"是使用最广的名称，乃因喉核肿胀突出于喉关两侧，形似乳头，或如蚕蛾，故称为乳蛾或喉蛾。因"蛾"与"鹅"同音，故有时又写为"乳鹅"。发病急骤者，称急蛾、鹅风、飞鹅。从发病部位来分，单侧发病者称单蛾，双侧发病者称双蛾；从形态来分，喉核溃腐作烂者，称烂乳蛾或烂头乳蛾；喉核红肿，时轻时重者称活乳蛾；喉核肥大，阻于喉关，不红不痛，日久妨碍饮食、呼吸者，称死乳蛾、乳蛾核或石蛾；从病因来分，有风热乳蛾、虚火乳蛾或阴虚乳蛾之称；以其阴阳属性来分，又有阳蛾与阴蛾之称；若喉核肿痛定时发作，并见脚跟酸痛者，称脚跟喉风或根脚喉风。古代不少医籍中将乳蛾与喉痹、喉风等病证混淆，因此 1964 年出版的中医学院试用教材《中医喉科学讲义》对乳蛾的概念进行了明确的规范："乳蛾又名喉蛾，其发病部位在咽喉部两侧的喉核处，证见红肿疼痛，表面或有黄白色脓样分泌物，因其形状如乳头，或如蚕蛾，故名乳蛾"。

第三节　喉　瘖

喉瘖是以声音嘶哑为主要特征的疾病。本病是临床常见多发病，可发生于任何年龄，教师、歌唱演员等职业用声者尤为多见。早在殷商甲骨文中已有"音有疾""疾言"的记载，《内经》中始称为"瘖"，并有"暴瘖""卒瘖"等记载。喉瘖作为病名，始见于明代的医籍，如《保婴撮要》卷五说："喉中声嘶者，则为喉瘖。"西医学的急性喉炎、慢性喉炎、声带小结、声带息肉、喉肌无力、声带麻痹等疾病均可参考本病进行辨证治疗。

【诊断与鉴别】

本病主要表现为声音嘶哑，轻者仅声音变粗或声音不扬；重者，则有明显声嘶，甚至完全失音。病程可长可短。检查可见：喉黏膜及声带充血、肿胀；或声带淡红肥厚，边缘有小结（彩图 20）或息肉，声门闭合不全；或喉黏膜及声带干燥、变薄；或声带活动受限、固定；或声带松弛无力（彩图 21）。

声嘶除见于喉瘖外，还见于多种喉部疾病，如白喉、喉癣、喉瘤、喉菌等，应加以鉴别。①喉瘖与白喉均有声嘶，但白喉多见于小儿，声嘶显著，咳嗽呈犬吠样，神情萎靡，脸色苍白，全身中毒症状明显，易发生喉梗阻，咽喉部检查可见有不易剥落的白膜，白膜处分泌物涂片或培养可查出白喉杆菌。②喉癣除声嘶外，咽喉干燥疼痛如芒刺，检查见喉部溃疡，多有痨瘵病史。③喉瘤、喉菌检查喉腔可见新生物，或触之易出血，取病变组织行病理检查有助于鉴别。

【病因病机】

喉瘖有虚实之分。实证多由外邪犯肺，或肺热壅盛，或血瘀痰凝，致声门开合不利而致，即所谓"金实不鸣"；虚证多因脏腑虚损，咽喉失养，声门开合不利而致，即所谓"金破不鸣"。

1. 风寒袭肺　风寒外袭，肺气失宣，气机不利，风寒之邪凝聚于喉，致声门开合不利，发为喉瘖。

2. 风热犯肺　风热外袭，肺失清肃，气机不利，邪热上犯于喉，致声门开合不利，发为喉瘖。

3. 肺热壅盛　肺胃积热，灼津为痰，痰热壅肺，肺失宣降，致声门开合不利，发为喉瘖。

4. 肺肾阴虚　素体阴虚，或久病失养，肺肾阴亏，虚火上炎，蒸灼于喉，致声门失健，开合不利，发为喉瘖。

5. 肺脾气虚　素体气虚，或劳倦太过，久病失调，或过度用嗓，气耗太甚，致肺脾气虚，无力鼓动声门，发为喉瘖。

6. 血瘀痰凝　用嗓太过，耗气伤阴，喉部脉络受阻，经气郁滞不畅，气滞则血瘀痰凝，致声带肿胀或形成小结及息肉，妨碍声门开合，发为喉瘖。

【辨证及治疗】

本病初期多为实证，临床辨证多属风寒、风热或肺热壅盛；病久则多为虚证或虚实夹杂证，临床辨证多属肺肾阴虚、肺脾气虚或血瘀痰凝。治疗方面，在辨证用药的基础上应注意配合开音法的运用，并配合相应的外治及针灸、按摩疗法。

1. 分型论治

（1）风寒袭肺

主证：猝然声音不扬，甚则嘶哑，喉黏膜淡红肿胀，声门闭合不全。鼻塞，流清涕，咳嗽，口不渴，或恶寒发热，头身痛。舌淡红，苔薄白，脉浮紧。

证候分析：风寒袭肺，壅遏肺气，肺气不宣，风寒壅闭于喉，致声门开合不利，故猝然声音不扬，甚则嘶哑；寒主凝闭，气血凝滞于喉，故见喉黏膜及声带淡红肿胀、声门闭合不全；风寒袭肺，肺失宣降，则鼻塞、流清涕、咳嗽、口不渴；风寒外束，卫阳被郁，不得宣泄，故见恶寒发热、头身痛；舌淡苔薄白、脉浮紧为风寒在表之象。

治法：疏风散寒，宣肺开音。

方药：三拗汤加减。方中以麻黄疏散风寒，杏仁宣降肺气，甘草利咽喉、健脾和中。可加木蝴蝶、石菖蒲通窍开音；加苏叶、生姜以助散寒；鼻塞者可加白芷、辛夷以通窍。

（2）风热犯肺

主证：声音不扬，甚则嘶哑，喉黏膜及声带红肿，声门闭合不全。咽喉疼痛，干痒而咳，或发热微恶寒，头痛。舌质红，苔薄黄，脉浮数。

证候分析：风热犯肺，肺失清肃，致声门开合不利，故声音不扬，甚则嘶哑，喉黏膜及声带红肿；风热犯肺，肺气不降，咽喉气机不利，故喉干痒而咳、咽喉疼痛；风热外袭，正邪交争，则发热恶寒、头痛；舌质红、苔薄黄、脉浮数为风热在表之象。

治法：疏风清热，利喉开音。

方药：疏风清热汤加减。本方疏散风热，清利咽喉，可加蝉蜕、木蝴蝶、胖大海以利喉开音。若痰黏难出者，可加瓜蒌皮、杏仁以化痰。

（3）肺热壅盛

主证：声音嘶哑，甚则失音，喉黏膜及室带、声带深红肿胀，声带上有黄白色分泌物附着，闭合不全。咽喉疼痛，咳嗽痰黄，口渴，大便秘结。舌质红，苔黄厚，脉滑数。

证候分析：肺胃积热，炼津为痰，痰热壅阻于喉，致声门开合不利，故声音嘶哑，甚则失音；痰热壅肺，上蒸咽喉，故咽喉痛甚，喉黏膜及室带、声带深红肿胀；肺胃热盛，则见口渴、大便秘结、舌质红、苔黄厚、脉滑数等。

治法：清热泻肺，利喉开音。

方药：泻白散加减。本方为清热泻肺之主方，可加黄芩、杏仁以加强本方清肺热、宣肺利气之功；加瓜蒌仁、浙贝母、天竺黄、竹茹以清化痰热；加蝉蜕、木蝴蝶以利喉开音；大便秘结者，可加大黄。

（4）肺肾阴虚

主证：声音嘶哑日久，喉黏膜及室带、声带微红肿，声带边缘肥厚，或喉黏膜及声带干燥、变薄，声门闭合不全。咽喉干涩微痛，干咳，痰少而黏，时时清嗓，或兼颧红唇赤、头晕、虚烦少寐、腰膝酸软、手足心热等症状。舌红少津，脉细数。

证候分析：肺肾阴虚，咽喉失养，致声门失健，开合不利，则声嘶日久难愈；阴虚生内热，虚火上炎，故喉黏膜及室带、声带微红肿，咽喉干涩微痛，或喉及声带黏膜干燥、变薄；虚火炼痰，故干咳痰黏，清嗓则舒；颧红唇赤、头晕、虚烦少寐、腰膝酸软、手足心热、舌红少津、脉细数均属阴虚火旺之象。

治法：滋阴降火，润喉开音。

方药：百合固金汤加减。可加木蝴蝶、诃子、藏青果利喉开音。若虚火旺者，加黄柏、知母以降火坚阴；若以声嘶、咽喉干痒、咳嗽、焮热感为主的阴虚肺燥之证，宜甘露饮以生津润燥。

（5）肺脾气虚

主证：声嘶日久，语音低沉，高音费力，不能持久，劳则加重，喉黏膜色淡，声门闭合不全（彩图21）。少气懒言，倦怠乏力，纳呆便溏，面色萎黄。舌淡胖，边有齿痕，苔白，脉细弱。

证候分析：肺脾气虚，无力鼓动声门，故声门闭合不全、语音低沉、高音费力、不能持久；劳则耗气，故遇劳加重；脾气虚则少气懒言、倦怠乏力、纳呆便溏、面色萎黄；舌淡边有齿痕、苔白、脉细弱为气虚之象。

治法：补益肺脾，益气开音。

方药：补中益气汤加减。本方补益肺脾之气，养喉洪声；可加生诃子收敛肺气、利喉开音，加石菖蒲芳香通窍；若声带肿胀，湿重痰多者，可加半夏、茯苓、扁豆健脾化痰。

（6）血瘀痰凝

主证：声嘶日久，讲话费力，喉黏膜及室带、声带暗红肥厚，或声带边缘有小结（彩图20）、息肉。喉内异物感或有痰黏着感，常需清嗓，胸闷不舒。舌质暗红或有瘀点，苔腻，脉细涩。

证候分析：气滞血瘀痰凝，结聚咽喉，故声带暗红，或有小结、息肉；声门开合不利，故声嘶难愈，讲话费力；血瘀痰凝，黏附声带，故喉内有异物感、痰黏着感；血瘀痰凝，气机不畅，则胸闷不舒；舌质暗红或有瘀点、脉细涩为血瘀之象，苔腻为痰湿之象。

治法：行气活血，化痰开音。

方药：会厌逐瘀汤加减。方中以当归、赤芍、红花、桃仁、生地黄活血祛瘀；枳壳、柴胡以疏肝理气，气行则血行，血行则瘀散；桔梗、甘草、玄参宣肺化痰，利喉开音。若痰多者，可加贝母、瓜蒌仁、海浮石以化痰散结。若兼肺肾阴虚，可配合百合固金汤加减；若兼肺脾气虚，可配合补中益气汤加减。

2. 外治法

（1）含嗽法　选用具有清利咽喉作用的中药制剂含服，有助于消肿止痛开音。

（2）蒸气吸入　根据不同证型选用不同的中药水煎，取过滤药液进行蒸气吸入。如风寒袭肺者，可用紫苏叶、香薷、蝉蜕等；风热犯肺或肺热壅盛者，可用柴胡、葛根、黄芩、生甘草、桔梗、薄荷等；肺肾阴虚者，可用乌梅、绿茶、甘草、薄荷等。

（3）离子导入法　用红花、橘络、乌梅、绿茶、甘草、薄荷水煎取汁，进行喉局部直流电离子导入治疗，有利喉消肿开音的作用。

3. 针灸疗法

（1）体针　可采用局部与远端取穴相结合的方法。局部取穴：人迎、水突、廉泉、天鼎、扶突，每次取2～3穴。远端取穴：病初起者，可取合谷、少商、商阳、尺泽，每次取1～2穴，用泻法；病久者，若肺脾气虚可取足三里，若肺肾阴虚可取三阴交，用平补平泻法或补法。

（2）刺血法　用三棱针刺两手少商、商阳、三商（奇穴，别名大指甲根）、耳轮1～6等穴，每穴放血1～2滴，每日1次，有泄热开窍、利喉开音的作用，适用于喉瘖实热证。

（3）耳针　取咽喉、声带、肺、大肠、神门、内分泌、皮质下、平喘等穴，脾虚者加取脾、胃，肾虚者加取肾，每次3～4穴，针刺20分钟。病初起，每日1次，久病隔日1次，也可用王不留行籽或磁珠贴压，每次选3～4穴。

（4）穴位注射　取喉周穴位，如人迎、水突、廉泉，每次选2～3穴行穴位注射，药物可选用复方丹参注射液、当归注射液等，每次注射 0.5～1mL 药液。

（5）穴位磁疗 取喉周穴位，如人迎、水突、廉泉，每次选 2～3 穴，贴放磁片，或加用电流，每次 20 分钟。

（6）氦－氖激光穴位照射 取喉周穴位，如人迎、水突、廉泉等，每次选 2～3 穴，局部直接照射。

4. 按摩疗法

声音嘶哑的按摩法详见第六章第四节。

【预防与调护】

1. 患病期间宜少讲话，注意声带休息。

2. 职业用声者应注意发声方法，避免用声过度。

3. 注意起居有常，增强体质，预防感冒。

4. 避免粉尘及有害化学气体的刺激。

5. 注意饮食有节，节制肥甘厚腻及生冷寒凉之品，戒烟酒。

【预后及转归】

本病大多预后良好。起病急骤者，经及时适当治疗，多可痊愈。反复发作者，则病程迁延，缠绵难愈。

【知识拓展】

金实不鸣与金破不鸣 喉为肺系所属，喉的发音有赖肺气推动，故发音异常，其表现在喉而其根源在肺。肺在五行中属金，肺金病变非实即虚，如同钟鼓，若实而不空难以敲响，若破损亦难以敲响。以此比喻喉瘖的原因无非两类：或肺金实，或肺金虚，简单地说就是金实不鸣或金破不鸣。这一高度概括性的总结来自《景岳全书》卷十九："咳嗽声哑者，以肺本属金，盖金实则不鸣，金破亦不鸣。金实者，以肺中有邪，非寒邪即火邪也；金破者，以真阴受损，非气虚即精虚也。"

第四节 喉 咳

喉咳是以阵发性咽喉奇痒、干咳连连为主要特征的疾病。本病是临床常见病、多发病。中医古典医籍中的干咳、呛咳、燥咳、风咳、郁咳等与本病有相似之处，现代亦有称"喉源性咳嗽"者。

【诊断与鉴别】

本病主要表现为阵发性咽喉奇痒，咳嗽连连，且咳而不爽，很少有痰，常反复发作，迁延不愈。检查：咽喉及肺部无明显异常表现。

本病应与喉痹、乳蛾及肺部疾病所致的咳嗽加以鉴别：①喉痹及乳蛾亦可出现咽痒、咳嗽，但痒、咳的程度一般较轻，属伴随症状，其突出症状为咽痛或咽异物感，检查时，喉痹者可见咽黏膜红肿，喉底颗粒突起，乳蛾者则见喉核肿大或干瘪，表面或有黄白色脓点，喉咳的突出症状是咽喉作痒而干咳，无明显咽喉疼痛，咽喉部检查无明显异常。②因肺部疾病而引起的咳嗽，多伴有咳痰，且咳出痰后暂时感到舒畅，病变主要在肺部，通过肺部听诊、影像学检查可明确诊断。

【病因病机】

喉咳常因肺脾气虚或肺肾阴虚于内，风邪或异气侵袭于外，邪壅咽喉，不得外越而致。气候、饮食、情志、环境等可诱发本病。

1. 风邪犯肺 咽喉为肺胃之气出入之通道，若起居不慎，冷暖失调，或过度疲劳，致风邪犯肺，肺失清肃，邪壅咽喉，发为喉咳。

2.肺卫不固 咽喉与皮毛同为人体之藩篱，素体肺气虚弱，卫表不固，易遭风邪、异气侵袭，正邪相争，正不胜邪，邪滞咽喉，而发为喉咳。

3.脾气虚弱 脾主运化，如脾气虚弱，运化失司，则津不上承，咽喉失养，易遭外邪侵袭，发为喉咳。

4.阴虚火旺 素体阴虚或久病损伤肺肾之阴，阴津不足，不能濡养咽喉，加之阴虚则火旺，虚火上灼咽喉，发为喉咳。

【辨证及治疗】

1.分型论治

（1）风邪犯肺

主证：阵发性咽喉发痒，干咳，遇风则加重，咳甚则声嘶，或兼鼻塞、流涕、恶风发热。舌质淡红，苔薄黄或薄白，脉浮。

证候分析：咽喉为肺气出入之要道，风邪犯肺，肺失清肃，邪聚咽喉，则咽痒、干咳，遇风则痒咳加重；风邪犯肺，宣降失职，则鼻塞、流涕；风邪在表，正邪相争则发热恶寒；舌淡、苔薄黄或薄白、脉浮为风邪外袭之象。

治法：疏风散邪，宣肺止咳。

方药：止嗽散加减。方中荆芥疏风解表；桔梗、白前、紫菀、百部宣降肺气而止咳；陈皮、甘草理气健脾。风寒者可合三拗汤治疗；风热者可加蝉蜕、薄荷、牛蒡子等以疏风清热、利咽止痒。

（2）肺卫不固

主证：咽喉发痒，干咳，稍遇风冷或异气则咳嗽加剧。经常鼻塞、流涕，易喷嚏，自汗。舌质淡，苔薄白，脉细弱。

证候分析：素体肺气虚弱，卫表不固，肌腠不密，易遭风邪或异气侵袭，正邪相争，争而不胜，故见咽痒干咳，遇风冷、异气则加剧。鼻为肺之外窍，肺卫不固，风邪外袭，则鼻塞、流涕、易喷嚏；肺卫不固，腠理开泄，则自汗；舌质淡、苔薄白、脉细弱为气虚之象。

治法：益气固表，祛风止咳。

方药：玉屏风散合桂枝汤加减。方中以黄芪益气固表；白术补气健脾；防风散风邪；桂枝、白芍相合则调和营卫；生姜散寒暖胃；大枣、炙甘草益气和中。咳甚者可加用五味子、乌梅、诃子肉等收敛止咳之品；鼻塞者可加白芷、辛夷以芳香通窍。

（3）脾气虚弱

主证：咽喉发痒，痒即作咳，劳则加重。神疲乏力，少气懒言，纳呆便溏，脘腹胀满，面色不华。舌淡胖，边有齿印，苔白，脉细弱。

证候分析：脾气虚弱，运化失职，津不上承，咽喉失养，易遭外邪侵袭，故喉痒、痒即作咳；劳则耗气，故症状加重；脾不健运，不能运化水谷精微，故纳呆便溏、脘腹胀满；气血化生不足，故神疲乏力、少气懒言、面色不华；舌淡胖、边有齿印、苔白、脉细弱为脾虚之象。

治法：健脾益气，利咽止咳。

方药：补中益气汤加减。方中党参、黄芪、白术、甘草健脾益气；陈皮理气；当归养血；升麻、柴胡升阳。可酌加防风、苏叶等祛风止痒；紫菀、款冬花等肃肺止咳。

（4）阴虚火旺

主证：咽喉痒及干燥不适，干咳无痰，以夜间尤甚。五心烦热，颧红盗汗，腰膝酸痛，形体消瘦。舌红苔少，脉细数。

证候分析：肺肾阴虚，咽喉失于滋养，加之虚火上灼，则见咽痒干燥不适、干咳无痰；阴虚火旺，上扰心神，则见五心烦热、颧红盗汗；腰为肾之府，肾虚则腰膝酸痛；阴虚火旺，形体失养，则形体消瘦；舌红苔少、脉细数为阴虚火旺之象。

治法：滋阴降火，润肺止咳。

方药：百合固金汤加减。方中以百合、生熟地黄滋养肺肾阴液；麦冬养肺阴，清肺热；玄参益肾阴，降虚火；当归、芍药养血和营；贝母、桔梗润肺利咽止咳；甘草健脾和中。若咳而遗溺，可加入狗脊、续断、益智仁等以固肾；咽痒甚者加防风、荆芥等祛风止痒；咳甚者可加用五味子、乌梅、诃子肉等收敛止咳。

2. 外治法

（1）含漱法　选用具有疏风散邪、利咽止咳的中药煎水含漱。

（2）含噙法　选用利咽止咳的中药含片进行含噙。

3. 针灸疗法

（1）体针　可选用合谷、列缺、照海、肺俞、太渊、太溪、经渠为主穴，足三里、大椎、曲池、外关、脾俞、风门、天突、定喘等为配穴。使用主穴、配穴各 1～2 对。

（2）艾灸　取大椎、合谷、足三里、三阴交、气海、关元、肺俞、肾俞等穴，悬灸或隔姜灸。主要用于体质虚寒或正气虚较甚者。

（3）耳针　可选咽喉、肺、肝、气管、神门等耳穴，针刺，用中等刺激，留针或埋针，亦可用王不留行籽贴压以上耳穴。

（4）穴位贴敷　可用白芥子、延胡索、甘遂、细辛、艾叶等中药研末，调敷于天突、大椎、肺俞、风门、天突等穴位。

【预防与调护】

1. 患病期间应注意戒烟酒，忌肥甘厚腻及生冷寒凉食物。

2. 避免接触刺激性、敏感性气体。

3. 忌滥用甜味的糖浆制剂。

4. 注意起居有常，增强体质，避免受风。

【预后及转归】

本病经正确的中医治疗，一般预后较好，但病程较长，可反复发作。

第五节　梅核气

梅核气是以咽部异物阻塞感为主要特征的疾病。本病为临床常见病，多发于中年女性。《金匮要略·妇人杂病脉证并治》最早描述了"妇人咽中如有炙脔"的症状。"梅核气"一名首见于宋代，如《仁斋直指方论》卷之五："梅核气者，窒碍于咽喉之间，咯之不出，咽之不下，如梅核之状者是也。"在古代医籍中尚有梅核、梅核风、回食丹等别名。

【诊断与鉴别】

本病主要表现为咽部异物阻塞感，其状如梅核或炙脔梗阻，咯之不出，咽之不下，但不碍饮食及呼吸，多于情志不舒、心情郁闷时症状加重，且咽喉的异物阻塞感又容易加重患者的精神负担。检查咽喉及食道无明显异常。

进行梅核气的诊断前，应对咽喉及食道进行详细检查，排除喉痹、乳蛾、咽喉及食道肿瘤等器质性疾病。咽喉及食道肿瘤若出现咽部异物感，在进食吞咽时加重；梅核气的咽异物感则空咽时明显，进食时反而减轻。

【病因病机】

本病多与七情郁结、气机不利有关。

1. 肝郁气滞 情志所伤或平素情志抑郁，肝失条达，肝气郁结，气机阻滞，咽喉气机不利而发病。

2. 痰气互结 思虑伤脾，或肝郁日久，横逆犯脾，以致脾失健运，聚湿生痰，痰气互结，阻于咽喉而发病。

【辨证及治疗】

本病一般病程短者，以肝郁气滞为主，病久或反复发作则肝脾不和，痰气互结，甚至痰瘀互结。治疗方面，在辨证用药的基础上，还应注意对患者进行心理上的安慰和耐心解释。

1. 分型论治

（1）肝郁气滞

主证：咽喉异物感，或如梅核，或如肿物，吞之不下，吐之不出，但不碍饮食。患者常见抑郁多疑，胸胁脘腹胀满，心烦郁闷，善太息。舌质淡红，苔薄白，脉弦。

证候分析：肝经循行于咽喉，平素情志抑郁，肝气郁结，疏泄失常，气机阻滞，咽喉气机不利，故咽喉有异物感，状如梅核或肿物；无形气结，故吞之不下，吐之不出，而不碍饮食；肝为将军之官而主谋虑，情志抑郁则伤脾，肝郁不舒，则多疑多虑而精神抑郁、郁闷心烦而喜太息；肝郁气滞，则见胸胁脘腹胀满，脉弦为肝郁之象。

治法：疏肝理气，散结解郁。

方药：逍遥散加减。方中柴胡疏肝解郁；薄荷助柴胡疏肝；当归、白芍养血柔肝；白术、茯苓健脾祛湿；生姜、甘草益气补中。可选加香附、苏梗、绿萼梅以助理气利咽；烦躁易怒、头痛不适、口干者可加牡丹皮、栀子；失眠者可加合欢花、酸枣仁、五味子、首乌藤；情志抑郁明显者，亦可配合越鞠丸加减。方中香附行气解郁，苍术燥湿健脾，神曲消食和中，川芎活血行气，栀子清热除烦。

（2）痰气互结

主证：咽喉异物感，自觉喉间多痰，咳吐不爽，时轻时重，或见咳嗽痰白，肢倦纳呆，脘腹胀满，嗳气。舌淡胖，苔白腻，脉弦滑。

证候分析：忧思伤脾，或肝病乘脾，则脾失健运，聚湿生痰，痰气互结于咽喉，故咽喉异物感、自觉喉中痰多、咳吐不爽；脾为生痰之源，肺为储痰之器，痰浊阻肺，则咳嗽痰白；痰湿困脾则肢倦纳呆、脘腹胀满；肝脾不和，胃气上逆，则嗳气；舌淡、苔白腻、脉弦滑均为内有痰湿之象。

治法：行气导滞，散结除痰。

方药：半夏厚朴汤加减。方中半夏、生姜化痰散结，和胃降逆；厚朴降气导滞；茯苓健脾利湿；紫苏叶行气宽中，俾气舒痰去，病自愈矣。精神症状明显、多疑多虑者，可加炙甘草、大枣、浮小麦；胸闷痰多者加瓜蒌仁、薤白；纳呆、苔白腻者加砂仁、陈皮；若兼脾虚者，可合四君子汤加减。痰气互结日久，致使气滞血瘀者，可用桃红四物汤合二陈汤。若见病久乏力、面色不华、舌质淡者，可加黄芪、鸡血藤；胸胁不适者加柴胡、苏梗、枳壳。亦可用合欢花、厚朴花、白菊花、佛手花、绿萼梅等量拌匀，每次6g，开水浸泡代茶饮。

2. 外治法

（1）吹药法 用清热化痰利咽的中药粉末少许吹布于咽喉。

（2）咽部注射　先于咽后壁喷少量表面麻醉剂，取丹参注射液或维生素 B_{12} 等，分 4～5 点注射于咽后壁黏膜下。

3. 针灸疗法

（1）体针　毫针刺廉泉穴，针尖向上刺至舌根部，令患者做吞咽动作，至异物感减轻或消失时出针，或取合谷、内关、天突穴，每日 1 次。

（2）灸法　取膻中、中脘、脾俞穴，各灸 3～5 壮，每日 1 次。

（3）埋线　取天突或膻中穴进行穴位埋线。

（4）耳针　取肝、肺、咽喉、内分泌、肾上腺穴，用王不留行籽贴压，每日揉压数次以加强刺激。

（5）穴位注射　取天突、廉泉、人迎、内关等穴位，每次选 1～2 穴，用当归或柴胡注射液行穴位注射。

【预防与调护】

1. 向病人耐心解释本病的特点，使其消除不必要的顾虑，减轻心理负担，有利于康复。

2. 保持乐观向上的精神面貌，培养性情开朗、心胸宽阔的性格。

3. 戒除烟酒，禁食肥甘厚腻之品。

【预后及转归】

本病一般预后良好。

第六节　鼾　眠

鼾眠是以睡眠中鼾声过响甚或出现呼吸暂停为主要特征的疾病。本病在儿童及成人均可发生，成人中以体形肥胖者为多见。关于睡眠打鼾的表现早在《内经》已有记载。鼾眠一名首见于《诸病源候论》卷三十一："鼾眠者，眠里喉咽间有声也。人喉咙，气上下也，气血若调，虽寤寐不妨宣畅；气有不和，则冲击喉咽，而作声也。其有肥人眠作声者，但肥人气血沉厚，迫隘喉间，涩而不利亦作声。"西医学的鼾症、睡眠呼吸暂停低通气综合征及儿童腺样体肥大等疾病可参考本病进行辨证治疗。

【诊断与鉴别】

本病主要表现为睡眠时打鼾，伴张口呼吸，躁动多梦，严重时可出现多次短暂的呼吸暂停（憋气），白天则可出现嗜睡、头胀、倦怠、记忆力减退、注意力不集中、儿童生长发育迟缓等症状。检查可见鼻腔、鼻咽、口咽、喉咽等部位一处或多处组织器官肥大、结构异常或咽壁肌肉松弛、塌陷，阻塞气道，如鼻甲肿大、鼻息肉、鼻中隔偏曲、腺样体和喉核肥大、软腭肥厚下垂或吸气时塌陷、舌根后坠等。应用纤维鼻咽喉镜、内窥镜检查和影像学检查有助于判断上气道阻塞部位和原因，多导睡眠监测仪（PSG）可监测睡眠过程中呼吸暂停及缺氧的程度，有助于判断病情的严重程度。

【病因病机】

鼻窍、颃颡及咽喉是呼吸气流出入之通道，亦为肺之门户，若该气道过于狭窄，则睡眠时气息出入受阻，冲击作声，如气道完全阻塞，则气息出入暂时停止（呼吸暂停）。常见原因主要有痰瘀互结和肺脾气虚两大类。

1. 痰瘀互结　脾为生痰之源，若过食肥甘或嗜酒无度，损伤脾胃，运化失司，则水湿不化，聚而生痰，痰浊结聚日久，气机阻滞，脉络阻塞，气血运行不畅，易致瘀血停聚，痰瘀互结气道，迫隘咽喉，致气流出入不利，冲击作声，则可导致睡眠打鼾，甚则呼吸暂停。

2. 肺脾气虚　肺主一身之气，脾为气血生化之源，又主肌肉。若饮食不节损伤脾胃，或素体脾气虚，致肺脾气虚，化源匮乏，咽喉肌肉失去气血充养，则痿软无力，弛张不收，不能维持气道张力，导致气道狭窄，气流出入受阻，故睡眠打鼾，甚则呼吸暂停。

【辨证及治疗】

1. 分型论治

（1）痰瘀互结

主证：睡眠打鼾，张口呼吸，甚或呼吸暂停。形体肥胖，痰多胸闷，恶心纳呆，头重身困，唇暗。舌淡暗或有瘀点，苔腻，脉弦滑或涩。

证候分析：肥人多痰，病久必瘀，痰湿瘀血结聚，壅遏气道，迫隘咽喉，致气流出入不利，冲击作声，故睡眠打鼾，甚则呼吸暂停；痰浊阻滞，气机升降失常，故痰多胸闷，恶心纳呆，头重身困；痰湿内阻，则舌淡胖，苔腻，脉弦滑；瘀血内结则唇暗，舌有瘀点，脉涩。

治法：化痰散结，活血祛瘀。

方药：导痰汤合桃红四物汤加减。方中半夏、制南星燥湿化痰；陈皮、枳实行气消痰；茯苓健脾利湿；桃仁、红花、当归、赤芍、川芎活血祛瘀；甘草健脾和中。若舌苔黄腻，可加黄芩以清热；局部组织肥厚增生，可加僵蚕、贝母、蛤壳、海浮石等以加强化痰散结之功效。

（2）肺脾气虚

主证：睡眠打鼾，甚或呼吸暂停。形体肥胖，肌肉松软，行动迟缓，神疲乏力，记忆力衰退，瞌睡时作，小儿可见发育不良，注意力不集中。舌淡胖有齿印，脉细弱。

证候分析：肺主一身之气，脾为气血生化之源，又主肌肉，脾肺气虚，生化乏源，咽壁肌肉失养，以致痿软无力，不能维持气道张力，吸气时咽腔缩窄，气流出入受阻，故睡眠打鼾，甚则呼吸暂停；气虚则神疲乏力，行动迟缓，形体虚胖；肺脾气虚，清阳不升，则记忆力减退，嗜睡，注意力不集中；小儿脾气虚弱，气血生化不足，可见形体消瘦，发育不良；舌淡、苔白、脉细弱为气虚之象。

治法：健脾和胃，益气升阳。

方药：补中益气汤加减。方中党参、黄芪、白术、甘草健脾益气；陈皮理气养胃；当归养血；升麻、柴胡升阳。若夹痰湿，可加茯苓、薏苡仁健脾利湿，加半夏燥湿化痰；若兼血虚，可加熟地黄、白芍、枸杞子、龙眼肉以加强养血之力；若记忆力差，精神不集中，可加益智仁、芡实等；若嗜睡可加石菖蒲、郁金以醒脑开窍。

2. 外治法

（1）烙治或啄治法　适合于喉核肥大引起者，具体方法参见第六章第二节。

（2）刺割法　用毫针或针刀点刺咽后壁、舌根淋巴滤泡、咽侧索，并用针刀在喉核表面刺割，使少量出血，有散瘀消肿作用，有助于减轻睡眠打鼾。

（3）气道持续正压通气　通过专门的装置，在睡眠时持续向气道增加一定压力的正压气流，维持肌肉的张力，可防止上气道塌陷引起的呼吸阻塞，改善睡眠质量。

（4）口腔矫治　通过专门设计的口腔矫正器进行口腔矫治，以改善睡眠时下咽部狭窄导致的打鼾，适用于下颌骨发育不良的小下颌患者及舌根后坠的患者。

（5）手术治疗　如果打鼾明确为鼻腔、鼻咽、口咽、喉咽等处组织器官肥大或咽部肌肉松弛引起，可以手术治疗。

【预防与调护】

1. 调整睡眠姿势，尽量采取侧卧位，可减少舌根后坠，改善通气。

2. 本病与肥胖有一定关系，因此，控制饮食、增加运动以减轻肥胖，有预防和辅助治疗作用。

3. 饮食有节，少食肥甘厚腻，戒除烟酒，以免滋生痰湿，加重阻塞。

4. 有外感时应积极治疗，以免加重鼻窍、颃颡及喉关等部位的阻塞症状。

【预后及转归】

儿童及青年患者，经积极治疗大多预后良好。儿童鼾眠若不积极治疗，可能影响生长发育；中老年患者鼾眠较重者，若不积极治疗，可引起多种并发症，甚至睡眠中猝死。

第七节　喉　痈

喉痈是以咽喉红肿疼痛、吞咽困难为主要特征的咽喉及其邻近部位的痈肿。本病病情发展迅速，因咽喉肿塞、剧痛而影响进食，甚则阻碍呼吸，危及生命。故《灵枢·痈疽》说："痈发于嗌中，名曰猛疽。猛疽不治，化为脓，脓不泻，塞咽，半日死。"历代医家根据喉痈的发病部位、发病原因、痈肿的形色及证候特点等，有较多的称谓，如喉关痈、积热喉痈、大红喉痈、锁喉痈等。现代医家则根据其发病部位进行命名：生于喉关的称喉关痈，生于会厌的称会厌痈，生于喉底的称里喉痈，生于颌下的称颌下痈。本病以喉关痈、会厌痈为常见，多发于青壮年，里喉痈多见于 3 岁以下的婴幼儿。西医学的扁桃体周围脓肿、急性会厌炎及会厌脓肿、咽后脓肿、咽旁脓肿等疾病可参考本病进行辨证治疗。

【诊断与鉴别】

喉痈是一个总的病名，临床上常根据喉痈发生的部位进行具体的诊断，如喉关痈、会厌痈、里喉痈、颌下痈等。各种喉痈的共同症状是咽喉疼痛剧烈，吞咽困难，语言含糊，甚则张口困难，多伴有发热、全身不适等。因喉痈所处部位不同，体征也不相同。分述如下：

1. 喉关痈　多继发于乳蛾。一侧软腭明显红肿隆起，喉核被推向前下方或后下方，并被肿胀的舌腭弓和软腭所遮盖，悬雍垂红肿被推向对侧（彩图 18）。

2. 会厌痈　会厌红肿、增厚，尤以会厌舌面表现显著，甚至肿胀成球形，影响呼吸；如已成脓，则会厌红肿处可见黄白色脓点。喉关多无明显红肿。

3. 里喉痈　以小儿为多见。喉底一侧红肿隆起（彩图 19），脓肿较大者，可将患侧腭咽弓及软腭向前推移。患侧颌下有臖核，压痛明显。颈侧位 X 线片可见咽后壁隆起之软组织阴影，有时尚可见液平面。

4. 颌下痈　颈部僵直，一侧颌下肿胀压痛，成脓后可有波动感，穿刺可抽出脓液；同侧咽壁及喉核被推向咽腔中央，但喉核无红肿；颈部 B 超或 CT 扫描可显示脓肿大小。

喉痈应与乳蛾、喉风等疾病相鉴别：①喉关痈常继发于乳蛾，因此早期表现与乳蛾相同，应注意乳蛾是否已发展为喉关痈，鉴别要点是患侧软腭是否红肿隆起。②喉痈与喉风均可出现咽喉剧烈疼痛、吞咽困难、口涎外溢等症状，但喉风最为突出的症状是呼吸困难，喉痈无明显呼吸困难，是为鉴别要点。

【病因病机】

本病多因脏腑蕴热，复感风热邪毒，或异物、创伤染毒，内外热毒搏结于咽喉，灼腐血肉而为脓，毒聚而成痈肿。喉痈的病程可分为酿脓期、成脓期、溃脓期三个阶段，其病因病机在三个阶段有所不同：

1. 酿脓期　咽喉为肺胃所属，风热邪毒乘虚侵袭，循口鼻入肺系，咽喉首当其冲，邪毒与气血搏结不散，导致气血壅聚咽喉而为病。

2. 成脓期　外邪不解，入里化火，引动脏腑积热上攻，内外火热邪毒搏结于咽喉，热毒流窜困结于一处，灼腐血肉而为脓。

3. 溃脓期　痈肿溃破后，因火热邪毒久灼咽喉，又因咽痛饮食难进，加之清解攻伐，导致气阴两伤，余邪未清。

【辨证及治疗】

喉痈的主要特征是咽喉剧烈疼痛，局部红肿、化脓，其病变进程须经历酿脓期、成脓期、溃脓期三个阶段。辨是否成脓乃辨证之关键，及时采取排脓治疗，对缩短病程至关重要。

1. 分型论治

（1）酿脓期

主证：喉痈初起，咽痛，吞咽时加重，患处黏膜色红漫肿或颌下肿胀，触之稍硬。发热恶寒，头痛，周身不适，口干，咳嗽痰多，小便黄。舌质红，苔薄黄，脉浮数。

证候分析：风热邪毒侵袭，热毒搏结于咽喉，脉络阻滞，故而咽喉疼痛，红肿；咽喉红肿则吞咽不利，吞咽与咳嗽时牵动肿处则疼痛加剧；热灼津伤则口干、溲黄。发热恶寒、头痛、舌质红、苔薄黄、脉浮数均为风热外袭之象。

治法：疏风清热，解毒消肿。

方药：五味消毒饮加减。本方以清热解毒见长，为治疗疔疮之有效方剂，应用时可加荆芥、防风、连翘以加强疏风清热之力，加白芷以助消肿止痛，诸药合用共奏疏风清热、解毒消肿之功效。

（2）成脓期

主证：咽痛剧烈，胀痛或跳痛，痛引耳窍；吞咽困难，口涎外溢；或张口困难，言语不清，如口中含物；患处红肿高突，或隆起顶部红里泛白，触之有波动感，穿刺可抽出脓液，颌下有臖核。高热，头痛，口臭口干，便结溲黄。舌质红，苔黄厚，脉洪数有力。

证候分析：火热邪毒困结，气血壅盛，患处肉腐化脓，故红肿高突、疼痛剧烈；气血与脓液随血脉搏动而跳动，故有跳痛或胀痛；痈肿突起，喉关阻塞，则吞咽困难而口涎外溢、言语不清；热毒波及牙关则张口困难，甚或牙关紧闭；痈肿顶部红里透白，触之柔软，为脓已成，故穿刺可抽出脓液；大便秘结、小便黄、舌质红、苔黄厚、脉洪数有力均为胃腑热盛之象。

治法：泄热解毒，消肿排脓。

方药：仙方活命饮加减。方中金银花清热解毒；当归尾、赤芍、乳香、没药活血消肿；防风、白芷疏风散结以消肿；贝母、天花粉清热排脓以散结；穿山甲、皂角刺解毒透络、消肿溃坚；甘草健脾和中。红肿痛甚，热毒重者，加蒲公英、连翘、紫花地丁以增清热解毒之力；高热伤津者，去白芷、陈皮，重用天花粉，加玄参；便秘加大黄；痰涎壅盛，可加僵蚕、胆南星等以豁痰消肿。若热毒侵入营血，扰乱心神，出现高热烦躁、神昏谵语者，应以清营凉血解毒为主，可用犀角地黄汤，并选加安宫牛黄丸、紫雪丹，以开窍安神。若有痰鸣气急，呼吸困难者，按喉风处理，必要时行气管切开术，以保持呼吸道通畅。

（3）溃脓期

主证：咽痛逐渐减轻，患处红肿突起渐平复，黏膜色红欠润，或溃口未愈合。身热已退，咽干口渴，倦怠乏力，懒动少言。舌质红或淡红，苔薄黄而干，脉细数。

证候分析：痈肿已溃破，脓液大部分被排出，故咽痛逐渐减轻，患处红肿突起渐平复，身热消退；热毒蕴积多日，饮食难进，加之清解攻伐，耗气伤阴，故咽干口渴，倦怠乏力，懒动少言；舌质红或淡红、苔薄黄而干、脉细数为气阴损伤之象。

治法：益气养阴，清解余毒。

方药：沙参麦冬汤加减。方中沙参、麦门冬清养肺胃；玉竹、天花粉生津止渴；扁豆、甘草益气培中，甘淡和胃；桑叶清宣邪热。诸药合用，养阴益气，兼散热邪。可加太子参以加强本方益气生津之功；加金银花、蒲公英以清解余毒。

2. 外治法

（1）吹药法　可用清热解毒、消肿止痛的中药散剂吹喉关红肿处，每日数次。

（2）含噙法　可用清热解毒、利咽止痛的中药含片、滴丸含服。

（3）含漱法　可用金银花、桔梗、甘草煎水或用内服中药渣再煎之药液，冷后频频含漱。

（4）蒸气吸入　可用清热解毒、消肿止痛的中药注射剂，蒸气吸入。

（5）涂敷法　颌下肿痛明显者，可用紫金锭或如意金黄散，以醋调敷，每日1次，亦可用木芙蓉叶60g、红糖6g，捣烂外敷肿痛处。

（6）排脓法　喉痈脓成之后，应及时排脓。先行穿刺抽脓，再切开排脓。里喉痈应采取仰卧垂头位，并在准备好抽吸痰液及气管切开器械的前提下进行，以防脓肿突然破裂，脓液涌入气道，导致窒息。

3. 针灸疗法

（1）体针　咽喉肿痛甚者，针刺合谷、内庭、太冲等穴以消肿止痛，用泻法，每日1次。张口困难者，针刺患侧颊车、地仓穴，以使牙关开张。

（2）刺血法　痈肿未成脓时，可酌情用三棱针于局部黏膜浅刺5～6次，或用尖刀轻划使其出血，以泄热消肿止痛。高热者，用三棱针刺少商、商阳或耳尖，每穴放血数滴，以泄热解毒。

4. 擎拿法

适用于咽喉肿塞，疼痛剧烈，汤水难入者。具体方法参见第六章第四节。

【预防与调护】

1. 严密观察病情变化，防止脓肿自行溃破溢入气管导致窒息。脓已成应及时排脓，保持引流通畅，并适时做好气管切开的准备。

2. 吞咽困难者，宜进半流质或流质饮食，忌食辛辣炙煿、醇酒厚味。

3. 起居有常，增强体质，冷暖适宜，预防外邪侵袭。

4. 积极治疗咽喉部急慢性疾病，保持口腔卫生。

【预后及转归】

绝大多数患者经恰当治疗，排出脓液后，溃口愈合而痊愈，预后良好。极少数患者因体质虚弱，或未及时有效治疗等原因，脓毒蔓延，可并发喉风，或热入营血，热盛动风，或侵蚀破坏脉络导致大出血等危症。

【知识拓展】

喉痈成脓的判定依据　在喉痈的辨证治疗过程中，判断是否成脓极为重要，若脓已成，及时采取排脓措施，可大大加快治疗进程。以下几点有助于判定脓肿已成：①咽喉红肿疼痛病程已有4～5天以上。②局部红肿高突，有光亮感。③疼痛明显加剧，呈跳痛、刺痛，且痛觉集中。④局部压迫有波动感。⑤局部穿刺可抽出脓液。

第八节　喉　风

喉风是以吸气性呼吸困难为主要特征的危急重症。临床上常伴有咽喉肿痛、痰涎壅盛、语言难出、声如拽锯、汤水难下等症状，严重者可发生窒息死亡。本病可发生于任何年龄，由于小儿脏腑娇嫩，喉腔狭小，稍有肿胀即可发生阻塞，故发生喉风的机会较多。"喉风"一名见于宋代以后的医籍中，但分类繁多，如急喉风、缠喉风、锁喉风、紧喉风、走马喉风、呛喉风、哑瘴喉风等，其含义与本节所论"喉风"不尽相同。西医学的喉阻塞等可参考本病进行辨证治疗。

【诊断与鉴别】

本病以吸气性呼吸困难为突出症状，表现为吸气时间长而费力，呼出相对容易，吸气时出现喉鸣、三凹征或四凹征（吸气时天突、缺盆、肋间隙及/或剑突下凹陷），并常伴有咽喉肿痛、痰涎壅盛、语言难出、声如拽锯、汤水难下等症状。咽喉检查可发现影响气道通气的阻塞性病变部位，血氧饱和度监测可了解机体缺氧情况，有助于判断病情危重程度。

临床上将吸气性呼吸困难的程度分为四度：①一度：安静时无呼吸困难，活动时出现吸气困难、喉鸣、鼻翼扇动、三凹征或四凹征。②二度：安静时有上述呼吸困难表现，活动时加重，但不影响睡眠和进食。③三度：呼吸困难明显，喉鸣较响，并因缺氧而出现烦躁不安、自汗、脉数等表现，三（四）凹征显著。④四度：呼吸极度困难，病人端坐呼吸，唇青面紫，额汗如珠，身汗如雨，甚则四肢厥冷，脉沉微欲绝，呼吸浅速，神昏，濒临窒息。

本病的吸气性呼吸困难应与呼气性呼吸困难相鉴别：吸气性呼吸困难主要表现为吸气费力，呼气相对容易，吸气时可出现三凹征（或四凹征）及喉鸣；呼气性呼吸困难主要表现为呼气费力，呼气时在胸部可听到哮鸣音，常伴有咳喘、张口抬肩等表现，无三凹征（或四凹征）出现，多见于哮病、喘证、肺痈、肺胀等肺部疾病。

本病与喉痈的鉴别要点参见"喉痈"一节。

【病因病机】

本病多由外邪侵袭，与痰浊互结于咽喉而为病。

1. 风痰凝聚 风寒外袭，肺失宣肃，水道通调失利，聚而成痰，风寒痰浊凝聚咽喉而为病。

2. 痰火壅结 肺胃素有蕴热，复感风热或时行疫疠之邪，内外邪热煎熬津液成痰，痰火壅结于咽喉而为病。

【辨证及治疗】

本病特点为发病急，变化快，诊治时应密切观察呼吸困难程度，针对病因，及时解除呼吸困难症状，故掌握病变阶段、准确辨证施治是治疗本病的关键。

1. 分型论治

（1）风痰凝聚

主证：猝然咽喉憋闷，呼吸困难，声音不扬，吞咽不利，会厌明显肿胀甚至如半球状，喉腔黏膜苍白水肿，声门开合不利。全身可见恶寒、发热、头痛等。舌淡苔白，脉浮。

证候分析：风寒痰浊凝聚咽喉，故咽喉憋闷、吞咽不利、声音不扬；风痰上犯，结聚喉头，故见会厌及喉腔黏膜水肿显著、声门开合不利；气道受阻，气息出入不利，则见吸气困难；风寒外侵，卫阳被郁，故见恶寒发热、头痛；舌淡苔白、脉浮为风寒外袭之象。

治法：祛风散寒，化痰消肿。

方药：六味汤加减。方中荆芥、防风、薄荷祛风解表、辛散风寒；桔梗、甘草、僵蚕宣肺化痰利咽。可加苏叶、桂枝以助疏散风寒；加半夏、天南星、白附子等以燥湿祛风化痰；加蝉蜕祛风开音；加茯苓、泽泻健脾祛湿消肿。

（2）痰火壅结

主证：呼吸困难，喘息气粗，喉中痰鸣，声如拽锯，声音嘶哑，语言难出，咽喉肿痛，会厌或声门肿胀明显。全身可见憎寒壮热，口干欲饮，大便秘结，小便短赤，或烦躁不安，汗出如雨。舌质红绛，苔黄或腻，脉数或沉微欲绝。

证候分析：痰火壅结于咽喉，故咽喉肿痛、呼吸困难、喘息气粗、痰声如锯、声音嘶哑或语言难出；火热内盛，正邪相争，则憎寒壮热；火热煎熬津液，则口干欲饮、大便秘结、小便短赤；舌质红绛、苔黄而腻、脉数为痰火困结于内之象；烦躁不安、汗出如雨、脉沉微欲绝是濒临窒息、阴阳离决之象。

治法：泄热解毒，祛痰开窍。

方药：清瘟败毒饮加减。方中以犀角为主药，合玄参、生地黄、赤芍、牡丹皮以泄热凉血解毒；黄连、黄芩、栀子、石膏、知母、连翘清热泻火解毒，除气分之热；桔梗、甘草宣通肺气而利咽喉。痰涎壅盛者，加大黄、贝母、瓜蒌、葶苈子、竹茹等泄热化痰散结，并配合六神丸、雄黄解毒丸、紫雪丹、至宝丹以清热解毒、祛痰开窍；大便秘结者，可加大黄、芒硝以通腑泄热。

2. 外治法

（1）蒸气吸入　可用金银花、菊花、薄荷、葱白、藿香等中药，适量煎煮过滤，取药汁进行蒸气吸入，以祛风清热，消肿通窍。

（2）中药离子透入　可用黄芩、栀子、连翘、赤芍、牡丹皮、贝母、天竺黄、大黄等药浓煎后，借助于离子透入仪将药从颈前部皮肤导入至喉部病变部位。

（3）吹药法　用清热解毒、利咽消肿的中药粉剂吹入患处，以消肿止痛。

（4）含漱法　咽部红肿者可用清热解毒、消肿利咽的中药煎水含漱。

3. 针灸疗法

（1）体针　取合谷、少商、商阳、尺泽、少泽、曲池、扶突等穴，每次2～3穴，用泻法，不留针，或取少商、商阳点刺出血以泄热。

（2）耳针　选用神门、咽喉、平喘等穴，针刺，留针15～30分钟。

4. 其他治疗

（1）气管插管或切开。根据病因及呼吸困难的程度，适时地进行气管插管或切开，及时建立气道，解除呼吸困难，是治疗本病的重要原则。一般来说，一、二度呼吸困难，以病因治疗为主，做好气管插管或切开的准备。三度呼吸困难，应在严密观察下积极使用药物治疗，随时做好气管插管或切开的准备，若药物治疗未见好转，全身情况较差，或估计短时间内难以消除病因，应及时进行气管插管或切开。四度呼吸困难，宜立即行气管插管或切开，必要时可行紧急气管切开或环甲膜切开术，为进一步处理赢得时机。

（2）经气道氧气吸入。

（3）擎拿法，根据病情，一、二度呼吸困难可酌情配合擎拿法，方法参见第六章第四节。

【预防与调护】

1. 增强体质，积极防治外感，可有效减少喉风的发生。

2. 密切观察病情，做好抢救准备，床头备好吸引器，随时吸除痰涎。

3. 减少活动，安静休息，采取半卧位。

4. 戒除烟酒，忌食辛辣肥甘厚腻之物，以免助长火势，滋生痰湿，使病情加重。

5. 气管切开后应保持套管内管通畅，保持室内温度（22℃左右）、湿度（90%以上）；定时气管内滴药以稀释痰液，维持呼吸道通畅；注意防止外管脱出，以免发生窒息；拔管前应先堵管24～48小时，呼吸平稳方可拔管；拔管后伤口不必缝合，用蝶形纱布将创缘拉拢，数日即可自愈。

【预后及转归】

古人有"走马看咽喉，不待少顷"之说，形容本病病情危急，变化迅速，严重者瞬息间可引起窒息死亡。掌握好呼吸困难分度和气管切开的时机，实施准确的辨证治疗，则可转危为安。

【知识拓展】

喉风的含义 宋代以前，多以"喉痹"或"喉闭"泛称各种咽喉病。自宋代开始出现"喉风"一词，风的特点是善行而数变，以此来比喻危重咽喉病变化迅速的特点，借以和当时的通行称谓"喉痹"区别。历代医家命名的"喉风"名目繁多，概括起来主要有两种含义：广义喉风泛指咽喉口齿唇舌多种疾病。狭义喉风专指以呼吸困难、痰涎壅盛、汤水难下为突出表现的咽喉危急重症。狭义喉风尚有多种名称，如"急喉风"是形容本病十分危急，如不及时治疗可发生窒息而危及生命；"走马喉风"是形容本病变化之迅速如走马一样，治疗须飞骑去救。还有根据除呼吸困难以外的伴随症状不同而进行命名者，如伴咽喉紧缩压迫感、汤水难下者，称"紧喉风"；伴牙关拘急、口噤如锁、喉关闭塞者，称"锁喉风"；伴颈部肿胀、肿连胸前、如蛇缠绕、颈项强直者，称"缠喉风"；伴声哑气促、口不能言、牙关不开者，称"哑瘴喉风"等。由于古代医籍中"喉风"的概念有不同含义，范围过于庞杂，1964年出版的中医学院试用教材重订本《中医喉科学讲义》中将喉风的概念规范为："喉风是咽喉部急速肿痛，呼吸困难，痰涎壅盛，语言难出，甚至牙关拘急，神志不清等危候的总称。"

第九节 骨 鲠

骨鲠是各种骨类或其他异物哽于咽、喉或食道等部位所致的以咽喉刺痛、吞咽不利为主要特征的疾病。哽于咽部的称咽异物，哽于喉部的称喉异物，哽于食道的称食道异物。本病为临床上常见的急症之一，喉异物多发于儿童，可并发喉风而危及生命。早在晋代《肘后备急方》卷六已有"诸杂物鲠喉"的记载，隋代《诸病源候论》卷三十七论及"谷贼"（即谷鲠），唐代《备急千金要方》载有"诸哽"，并论及治疗、方药，宋代后出现了"骨哽""误吞诸物""诸物哽喉""鱼骨鲠""鸡骨哽""发鲠""肉鲠""误吞针铁骨鲠""误吞水蛭"等病名。综合历代医家对骨鲠的治法，有拖出法、粘出法、药物软化松脱法、探吐法等，有些方法目前少用。

【诊断与鉴别】

本病多有明确的误吞或吸入异物史。

1.咽异物 可出现咽喉疼痛及吞咽困难，尖锐异物呈针刺样痛，非尖锐异物则钝痛，巨大异物可引起吞咽及呼吸困难，小儿可出现流涎、呕吐、呛咳。口咽部或间接喉镜检查发现异物多停留在扁桃体窝、舌根、会厌谷、梨状窝、咽侧壁等处。

2.食道异物 可出现吞咽哽阻感，疼痛剧烈，甚者痛及胸背。食道钡棉X光透视、拍片或食管镜检查可发现异物多停留在食道入口及胸上段。

3.喉、气道异物 常有剧烈咳嗽，并可出现呼吸困难，甚至窒息。气道异物可出现反复咳嗽、发热或咯血，甚至胸痛。直接喉镜、支气管镜或影像学检查可发现异物。

骨鲠最常见的症状是咽喉疼痛，应与喉痹、乳蛾、喉痈、喉癣等引起的咽喉疼痛相鉴别，详细的咽喉或食管镜检查可进行明确鉴别。

【病因病机】

多因饮食不慎，儿童嬉戏、哭闹，或精神异常、昏迷、酒醉后误吞异物或吸入喉部；老年人假牙松脱坠入下咽；或企图自杀，有意吞入异物。

常见异物有鱼刺、骨片、果核、针、钉、钱币、小玩具、假牙、竹刺，较大的异物如果冻、花生米、蚕豆、肉块等。

异物哽于咽喉，阻于水谷之道，或刺伤黏膜，或压迫局部脉络，致局部气血凝滞，甚者邪毒外犯，内外邪毒蕴结而致病。

【辨证及治疗】

本病的治疗以及时取出异物为基本原则。根据异物哽阻的部位不同，采取不同的外治法：

1. 咽异物　口咽部异物可在直视下用镊子取出；喉咽部异物可在间接喉镜下或内镜下用咽异物钳取出。

2. 食道异物　在食管镜检查或电子胃镜检查时取出异物。

3. 喉、气道异物　喉异物在直接喉镜下取出；气道异物在支气管镜下取出。

若较小的异物存留部位隐蔽，检查未能发现，但咽喉疼痛、吞咽更甚者，可用软化、松脱骨鲠法。具体方法：威灵仙30g，水两碗煎成半碗，加醋半碗徐徐咽下，日服1～2剂。

如异物造成黏膜损伤，外感邪毒，可参考相关章节配合内治法。

【预防与调护】

1. 进食时应细心咀嚼，切莫谈笑，对有骨刺的食物更要加倍注意。

2. 教育儿童不要将玩具、硬币等异物放入口中，以防发生误吞。

3. 骨鲠患者应及时到医院诊治，不可自行用食物强行下咽，以免将异物推向深处导致严重损伤，甚至危及生命。

4. 异物取出后1～2天视病情予以禁食或进食流质饮食，可减轻疼痛及防止染毒。

【预后及转归】

骨鲠如能及时诊治，预后较好。若有染毒，则病情加重。食道异物损伤大血管，可引起大出血而死亡。喉异物易阻塞气道，若抢救不及时，可导致窒息死亡。

第十节　喉　癣

喉癣是以咽喉干痒、溃烂疼痛、腐衣叠生、形似苔藓为主要特征的疾病。本病多与肺痨并发，发病年龄以中年为多。类似于本病的记载在宋代以前多以"尸咽""尸虫""咽喉生疮"等名称出现，明代医籍中始有"喉癣"这一病名，如《景岳全书》卷二十八："喉癣证，凡阴虚劳损之人多有此病，其证则满喉生疮红痛，久不能愈，此实水亏虚火证也。"西医学的咽、喉结核等病可参考本病进行辨证治疗。

【诊断与鉴别】

本病多继发于肺痨，病程较长。主要症状为咽喉干燥疼痛，如有芒刺，吞咽时疼痛加重，甚至吞咽困难，或有声音嘶哑，多语益甚。全身可有咳嗽、低热、咳痰不爽、盗汗、疲倦等症。检查：咽部或喉部黏膜可见灰白色或红色斑点状溃疡，边缘不整齐，如鼠咬状，表面或有灰黄色腐物；肺部影像学检查、结核菌素试验、细菌学检查、病理学检查等有助于明确诊断。

本病应与喉痹、喉瘖、喉菌等病相鉴别。①喉癣早期病变与喉痹、喉瘖久病者均有咽喉干燥疼痛、咽痒咳嗽、声嘶等症状，鉴别要点在于喉痹、喉瘖者，咽或喉部黏膜无溃烂，影像学检查肺部无异常征象。②喉癣与喉菌两者喉局部均有黏膜溃烂，肿块隆起，有时不易鉴别，应进行活组织病理检查始能确诊。

【病因病机】

1. 气阴两虚　久病肺痨，肺金受损，气阴两虚，抗邪无力，邪毒入侵，腐蚀咽喉而为病。

2. 阴虚火旺　喉癣日久，金衰水亏，肺肾俱虚，虚火上炎，灼腐咽喉，致病情缠绵。

【辨证及治疗】

1. 分型论治

（1）气阴两虚

主证：咽喉如芒刺痛，吞咽痛甚，灼热干燥，声音嘶哑，咽喉黏膜苍白或淡红，黏膜上有粟粒状小结节，黏膜水肿及浅表溃疡，边缘不齐。咳嗽痰黏，痰中带血，倦怠乏力，食欲不振。舌嫩红少苔，脉细。

证候分析：气阴两虚，抗邪无力，邪毒腐蚀咽喉，故咽喉黏膜有溃疡，边缘不齐；气阴亏虚，咽喉失养，则黏膜苍白或淡红；阴虚生内热，虚火上炎，故咽喉如芒刺痛、灼热干燥、声音嘶哑；虚火灼津，故咳嗽痰黏；灼伤肺络，故咳痰带血；气虚则倦怠乏力、食欲不振；舌嫩红少苔、脉细为气阴两虚之象。

治法：益气养阴，生津润燥。

方药：养金汤合生脉散加减。养金汤中以阿胶、生地黄补血养阴；沙参、麦冬、白蜜润肺生津；杏仁、桑白皮、知母清肺热，止咳。生脉散有益气养阴之功。两方合用，有补养气阴、生津润燥、清利咽喉的作用。方中可加百部杀痨虫，若时有咯血者，加侧柏叶、茜草根、藕节等，以敛血止血。

（2）阴虚火旺

主证：咽喉刺痛，日久不愈，吞咽困难，灼热干燥，声嘶重或失音，咽喉黏膜溃疡深陷，边缘呈鼠咬状，上覆灰黄色伪膜，叠若虾皮。咳痰稠黄带血，头晕，午后颧红，潮热盗汗，心烦失眠，手足心热。舌红少苔，脉细数。

证候分析：阴虚火旺，上灼咽喉，故咽喉刺痛、吞咽困难、声嘶重或失音；虚火久灼，加之邪毒腐蚀咽喉，则溃疡坏死深陷，伪膜叠若虾皮；火旺灼津，故咽喉灼热干燥、咳痰稠黄；虚火灼伤肺络，则痰中带血；阴虚火旺，则头晕、午后颧红、潮热盗汗、心烦失眠、手足心热；舌红少苔、脉细数为阴虚火旺之象。

治法：滋阴降火，润燥利咽。

方药：月华丸加减。月华丸为治肺痨专方，方中以二地、二冬、沙参滋肺肾之阴，使金水相生，水旺金润；百部、獭肝、川贝母润肺止咳，兼能解痨毒；桑叶、菊花清肺散邪；阿胶、三七止血通络；茯苓、山药资脾胃化源。可加桔梗、生甘草宣肺利咽；加知母泻火。亦可选用百合固金汤加减。

2. 外治法

（1）含漱法　选用具有清热解毒、祛腐消肿作用的药物煎水含漱，可清利咽喉。

（2）吹药法　选用具有祛腐生肌、解毒止痛作用的中药制剂喷患部，使腐去痛止，咽喉清利。

（3）含噙法　选用具有清热解毒、养阴利咽作用的药物制成丸剂或含片含服，以清利咽喉。

（4）蒸气吸入　选用清热解毒、养阴利咽作用的药物行蒸气吸入。

3. 针灸疗法

可采用局部与远端取穴相结合的方法。局部可取人迎、水突、廉泉等穴；远端取足三里、三阴交等穴；若喉癣日久，元气大伤者，可加取肺俞、脾俞、肾俞、膈俞等穴。每日针1次，留针20分钟，用平补平泻或补法。

还可采用穴位注射、穴位磁疗、氦－氖激光穴位照射等疗法，取上述喉周穴位，施治方法可参照"喉瘤"一节。

【预防与调护】

1.隔离治疗，避免传染。保持室内干燥和空气流通。

2.戒烟、酒，忌辛辣、肥甘厚腻等食物。

3.对肺痨病患者应注意检查咽喉部，及早发现喉癣病变，及早治疗。

4.起居有常，增强体质。

【预后及转归】

本病如发现较早，局部病变范围较小，溃疡轻浅，治疗及时，预后较好。若治疗不及时，或身体营养状况差，则预后不良。如溃疡坏死深陷，腐烂伪膜叠阻喉窍，可出现呼吸困难。

第十一节　白　喉

白喉是由白喉疫毒侵袭所致，以咽喉间起白腐为特征的急性烈性传染病。本病属时行疫病之一，主要通过空气飞沫直接传播，常于秋冬至冬春季节发生，多发生于儿童，以2～5岁发病率最高，易形成地方性流行。白喉疫毒不仅侵犯咽喉，还可上侵鼻腔，下犯气管，引起气道阻塞，并可毒邪内陷心包，危及生命。本病目前已极少见。

【诊断与鉴别】

本病可出现咽喉疼痛，吞咽困难，饮水反呛，声音嘶哑，犬吠样咳嗽，甚则出现呼吸困难、喘咳、心悸、怔忡；全身可见发热、头痛、面色苍白、烦躁不安、倦怠无力、食欲减退等。检查：扁桃体上有灰白色假膜，假膜可蔓延至软腭、悬雍垂或者咽后壁；假膜与黏膜附着紧密，不易剥去，如强行剥离可出血；假膜发展至喉部，引起气道狭窄，假膜脱落可堵塞气道；颈部及颌下淋巴结肿大压痛，严重者颈周围组织水肿，形成所谓"牛颈"；取白色假膜涂片检查或培养，可发现白喉杆菌。

本病应与乳蛾、喉瘤、口糜等疾病相鉴别，鉴别要点参见"乳蛾""喉瘤""口糜"等疾病。

【病因病机】

1.疫毒犯表　瘟疫疠气从口鼻而入，首先犯肺，迅速化热化火，上蒸咽喉，腐溃黏膜而见咽喉白腐。

2.火毒炽盛　素体胃腑积热，感受疫疠之气后，化热化火，上蒸咽喉而为病。

3.疫毒伤阴　素体阴虚，肺肾不足，遇疫疠之气流行，邪客于肺，伏而化火，伤阴灼津，熏蒸咽喉而发病。

4.疫毒凌心　疫毒深重，内陷心包，心气耗伤，血脉不荣而为病。

【辨证及治疗】

1.分型论治

（1）疫毒犯表

主证：咽痛，声音嘶哑，咽喉微红肿，喉核有白膜。发热恶寒，头痛，全身不适。舌质红，苔薄白或薄黄，脉浮数。

证候分析：疫毒犯表，蒸灼咽喉，故见咽痛声嘶及咽喉红肿、白膜，兼感风热之邪，风热犯肺，故见恶寒发热、头痛等表证；舌质红、苔薄白或薄黄、脉浮数为风热在表之象。

治法：疏风清热，解毒利咽。

方药：除瘟化毒汤加减。方中桑叶、葛根、薄荷疏风清热解表；金银花、生地、川贝母、枇杷叶养阴清肺解毒；淡竹叶、木通清热利水，引热下行；甘草健脾和中。可加土牛膝以解白喉疫毒。如服药后已无表证，仍见喉痛溃烂，宜改服养阴清肺汤。

（2）火毒炽盛

主证：咽痛较剧，声嘶，口臭，咽部及喉核红肿，白膜满布，甚或蔓延至口腔及鼻、喉。伴高热口渴，面红，大便秘结，小便短赤。舌红，苔黄，脉洪数。

证候分析：患者素体胃腑积热，感受疫毒，上攻咽喉，燔灼蚀损咽喉黏膜，故咽痛较剧，声嘶，喉核红肿，喉关内外甚则口腔、鼻、喉遍布腐膜；胃腑热盛，则高热，口臭，面红；热结于下，则大便秘结，小便短赤；舌红、苔黄、脉洪数为内热之象。

治法：泻火解毒，祛邪消肿。

方药：龙虎二仙汤加减。本方用龙胆草、黄连、黄芩、栀子苦寒清热；生石膏、知母清阳明热；犀角、生地黄、玄参清热凉血而养阴；牛蒡子、马勃、僵蚕、大青叶、板蓝根清热解毒而利咽消肿；木通利尿，导热从小便而出；粳米、甘草健脾和中。可加土牛膝以解白喉疫毒；便秘可加大黄；小便短赤加泽泻、车前子；口渴甚加天冬。

（3）疫毒伤阴

主证：咽喉疼痛，吞咽时加重，咽干舌燥而不欲饮，干咳无痰，喉核有白点或白膜融合成片状。低热，头昏，神疲，倦怠乏力。舌质红，苔少，脉细数。

证候分析：素体阴虚，感受疫毒，结于咽喉，故见咽干舌燥、干咳无痰；白喉疫毒蒸灼咽喉，故咽痛红肿白腐；疫毒伤阴，故低热头昏、神疲乏力；舌质红、苔少、脉细数为阴虚之象。

治法：养阴清肺，解毒祛邪。

方药：养阴清肺汤加减。本方以生地黄、玄参滋水而清胃热；麦冬、川贝母清肺热而化痰；白芍、牡丹皮平肝热而泻火；甘草健脾和中；薄荷引诸药上行以利咽喉。可加土牛膝解白喉之疫毒，且引热下行。

（4）疫毒凌心

主证：咽喉疼痛，声嘶或失音，咽喉间白腐物满布，延及喉部及气道，阻碍呼吸。烦躁不安，心悸怔忡，神疲乏力，面色苍白，口唇发绀，四肢厥冷，汗出如珠。舌红绛，少苔，脉细欲绝或结代。

证候分析：疫毒攻冲咽喉，故见咽痛白腐、声音嘶哑；疫毒深重，内陷心包，心气耗伤，血脉不荣，故见烦躁不安、心悸怔忡、神疲乏力、面色苍白、口唇发绀；疫毒耗灼真阴，精气被夺，时时欲脱，则汗出如珠、脉细欲绝或结代。

治法：滋阴养心，益气复脉。

方药：三甲复脉汤加减。方中生地黄、白芍、阿胶、麦冬补阴血以养心，龟甲、牡蛎、鳖甲潜阳安神，炙甘草健脾和中。可加土牛膝解毒利咽，加人参益气养心复脉。

2. 外治法

（1）含漱法　金银花、土牛膝等量煎水含漱，每日多次，可清洁口腔，清热解毒，消肿止痛。

（2）吹药法　用珠黄青吹口散或锡类散吹布于咽喉处，可清热解毒，祛腐止痛。

（3）含噙法　可用清热解毒，消肿止痛的中药含片或滴丸含服。

（4）气管切开　有呼吸困难者，应及早施行气管切开术。

3. 针灸疗法

（1）体针　取少商、合谷、尺泽、足三里等穴为主，配天突、人中穴，强刺激，每日1次，有清泄热毒的作用，可缓解喉痛及呼吸困难。

（2）刺血法　舌下紫筋处，以消毒三棱针刺之，令患者舌伸出口外，流出鲜血少许，再于两手少商、中冲、合谷及耳上紫筋各处放血，以宣泄热毒。

（3）穴位敷贴 生巴豆、朱砂各 0.5g，研匀，置药用胶布上，敷贴于大椎、印堂或天突穴，8 小时后除去，局部出现红紫色小水疱，用针挑破，有解毒退腐作用。

【预防与调护】

1. 预防

（1）隔离患者 发现病人应及时严格隔离治疗，直至白膜全部脱落，症状消失后 2 周，或鼻、咽分泌物培养连续 2 次阴性为止。病人卧室要彻底扫除，空气要流通，衣被在直接阳光下曝晒半天。用具应煮沸 15 分钟以上或用消毒液浸泡。

（2）接触者的处理 集体儿童及保育人员留查 7 天或至鼻、咽拭子培养阴性。儿童接触者行白喉感受性试验，阳性者注射白喉类毒素，体弱多病者，肌注白喉抗毒素 1000 ～ 2000 单位。亦可集体服用下列煎剂：①土牛膝根，一般 15 ～ 150g（1 岁以内者用 15g，1 ～ 5 岁用 30g，5 岁以上用 45g），煎水饮服，连服 4 ～ 5 天。②青果（鲜橄榄）、白莱菔各 60g，煎汤代茶饮，每周服 2 ～ 3 剂，与此同时，用 1% ～ 2% 黄连素溶液或 0.02% 呋喃西林溶液喷咽部。

（3）预防注射 6 个月以上小儿都应进行预防接种，可使发病率显著降低。

2. 护理

（1）居处光线宜柔和，空气宜流通。

（2）轻症卧床 2 周，重症 4 周，心动悸、脉结代者延长至 8 周，即使病情已明显好转，仍需特别注意休息，以防止心搏骤停，突然死亡。证候危重者仍要卧床休息 8 周，筋脉迟缓者需 10 ～ 12 周，注意清洁口腔及鼻部，保持呼吸道通畅。

（3）根据具体情况给予流质、半流质或软饭，可用绿豆煎水作饮料，以助药力，并禁忌辛辣香燥食品。进食反呛者，可予鼻饲。心动悸、脉结代者，宜少食多餐，并可用西洋参 10g、麦冬 15g、炙甘草 12g、大枣 3 枚，煎水代茶饮。

【预后及转归】

本病预后取决于年龄、病变部位、临床类型、治疗及时与否及体质状况等，有无并发症对预后也很重要。一般常见的并发症有喉风、喉麻痹。

【知识拓展】

白喉的历史 白喉一病，在清代以前未见系统记载，至清乾隆年间始有发现。据统计，从 1744 年至 1902 年的 150 多年间，我国先后发生了 4 次白喉大流行，给人民生活带来了深重的灾难，同时也促使医家对白喉进行深入研究，促进了喉科的发展。清代医家在长期的白喉防治实践中，积累了丰富的经验，留下了大量的白喉专著，如《喉白阐微》《重楼玉钥》《时疫白喉捷要》《白喉全生集》《白喉治法忌表抉微》《白喉条辨》等，现存白喉专著有 20 多部。在二十世纪五六十年代，白喉在我国局部地区仍有流行，由于国家加强了防疫工作，在近几十年中白喉发病已罕见。

第十二节 口 疮

口疮是以口腔肌膜出现类圆形溃疡且灼热疼痛为主要特征的疾病。本病多发生于青壮年，常反复发作，病程较长。口疮作为病名首见于《内经》，如《素问·气交变大论》曰："岁金不及，炎火乃行……民病口疮。"继《内经》后，历代医家对口疮皆有论述，并有"口疳""口疡""口破""口糜"等不同的病名。在历代文献中口疮的含义不尽相同，有时泛指口腔肌膜的一切破溃，与本节所论口疮有所不同。西医学的复发性阿弗他溃疡等可参考本病进行辨证治疗。

【诊断与鉴别】

本病主要表现为唇、颊、舌等处肌膜发生单个或多个黄白色圆形或椭圆形溃疡，伴灼热疼痛，遇饮食或说话时疼痛加重，溃疡大小不等，小如针帽，大如黄豆，互相不融合，表面覆有黄白色假膜，周围有红晕。如不治疗，表浅的口疮1～2周可自愈，愈后不留瘢痕；深者数月难愈，愈后可留瘢痕。口疮愈后间隔数天或数月可再发，更有甚者此未愈彼又起，无间歇期。

本病应与口糜相鉴别，鉴别要点参见"口糜"一节。

【病因病机】

口疮病机以心、脾、肾失调为主。明代薛己《口齿类要·口疮》说："口疮，上焦实热，中焦虚寒，下焦阴火，各经传变所致，当分别而治之。"上焦实热多为心脾积热，下焦阴火乃肾亏阴虚火旺，中焦虚寒多为脾肾阳虚。

1. 心脾积热 口为脾之窍，舌为心之苗。若饮食不节，或情志不畅，脏腑蕴热内生，心脾积热，上炎口腔，发为口疮。

2. 阴虚火旺 素体阴虚，或病后失养，或劳累过度，熬夜多思，阴液暗耗，阴虚火旺，虚火上炎，发为口疮。

3. 脾肾阳虚 素体阳虚，或久病阴损及阳，或贪凉饮冷，或伤寒误治，损伤脾肾之阳，清阳不升，浊阴上干，寒湿困口发为口疮。

【辨证及治疗】

1. 分型论治

（1）心脾积热

主证：口腔肌膜溃疡，周边红肿，灼痛明显，饮食或说话时尤甚，口渴，心烦失眠，大便秘结，小便短黄。舌红，苔黄或腻，脉数。

证候分析：五志过极，或过食辛辣炙煿，火热内生，或复受外邪，蕴积心脾，火热上蒸于口，导致口舌肉腐而溃；火热伤津，故口渴、便秘、尿黄；热扰心神，故心烦失眠；舌红、苔黄或腻、脉数为内热或夹湿之象。

治法：清心泻脾，消肿止痛。

方药：凉膈散加减。方中连翘、竹叶、栀子、黄芩清心泻火，薄荷散邪透热，共解上焦之热；大黄、芒硝通腑泄热；甘草健脾和中；白蜜缓急止痛。诸药合用，清上泻下，心脾热自除。口渴、咽喉肿痛可加石膏、桔梗、天花粉；红肿热甚可加赤芍、牡丹皮以凉血活血。

（2）阴虚火旺

主证：口腔溃疡数量少，周边红肿不甚，疼痛较轻，但此愈彼起，绵延不止。手足心热，失眠多梦，口舌干燥不欲饮。舌红少苔，脉细数。

证候分析：素体阴虚，或久病体虚，肾阴不足，相火无制，上炎口舌，发为口疮；虚火上炎，故口疮量少，红肿、疼痛不甚；阴虚津亏，故口干不欲饮；虚火上扰心神，故失眠多梦、手足心热；舌红少苔、脉细数为阴虚火旺之象。

治法：滋阴补肾，降火敛疮。

方药：知柏地黄汤加减。可酌加四物汤以助养血，或加玄参、麦冬以助养阴清热。若虚火甚，稍加肉桂反佐，引火归原。若见心烦不寐，舌质皲裂，心阴不足明显者，可用黄连阿胶鸡子黄汤加枸杞子、酸枣仁、柏子仁，以滋阴养血，清火安神。

（3）脾肾阳虚

主证：口疮疼痛较轻，色白或暗，周边淡红或不红，久难愈合。倦怠乏力，面色苍白，腰膝或少腹以下冷痛，小便清长，纳呆便溏。舌淡苔白，脉沉迟。

证候分析：脾肾阳虚，寒湿上困口舌，久则成疮溃烂；阳气不足，祛邪无力，故口疮色白或暗，红肿不甚，久难愈合；脾阳不足，运化失司，则纳呆便溏、倦怠乏力、面色苍白；肾阳不足，气化无权，则腰膝或少腹以下冷痛、小便清长；舌淡苔白、脉沉迟为阳虚之象。

治法：温肾健脾，化湿敛疮。

方药：附子理中汤加减。方中干姜温中回阳；人参补中益气；白术、炙甘草健脾益气；附子温壮脾肾之阳。若口疮白浊，为阳虚水泛之象，加肉桂温通经脉，加苍术、五倍子健脾燥湿；若见形寒肢冷、夜尿频多，可用金匮肾气丸。

2. 外治法

（1）含漱法　用清热解毒的药剂含漱，以消肿止痛；或以蜂蜜一汤匙，徐徐含咽，可止痛敛疮。

（2）吹药法　实证用人中白散、锡类散、冰硼散、西瓜霜等吹布患处；虚证用柳花散或青吹口散吹布患处。

（3）烧灼法　用小棉球蘸碘酚、10%硝酸银或10%～30%三氯醋酸点于溃疡面上，可止痛敛疮，注意不可伤及正常组织，每1～2天1次。适用于溃疡数量少、溃疡面小的患者。

3. 针灸疗法

（1）体针　取颊车、地仓、承浆、合谷、通里、神门、少冲等穴，每次选择2～3穴，实证用泻法，虚证用平补平泻法。口疮久不愈者，以毫针点刺口疮处，使之少许渗血，每2～3天1次。

（2）艾灸　脾肾阳虚者取合谷、足三里、太溪、照海、然谷等穴位，每次选取1～2穴，悬灸至局部有焮热感、皮肤潮红为度，2日1次。

（3）穴位注射　取牵正、曲池、颊车、手三里。每次选2穴，各穴位交替使用，每穴注射维生素 B_{12} 或维生素 B_1 0.5mL，每2～3天1次。

（4）穴位敷贴　可用附子、细辛、吴茱萸、肉桂等研为细末，用姜汁或葱白捣汁调敷涌泉穴。

【预防与调护】

1. 实火口疮者，忌食辛辣刺激食物和肥甘厚味；虚火口疮者，忌食生冷寒凉，不宜过劳。

2. 注意口腔卫生，早晚刷牙，饭后漱口；戴有义齿者，应避免义齿机械刺激损伤肌膜；进食硬物应避免损伤口腔肌膜。

3. 颐养心性，戒恼怒、忧思。

4. 生活起居要有规律，劳逸结合，保证充足睡眠，避免过劳或熬夜而损伤正气。

【预后及转归】

口疮有自限性，一般表浅的溃疡1～2周可自愈，愈后不留瘢痕；深而大的溃疡可迁延月余，愈后可留下瘢痕。若失于预防调护，极易复发，及时、恰当的治疗可促使提早愈合，减少复发；体虚者愈合缓慢，且反复发作，甚至此愈彼起，迁延难止。

第十三节　口　糜

口糜是以口腔肌膜糜烂成片且口气臭秽为主要特征的疾病。本病多见于婴幼儿，发生于成人者，往往继发于伤寒、大面积烧伤或烫伤、泄泻、糖尿病、原发性免疫缺陷，以及长期大量使用抗生素的患者。口糜作为病名首见于《内经》，如《素问·气厥论》："膀胱移热于小肠，膈肠不便，上为口糜。"此外，中医古籍中的"鹅口疮""白口疮""雪口"等与本病类似。西医学的口腔念珠菌病、球菌性口炎等疾病可参考本病进行辨证治疗。

【诊断与鉴别】

本病主要表现为口腔肌膜出现白色糜粥样糜烂斑点，逐渐融合成片状，不易拭去，糜烂处略高出肌膜表面，周围不红；局部可有干燥灼热、轻微疼痛、口黏等不适，口气臭秽；婴幼儿则哭闹拒食、烦躁。口腔拭子涂片和培养有助于诊断。

本病应与白喉、口疮相鉴别。①白喉与口糜均可出现肌膜上有白色假膜，但白喉的假膜多出现在咽部，如喉核、前后腭弓等处，可延及鼻与喉部，假膜与肌膜粘连较紧，范围较大，且多伴有发热等全身症状；口糜多发生在口腔前部肌膜，白膜附着相对较松，全身症状较轻。②口疮与口糜均可见口腔肌膜白色伪膜覆盖的溃烂面，但口疮多见于成人，溃疡较小且中央凹陷而周围有红晕，常反复发作；口糜多见于婴幼儿，成人相对少见，口腔肌膜糜烂成片状，且略高出肌膜表面，周围不红。

【病因病机】

1. 膀胱湿热　外感湿热，蕴结膀胱，或饮食不节，湿热内生，下注膀胱，湿热循经熏蒸于口而为病。

2. 心脾积热　心开窍于舌，脾开窍于口。过食辛热炙煿，脏腑失调，热积心脾；或小儿胎热内蕴，心脾积热，不得宣泄，循经上炎于口，灼腐肌膜，发为口糜。

3. 阴虚火旺　大病久病或久泻之后，胃阴耗伤，虚火上浮，灼伤口舌肌膜而为病。

4. 脾虚湿困　饮食不节，损伤脾胃，脾虚运化失职，湿浊内生，上泛于口而为病。

【辨证及治疗】

1. 分型论治

（1）膀胱湿热

主证：口腔肌膜上覆灰黄色糜斑，拭之易出血，口中灼痛，口臭口腻。小便短赤，或有发热，颔下有臖核，舌红，苔黄腻，脉滑数。

证候分析：膀胱湿热，上蒸于口，腐灼肌膜，故灼痛糜腐，拭之易出血，口臭口腻；膀胱湿热，则小便短赤；湿热内蕴，则发热；湿热困结于颔下，则有臖核；舌红、苔黄腻、脉滑数为湿热之象。

治法：清热利湿，化浊祛腐。

方药：加味导赤汤加减。方中黄连、木通、淡竹叶、甘草清心泻火；黄芩、金银花、连翘、牛蒡子清热解毒；生地黄、玄参养阴清热；桔梗、薄荷载药上行，直达病所。若热毒不盛而湿浊盛，小便短少，苔滑腻，可用五苓散加减。

（2）心脾积热

主证：口中白屑状如粥糜，口渴口臭，灼热疼痛。发热，烦躁不安，溲赤便秘。舌红苔黄，脉数。

证候分析：心脾积热上蒸口舌，肌膜被灼，见口中白屑堆积，灼热疼痛；心经热盛下移小肠和膀胱，热盛津伤，故溲赤便秘，口渴口臭；发热、烦躁、舌红苔黄、脉数皆为心脾积热之象。

治法：清心泻脾，消肿祛腐。

方药：导赤散合凉膈散加减。导赤散清心除烦养阴，导心火下行，凉膈散清上泻下，去中上二焦火热，两方合用，使心脾热除而阴液无伤。

（3）阴虚火旺

主证：口中少量灰白色糜斑，患处疼痛轻微或不痛。口舌干燥，饥不欲食，大便干结，小便短少。舌红少津，脉细数。

证候分析：胃阴不足，津不上承，龈口失养，虚火灼烁，故见口舌干燥，糜斑量少，疼痛不甚；胃阴虚则饥不欲食、大便干结、小便短少；舌红少津、脉细数为阴虚内热之象。

治法：滋阴养胃，清热生津。

方药：益胃汤加减。方中沙参、麦冬、生地黄、玉竹养阴清热生津；冰糖养胃和中。阴亏大便难行，加白蜜润肠通便。若糜烂延及咽喉，日轻夜重，多为阴伤邪盛，宜用少阴甘桔汤。方中黄芩清热解毒；玄参、桔梗、甘草养阴清热利咽；川芎、陈皮行气活血；柴胡、羌活、葱白祛风除湿；升麻解毒，引药上行。

（4）脾虚湿困

主证：口中白色糜粥样糜烂斑点，纳呆便溏，倦怠乏力。舌淡，苔白腻，脉细滑。

证候分析：脾不健运，湿浊内生，上泛于口，则口中肌膜糜烂；脾虚运化失职，则纳呆便溏、倦怠乏力；舌淡、苔白腻、脉细滑为脾虚湿困之象。

治法：健脾益气，化浊利湿。

方药：连理汤加减。本方用理中汤健脾化湿，加黄连燥湿泄浊。若脾肾阳虚，可用附子理中汤加减。

2. 外治法

（1）含漱法　淡盐水或2%～4%碳酸氢钠溶液含漱；金银花、黄连、甘草煎汤含漱，以清热解毒祛腐。

（2）涂敷法　冰硼散、生蒲黄粉、青吹口散、牛黄散等用蜜调匀，用棉签蘸涂于患处。

3. 针灸治疗

（1）体针　取地仓、合谷，留针15分钟，每日或隔日1次。

（2）穴位敷贴　将吴茱萸研粉，用醋调成糊状，敷于足心，以引火下行，用于虚火上炎证。

【预防与调护】

1. 注意口腔卫生，饮食用具应经常清洗消毒。乳母授乳前应清洗乳头，注意哺乳卫生。

2. 饮食宜清淡，忌肥甘厚腻。

3. 合理应用抗生素及免疫抑制剂，中病即止，不宜久用。

【预后及转归】

本病经及时、恰当的治疗，一般愈后良好。

第十四节　口　癣

口癣是以口腔肌膜出现灰白色条纹或斑块为主要特征的疾病。本病好发于中年人，女性多于男性，病程长，不易痊愈。中医古籍中无"口癣"病名，类似本病的记载见于"口破""口蕈""口糜"等病证中。西医学的口腔扁平苔藓等疾病可参考本病进行辨证治疗。

【诊断与鉴别】

本病主要表现为口腔肌膜有灰白色条纹或斑块，局部有干涩、粗糙、灼热感，遇食物刺激时疼痛。可发生于口腔肌膜的任何部位，多左右对称，颊部最多见，也常发生于舌、唇、牙龈、口底、腭部。灰白色条纹交织成网状或树枝状、环状，也可呈白色斑块状周围伴有网状条纹。网纹状病损的周围或中间肌膜正常，或出现红斑、萎缩、糜烂、溃疡、色素沉着。口癣的多样病损可同时出现，也可互相转变，病程缠绵难愈。病损消退后，可留有色素沉着。组织病理学检查有特征性改变。

本病与口糜均可出现口腔肌膜白色病损，应注意鉴别：口糜多见于婴幼儿，口腔肌膜糜烂且上覆雪片样伪膜，略高出肌膜；口癣多见于成人，病损呈白色网状条纹，两侧对称。

【病因病机】

1.外邪侵袭 风热湿毒外犯肺脾，肺气失宣，敷而不达，湿毒蕴于脾胃，化火循经上炎于口，发为口癣。

2.脾胃湿热 脾主运化，胃主受纳，若过食辛热肥甘，或嗜酒无度，脾失健运，胃失和降，水湿内停，酿成湿热，循经上蒸于口，发为口癣。

3.肝郁化火 情志不遂，或突然的精神刺激，或病邪侵扰，阻遏肝脉，致使肝脏失于疏泄条达，气机郁滞，蕴热化火，灼烁肌膜，发为口癣。

4.肝肾阴虚 久病失调，阴液亏耗，或情志内伤，阳亢阴耗，或房事不节，肾精耗损，或年老体衰，肝肾之阴精耗损，肌膜失于濡养而发为口癣。

【辨证及治疗】

1.分型论治

（1）外邪侵袭

主证：口腔肌膜白色网纹密集，或见水疱、丘疹、渗出，红肿疼痛，影响进食。发热、恶风、汗出，或头重如裹，咽痛咽痒，口干口臭。舌质红，苔黄腻，脉濡数或浮数。

证候分析：风热湿毒外犯，湿毒蕴于脾胃，化火循经上炎于口，故肌膜红肿溃烂，口干口臭；风热外袭，肺卫不固，则发热、恶风、汗出；湿浊上困，经络受阻，清阳不升，则头重如裹；舌质红、苔黄腻、脉濡数或浮数均为风热湿浊外袭之象。

治法：祛风除湿，清热解毒。

方药：消风散加减。方中荆芥、防风发表祛风胜湿；苦参、苍术清热燥湿健脾；牛蒡子疏散风热、透疹解毒，蝉蜕散风热透疹，此二味不仅可增荆芥、防风祛风之力，更能疏散风热透疹；石膏、知母清热泻火；木通利湿热；胡麻仁、生地黄、当归滋阴养血润燥；甘草健脾和中。风热偏盛而身热、口渴者，加金银花、连翘以疏风清热解毒；湿热偏盛，胸脘痞满，身重乏力，舌苔黄而腻者，加地肤子、车前子、栀子等以清热利湿。

（2）脾胃湿热

主证：口腔肌膜出现白色条纹或斑块、水疱，可伴充血、糜烂，进食时疼痛，发生于唇红处的可见较多的黄色渗出物，结痂较厚。多食易饥，胃脘嘈杂，胸胁胀闷，口干口黏，便干尿黄。舌质红，苔黄腻，脉弦滑数。

证候分析：脾失运化，湿热内蒸，上灼口舌，损伤肌膜，以致口腔肌膜出现斑纹、红肿疼痛；胃热则水谷易化，故多食易饥、胃脘嘈杂；湿浊中阻，气机不畅，则胸胁胀闷；湿热困结，则口干口黏；热邪伤津，则便干尿黄；舌质红、苔黄腻、脉弦滑数为湿热之象。

治法：清热利湿，化浊解毒。

方药：甘露消毒丹加减。方中茵陈、滑石、木通清热利湿；石菖蒲、藿香、白豆蔻、薄荷芳香化浊；黄芩、连翘、射干清热解毒；贝母清热化痰。

（3）肝郁化火

主证：口腔肌膜见灰白色网纹，或伴色素沉着，充血糜烂，有粗糙木涩感或灼热疼痛、刺痛。口苦咽干，胸胁胀痛，烦躁易怒，眩晕，失眠多梦，月经失调。舌边尖红，舌苔黄，脉弦。

证候分析：肝失条达，气机不畅，肝气郁结，郁而化火，上灼口腔，则肌膜充血灼热、溃烂疼痛；肝郁化火则口苦咽干、胸胁胀痛、烦躁易怒、眩晕、失眠多梦；肝气不舒，冲任不调，则月经失调；舌边尖红、舌苔黄、脉弦为肝郁化火之象。

治法：疏肝解郁，清肝泻火。

方药：丹栀逍遥散加减。方中牡丹皮清血中伏火；炒山栀清肝热，并导热下行；柴胡、白芍、当归、薄荷疏肝解郁，柔肝养血；白术、茯苓、甘草、煨姜健脾和胃补中。胸胁胀满可加厚朴、半夏宽胸以宣泄郁气；上腹痛配陈皮、枳壳理气和胃止痛。

（4）肝肾阴虚

主证：口腔肌膜干燥发红，有灰白网状花纹，发生于舌背的为略显淡蓝色的白色斑块，舌乳头萎缩，发生于牙龈时，则有充血或糜烂，夹杂白色网纹，伴有红肿疼痛，肌膜灼热，口干目涩，头晕目眩，失眠健忘，腰膝酸软，手足心热，月经量少推迟。舌红少苔，脉沉细或细数。

证候分析：肝肾阴虚，口腔肌膜失于濡养而干燥萎缩疼痛；肝肾阴亏，清窍失养，则头晕目眩、失眠健忘、口干目涩；肝肾阴虚则腰膝酸软、手足心热；阴亏不足，冲任失调，则女子月经量少推迟；舌红少苔，脉沉细或细数为阴虚之象。

治法：滋补肝肾，养阴清热。

方药：知柏地黄丸加减。

2. 外治法

（1）涂敷法　可用养阴生肌散、锡类散、珍珠散局部涂敷，每日 3～4 次，可收敛生肌。

（2）含漱法　可用黄芩、金银花、竹叶适量，煎水含漱；或野菊花、白鲜皮、黄柏适量煎水含漱，以清热解毒利湿。

3. 针灸疗法

（1）针刺　取曲池、内关、合谷、足三里、三阴交、侠溪等穴位，针刺，每日 1 次。

（2）耳针　可选神门、交感、皮质下、肾、脾、胃等耳穴埋针，或用王不留行籽贴压。

【预防与调护】

1. 饮食有节，避免肥甘厚腻。

2. 保持良好心态，避免心理压力。

3. 舌腹、口底的病损应警惕癌变，密切观察，必要时进行组织病理学检查，以明确是否有癌变。

【预后及转归】

本病一般预后良好。口癣的病损多样，可反复变化及波动，少数病例长期不愈，出现糜烂、萎缩、斑块者应追踪观察，以防恶变。

第十五节　牙　宣

牙宣是以龈肉萎缩、牙根宣露、牙齿松动、齿龈间渗出脓血为主要特征的疾病。本病以中老年人较为常见。牙宣一名早在宋代医籍中已出现，如《是斋百一选方》："治牙宣，赤土荆芥，同为细末，揩齿上。"宋代以前医籍中的齿挺、齿动摇、齿音离、齿龈肿（齿龈肿痛）、腐根、宣露等记载与本病有相似之处。西医学的牙周病、牙龈萎缩等疾病可参考本病进行辨证治疗。

【诊断与鉴别】

本病主要表现为牙龈经常渗血或溢脓，遇冷、热酸痛，咀嚼无力，牙齿松动，时有口臭。检查见：牙龈萎缩、红肿，探之易出血，牙齿稀疏，牙根外露，牙结石附着于牙颈部，牙齿与牙龈之间有牙周袋形成，常有脓液自牙周袋溢出。

牙宣与牙痛均可出现牙龈肿痛、溢脓、牙齿松动，应加以鉴别：牙痛往往伴有龋齿，无牙周袋，脓肿部位以根尖区域为主，牙齿叩痛明显；而牙宣之牙龈脓肿靠近龈缘，牙齿松动更为明显，伴有牙周袋及牙龈萎缩。

【病因病机】

齿为骨之余，髓之所养，肾为之主。然齿植于龈，气血所养，阳明所主。故牙宣病机多为脏腑失调或气血亏虚。脏腑失调以胃火燔龈和肾虚牙龈失养多见。

1. 胃火上炎　饮食不节，胃肠积热内蕴，火热循经上攻，熏蒸齿龈，龈肉化腐成脓而为病。

2. 肾阴亏虚　先天禀赋不足，或久病耗伤、劳倦过度或房事不节等耗损，致肾虚精亏髓少，精髓不能上濡，牙齿骨骼失养，故骨质渐疏。又阴虚日久化火，虚火上炎，灼腐龈肉，久则齿龈疏豁松动而为病。

3. 气血不足　素体虚弱，或劳倦过度，脾胃虚弱，气血不足，齿龈失养而为病。

【辨证及治疗】

1. 分型论治

（1）胃火上炎

主证：牙龈红肿疼痛，或齿龈间形成脓肿，口臭，喜冷饮，尿黄，便秘。舌红，苔黄厚，脉洪大或滑数。

证候分析：牙床为阳明经脉所循经，胃有积热，循经上炎，故齿龈红肿疼痛；阳明经多气多血，阳明经热盛，津败肉腐成脓，或热伤阳络，故龈齿间有脓血性分泌物渗出；火热伤津，故喜凉饮；大肠传化浊物，胃肠积热，浊腐之气熏蒸于上则口臭；热邪内蕴伤津，故尿黄、便秘；舌红、苔黄厚、脉滑数为阳明胃热之象。

治法：清胃泻火，消肿止痛。

方药：清胃散加减。方中以黄连清泄胃热，生地黄、牡丹皮凉血清热，升麻载药上行，当归活血止痛。若患者喜冷饮，可加石膏、天花粉；龈齿间出脓，加金银花、蒲公英之类；牙痛加露蜂房，或加防风、荆芥、薄荷；龈齿出血，加茜草根、白茅根之类；口臭、便秘，加生大黄、瓜蒌之类；小便黄，酌加栀子、木通之类；舌苔黄厚，酌加黄芩、栀子之类。

（2）肾阴亏虚

主证：牙龈萎缩，龈缘微红肿，牙根宣露，牙齿松动，或有牙周出血溢脓，头晕，咽干，腰酸，手足心热，夜寐不安。舌红苔少，脉细数。

证候分析：肾阴亏虚，虚火上炎，日久齿龈失养，故见牙龈萎缩、牙根宣露、牙齿松动；肾虚正气不足，余邪留恋，虚火与余邪互结，则有牙周出血溢脓；肾阴不足，则头晕、咽干、腰酸；虚火内炽，则手足心热；舌红苔少、脉细数为阴虚之象。

治法：滋阴补肾，益精固齿。

方药：六味地黄汤加减。可酌加枸杞子、续断、骨碎补健齿；牙周出血溢脓，酌加金银花、牛膝之类；牙齿疼痛者加露蜂房。

（3）气血不足

主证：牙龈萎缩，色淡白，齿缝龈袋或有微量稀脓渗出，牙根宣露，牙齿松动，咀嚼酸软乏力，刷牙吮吸时牙龈易出血，牙龈遇冷酸痛。面色萎黄，倦怠头晕。舌淡，苔薄白，脉细缓。

证候分析：气血不足，牙龈失养，牙根失托，故见牙龈萎缩、色淡白，牙根宣露，牙齿松动、咀嚼酸软乏力；气血不足，祛邪无力，余邪留恋，邪伤阳络，故见齿缝龈袋或有微量稀脓渗出、牙龈容易出血；牙龈易出血者，或因气血不足者，脾虚摄血无力所致。气血不足，头面清窍失养，则面色萎黄、倦怠头晕；舌淡、苔薄白、脉细缓为气血不足之象。

治法：健脾益气，补血养龈。

方药：八珍汤加减。方中以四君子汤补气，四物汤补血，气血双补，滋养齿龈。如牙龈出血者，可加血余炭；牙龈松动，酌加狗脊、骨碎补；牙龈遇冷酸痛，酌加细辛；齿缝龈袋或有微量稀脓渗出，酌加黄芪、金银花、皂角刺；纳差、便溏酌加白豆蔻、砂仁、薏苡仁；若兼便秘，酌加枳壳、瓜蒌；心悸、多梦少寐，酌加酸枣仁、远志、龙眼肉等。

2. 外治法

（1）洁齿法　有牙石、牙垢者，须清除之，以去除对牙龈的不良刺激。

（2）含漱法　以药液反复漱涤口腔，必要时含于口中几分钟，然后吐去，可起到解毒祛秽、消肿止痛、清洁口齿、清新口气的作用。

（3）填塞法　适用于有牙周袋形成者。将六神丸、喉症丸等塞入龈缝，其自行溶化。根据牙周病变的数量及龈袋的深浅，每次取六神丸1～6粒塞入，每日1～2次。

（4）涂搽法　将冰硼散等涂搽于患处牙龈，每日3～4次；或仙人掌洗净去刺捣烂，或将黄连、铅丹、雄黄、地骨皮、白矾等以麻油调糊直接涂敷于患处。

（5）拔牙法　如病变晚期，牙齿松动，咀嚼功能丧失，可将病牙拔除。

3. 导引法

（1）叩齿法　每日晨起后，口含温盐水，上下牙对合叩齿，每次数十下至百下。

（2）咬齿法　牙齿浮动感，可轻轻咬实，由轻趋重用力，渐咬渐紧，日行1～3次。

（3）揩齿法　用食指或中指，顺牙齿生长的方向，自根部向咀嚼面方向按摩，从前牙及侧牙反复数次，每日2次，每次10分钟。

（4）叩齿咽津法　方法参见第六章第四节。

4. 针灸疗法

选取足阳明经穴为主，局部取穴与循经取穴相结合。常用合谷、内庭、颊车、下关等穴。胃热证配二间、曲池、足三里，用泻法或平补平泻法；虚证配太溪、阴谷、行间，用补法，或加灸法。每次2～3穴，每日1次。

【预防与调护】

1. 保持口腔清洁，经常用淡盐水漱口，定期洁齿。

2. 注意饮食有节，起居有常。

【预后及转归】

本病发展缓慢，后期由于牙龈萎缩严重，骨质吸收，可致牙齿松动，咀嚼功能丧失。

第十六节　唇　风

唇风是以口唇红肿、痒痛、破裂流水、干燥脱屑为主要特征的疾病。本病以下唇较为多见。唇风一名首见于明代，如《外科正宗》卷四："唇风，阳明胃火上攻，其患下唇发痒作肿，破裂流水，不疼难愈。"西医学的慢性唇炎等疾病可参考本病进行辨证治疗。

【诊断与鉴别】

本病主要表现为口唇（下唇为多）红肿、痛痒、糜烂、渗液、结痂，或唇部干燥、有纵形裂沟、脱屑，患者常自咬嘴唇以掀去未脱落的鳞屑、痂皮，引起疼痛，或嘴唇不时瞤动。

本病应与口癣在唇部的表现相鉴别：口癣以白色角化斑纹或斑片为主，可兼见糜烂、皲裂、出血，且口腔其他部位肌膜有同样病损；唇风仅在唇部出现病损，无白色角化斑纹或斑片。

【病因病机】

1. 外邪侵袭 足阳明胃经，环口唇。素嗜辛辣厚味，脾胃湿热内生，复感风邪，引动湿热上蒸，搏结唇部而为唇风。

2. 阴虚血燥 邪热内蕴或热毒蓄久，致津液营血耗伤，或温热病后，伤阴化燥，燥热循经上熏肌膜，口唇失于润养，发为唇风。

【辨证及治疗】

1. 分型论治

（1）外邪侵袭

主证：唇部红肿痒痛，破裂流水，嘴唇不时瞤动，口渴饮冷，口臭，大便干。舌质偏红，脉滑数。

证候分析：风热湿邪循经上蒸，故见唇部红肿痒痛；湿热久蒸则破裂流水；风性主动，风邪偏盛则嘴唇不时瞤动；脾胃积热，则口渴饮冷、口臭、大便干；舌质偏红、脉滑数为湿热之象。

治法：疏风清热，利湿化浊。

方药：双解通圣散加减。方中荆芥、防风、薄荷、麻黄疏散风邪；连翘、栀子、黄芩、石膏清热；白术、滑石利湿；川芎、当归、白芍活血养血、散瘀肿以止痛；桔梗载药上行；甘草健脾和中。若局部肿胀甚者，加黄连、白鲜皮、金银花清热解毒；破裂糜烂流水者，加木通、车前子清利湿热。

（2）阴虚血燥

主证：唇部燥裂、结痂，甚者流血，痛如火燎，犹如无皮之状。鼻息焮热，小便黄赤短涩。舌干少津，脉细数。

证候分析：阴虚血燥，口唇失养，故见唇部燥裂、流血或结痂，痛如火燎；燥热内生，故鼻息焮热、小便黄赤短涩；舌干少津、脉细数为阴虚血燥之象。

治法：养血祛风，滋阴濡唇。

方药：四物消风饮加减。方中生地黄、当归、川芎、赤芍养血活血润燥；荆芥、薄荷祛风；柴胡、黄芩清热；甘草健脾和中。可酌加牡丹皮、玄参、麦冬、石斛以增强滋阴清热、养血润燥之功。若嘴唇瞤动、红肿、食少便溏、气短乏力，乃风盛脾虚之证，治宜健脾益气祛风，可用参苓白术散加黄芪、防风治之。

2. 外治法

外搽法 可用黄连膏、紫归油、青吹口散油膏外搽患处，每日 3～4 次；或用马齿苋、芙蓉叶鲜品捣烂外敷，每日 2 次。

【预防与调护】

1. 避免长时间风吹、日晒；气候干燥时常涂润唇油，保持唇部湿润。

2. 纠正舔唇、咬唇等不良习惯。

3. 注意饮食有节，戒烟酒。

【预后及转归】

本病一般预后较好，但易反复。

第一节　耳鼻咽喉常见瘤症及痰包

瘤症是呈局限性生长、边界清楚、发展缓慢、一般不危及生命的一类肿块。中医学对瘤的认识源远流长，早在殷墟甲骨文中就有"瘤"的病名。隋代《诸病源候论》卷三十一记载了瘤的症状、发展、性质及其危害性："瘤者，皮肉中忽肿起，初如梅李大，渐长大，不痛不痒，又不结强，言留结不散，谓之为瘤。不治，乃至增大，则不复消，不能杀人。"耳鼻咽喉不同部位的瘤症具有不同的临床特征，较常见的有耳瘤、鼻瘤、咽瘤、喉瘤、鼻咽血瘤及听神经瘤等。

痰包指局部的囊肿，耳鼻咽喉口齿常见的痰包有耳痰包、鼻痰包、会厌痰包、舌下痰包等。因痰包的病因病机及辨证治疗与瘤症有类似之处，故本节将痰包与瘤症合并讨论。西医学的耳鼻咽喉及口腔各部位的良性肿瘤及囊肿等可参考本节进行辨证治疗。

【诊断与鉴别】

不同部位的瘤症及痰包具有不同的特点，宜分别进行诊断。

1. 耳瘤　指发生在耳部的瘤症。一般多见于外耳道，单发或多发，有蒂或无蒂，表面光滑或粗糙如桑椹状。瘤体小者可无症状，大者可出现耳堵塞感、听力下降或耳内流血。

耳瘤应与耳菌相鉴别：前者肿物变化缓慢，后者肿物增大较快，病理检查有助于鉴别。

2. 鼻瘤　指发生在鼻部的瘤症。一般多见于鼻腔，表现为渐进性或持续性鼻塞，涕中带血，肿物外观呈分叶状或息肉状，质软，易出血。

鼻瘤应与鼻息肉、鼻菌相鉴别，鉴别要点参见第二节之"鼻菌"。

3. 咽瘤　指发生在咽部的瘤症。好发于悬雍垂、腭弓、软腭边缘及腭扁桃体表面等处，如黄豆大或蚕豆大小，呈桑椹状或息肉状，有蒂或广基，色灰白或淡红。患者可无症状，或有咽异物感、痒感。

咽瘤应与喉核菌相鉴别：后者见于一侧扁桃体，肿物增大较快，边界不清，或有溃疡，病理检查有助于鉴别。

4. 喉瘤　指发生在喉部的瘤症。好发于儿童，且常呈多发性，若发生于成年人则多为单发。主要表现为声音嘶哑，可伴刺激性咳嗽及喉异物感，肿物大者可引起呼吸困难或喘鸣。喉镜检查可见声带有桑椹状或结节状肿物（彩图22），广基或有蒂，呈淡红或暗红色，表面不平，有蒂者可随呼吸气流而上下活动。

喉瘤应与喉菌相鉴别：后者多见于成年人，以男性为多见，肿物多为菜花状，边界不清，病理检查有助于鉴别。

5. 鼻咽血瘤　是以鼻咽部肿块并反复大量出血为主要特征的一种瘤症。好发于青年男性，瘤体小者可无症状，或有间歇性鼻涕带血；瘤体大者，可出现渐进性鼻塞，反复大量鼻衄，耳堵塞感及听力减退。鼻内镜或间接鼻咽镜检查可见鼻咽部有红色或暗红色、呈圆形或结节状的肿物，表面光滑，边界清楚，肿物可突入鼻腔。CT 或 MRI 检查、血管造影等有助于诊断。因易于出血，不宜贸然取活检。

鼻咽血瘤应与后鼻孔息肉及鼻咽癌相鉴别：后鼻孔息肉表面光滑，边界清楚，多有蒂位于中鼻道，一般无鼻出血；鼻咽癌则见鼻咽肿物边界不清（彩图 23），表面不光滑，多伴有颈部肿块且质硬。

6. 听神经瘤　是发生于听神经鞘膜上的瘤症。多为单侧，可出现患侧耳鸣、渐进性听力下降、头晕、面瘫等症状。听力检查患耳呈感音神经性聋，颅脑 CT 或 MRI 检查可显示内听道有占位性病变。

听神经瘤应与耳鸣、耳聋、耳眩晕、耳面瘫等病证相鉴别，全面的听力学检查及颅脑 CT 或 MRI 检查有助于鉴别。

7. 痰包　痰包常见于耳、鼻、会厌、舌下等部位。

（1）**耳痰包**　指发生在耳廓的痰包。常见于耳甲腔、耳甲艇、舟状窝、三角窝等处，呈局限性隆起，皮色不变，按之柔软，无压痛，穿刺可抽出淡黄色液体，抽后肿消，但不久又复肿起。

（2）**鼻痰包**　指发生在鼻前庭或鼻窦的痰包。发生在鼻前庭者，可见一侧鼻前庭呈丘状或半球形隆起，鼻唇沟饱满、变浅，触之不痛，有张力感，如按皮球。痰包小者可无自觉症状，较大时可有局部胀满感，或有鼻塞。发生在鼻窦者，可出现单侧鼻反复溢淡黄色水样涕，鼻窦 CT 或 MRI 检查有助于诊断。

（3）**会厌痰包**　指发生在会厌的痰包。多位于会厌舌面，呈半球形、边界清楚的隆起，表面光滑，色淡红或灰白或微黄。小者多无症状，大者可有咽部异物感，或吞咽哽阻感。

（4）**舌下痰包**　指发生在舌下的痰包。患者自觉舌下有胀满感，语言不清晰。检查可见一侧舌下有囊状隆起，触之柔软而有波动感，局部穿刺可抽出蛋清样液体。痰包较大者，可将舌推向后上方，出现吞咽、语言及呼吸困难。

【病因病机】

瘤症及痰包的发生是由于各种原因引起脏腑功能失调，导致气滞血瘀、痰浊凝滞，日久形成包块。

1. 气滞血瘀　由于情志不遂，导致肝气郁结，疏泄失常，气机阻滞，久则气滞血瘀而成肿块。

2. 痰浊凝滞　多因饮食劳倦伤脾，运化失常，水湿停聚，致痰浊内生，凝滞于局部，则结成包块。

【辨证及治疗】

1. 分型论治

（1）气滞血瘀

主证：局部肿块色泽暗红，或容易出血，患者可有局部胀满或堵塞感、异物感，多伴胸胁胀满。舌质暗红，舌边或有瘀点，苔薄白，脉弦涩。

证候分析：因气滞血瘀，脉络不畅，结而成块，故局部肿块色泽暗红；若血不循经则容易出血；肿块形成后阻塞于局部，故有局部胀满或堵塞感、异物感；肝经循胁肋，肝郁气滞，则胸胁胀满；舌质暗红、舌边瘀点、苔薄白、脉涩为气滞血瘀之象，脉弦主肝病。

治法：疏肝理气，活血化瘀。

方药：会厌逐瘀汤加减。方中桃仁、红花、当归、赤芍、生地黄活血祛瘀；柴胡、枳壳行气理气；桔梗、甘草、玄参宣肺化痰，清利咽喉。可加香附、郁金、青皮以加强方中疏肝行气之功；痰多者加浙贝母、瓜蒌仁、山慈菇以加强化痰散结之力；声音嘶哑加蝉蜕、木蝴蝶以助利喉开音；容易出血者酌加清热凉血止血之品，如白茅根、茜草根、仙鹤草之类；若口苦咽干等肝经郁火之证明显者，酌加牡丹皮、栀子、龙胆草、车前草之类，以助清肝泻火。

（2）痰浊凝滞

主证：局部见肿块或痰包，色淡，边界清楚，触之柔软，咽部异物感或痰黏着感，可兼有头重、倦怠、纳呆、腹胀、大便黏滞不爽等症。舌体胖，舌苔腻，脉滑或弦滑。

证候分析：痰浊凝滞于局部，结而成块，故局部见肿块或痰包，色淡、触之柔软；痰阻中焦，脾胃升降失调，则易出现咽部异物感或痰黏着感；痰湿困阻清窍，则头重；痰湿困阻脾胃，运化失职，则倦怠、纳呆、腹胀、大便黏滞不爽；舌体胖、舌苔腻、脉滑或弦滑为内有痰湿之象。

治法：健脾化痰，散结消肿。

方药：二陈汤加减。方中法半夏燥湿化痰，陈皮理气化痰，茯苓健脾利湿，生姜和胃散结，甘草健脾和中。可酌加枳壳、瓜蒌仁加强祛痰浊之功；若舌体淡胖者，酌加党参、白术以助健脾益气；胃纳差者，酌加神曲、麦芽、谷芽之类健脾醒胃；病程较长者，酌加山慈菇、昆布、海藻之类以助化痰散结；局部红肿疼痛者，酌加金银花、野菊花、蒲公英、紫花地丁之类以清热解毒，消肿止痛。

2. 外治法

（1）局部涂药　鼻瘤可用麝香散外涂于瘤体上以散结消瘤；耳瘤或喉瘤可取鸦胆子油局部涂擦，以助肿瘤消散或预防术后复发。

（2）穿刺抽液　痰包者，可穿刺抽出囊液。

（3）手术　大部分瘤症可行手术摘除。

【预防与调护】

1. 保持心情舒畅，注意饮食有节，勿过食肥甘厚腻及生冷寒凉。

2. 痰包在穿刺抽液时，应注意局部消毒，以免染毒。

【预后及转归】

耳鼻咽喉口齿的瘤症及痰包经积极正确的治疗，预后大多良好。

第二节　耳鼻咽喉常见癌症

癌症是呈浸润性生长、对周围结构产生破坏且易转移、发展较快、对生命构成严重威胁的一类肿块。耳鼻咽喉口齿不同部位的癌症具有不同的临床特征，较常见的有鼻咽癌、喉菌、喉核菌、鼻菌、舌菌等，一般以40岁以上的成年人发病率较高。西医学的耳鼻咽喉及口腔的恶性肿瘤可参考本节进行辨证治疗。

【诊断与鉴别】

不同部位的癌症具有不同的特点，宜分别进行诊断。

1. 鼻咽癌　指发生于鼻咽部的癌肿。以我国广东、广西、湖南、福建等地发病率较高，男性发病率为女性的2～3倍。早期常有回吸涕中带血或擤出带血鼻涕，耳内堵塞感及听力下降，耳鸣；逐渐出现颈部恶核，质硬，固定不移，鼻塞；晚期可出现一侧持续性、部位固定的头痛，甚至剧烈头痛，或出现面部麻木、视物模糊、复视、眼睑下垂、进食反呛、声嘶、伸舌偏斜等症状。鼻咽镜检查可见鼻咽顶后壁或咽隐窝有结节状或菜花状隆起的肿物（彩图 23）；CT 或 MRI 可显示肿物大小及浸润范围；EB 病毒血清学检查多有阳性发现；病理检查可明确诊断。

鼻咽癌与鼻咽血瘤皆有鼻咽肿物并伴有血涕、耳堵塞感、听力下降、鼻塞等表现，应加以鉴别：鼻咽血瘤可出现反复鼻出血，量较多，鼻咽肿物光滑、色红且边界清楚，多无颈部肿块；鼻咽癌则涕血量少，鼻咽肿物粗糙、边界不清，多伴有颈部固定不移且质硬的肿块。

2. 喉菌　指发生于喉部的癌肿。以我国东北地区发病率较高，男性明显多于女性。主要症状为声音嘶哑，甚则失声，可伴有咳嗽、痰中带血、口气恶臭、咽喉疼痛或吞咽哽阻等症状，肿物增大时可出现吸气性呼吸困难、喉鸣等症状，颈部常有恶核。喉镜检查时在声带、会厌、喉室或披裂等处可见菜花样肿物，或见肿物溃烂，有污秽分泌物附着；CT 或 MRI 可显示肿物的浸润范围；病理检查可明确诊断。

喉菌与喉癣、喉瘤同为喉部的病变，均以声音嘶哑为主要症状，应加以鉴别：喉癣可见喉部溃疡，表面覆以灰黄色假膜，喉部一般无肿物，常并发颈淋巴结核或肺痨，胸部 X 线、CT 检查多有阳性发现；喉瘤在喉部可见肿物，边界清楚，生长较缓慢，颈部多无恶核；喉菌则喉部肿物边界不清，病情变化较快，颈部多有恶核；病理检查有助于三者的鉴别。

3. 喉核菌　指发生于喉核的癌肿。主要症状为咽部异物感或疼痛，吞咽困难。检查可见一侧喉核明显增大，表面粗糙、溃烂或有污秽腐物，质地较硬，颈部多有恶核；病理检查可明确诊断。

喉核菌与咽瘤皆发生于咽部，并以咽异物感为主要症状，应加以鉴别：咽瘤多较小，可出现在悬雍垂、腭弓、软腭边缘及扁桃体表面等处，有蒂或广基，边界清楚，颈部无恶核；喉核菌发生在喉核，可侵及周围组织，表面多有溃烂，颈部多有恶核。

4. 鼻菌　指发生于鼻部的癌肿，以鼻腔及鼻窦的癌肿为多见。主要症状为一侧鼻塞，鼻涕污秽且带脓血，呈进行性加重，或鼻衄、鼻内疼痛，头痛头胀，或出现流泪、复视、张口困难、眼球突出、牙龈肿痛、面部麻木等。检查鼻腔内可见菜花样的肿块，色红，触之易出血，或有溃烂及恶臭气味；鼻部 X 线、CT 或 MRI 检查可明确肿块的大小和浸润范围；病理检查可明确诊断。

鼻菌与鼻息肉、鼻瘤、鼻异物等病有类似的临床表现，应加以鉴别：①鼻息肉、鼻瘤与鼻菌均可在鼻内见新生物，但鼻息肉表面光滑柔软，如荔枝肉样，多有蒂；鼻瘤一般较小，边界也清楚，有蒂或无蒂；鼻菌则表面粗糙，边界不清，多无蒂。②鼻异物与鼻菌均可出现一侧鼻塞及流涕臭秽，但前者以儿童为多见，检查时在鼻内可见到异物；后者以成人为多见，检查时在鼻内可见到边界不清的肿物。

5. 舌菌　指发生于舌部的癌肿，也称舌岩，以其常有溃疡，亦称舌疳。主要表现为舌部溃疡长期不愈，以舌中 1/3 的边缘最常见，溃疡处掀肿，边缘不清，或溃疡处如菜花状，易出血，触之较硬，并伴有疼痛，流臭涎，舌体转动受限，影响进食与吞咽；颈部或颌下多有肿块，触之坚硬，活动受限或固定不移；病理检查可明确诊断。

舌菌与口疮均可出现舌部溃疡，但口疮一般溃疡面较小，边缘清楚，无硬结及颈部恶核，易反复发作；舌菌的溃疡面逐渐扩大，边缘不清，呈进行性加重，可伴有硬结及颈部恶核。

【病因病机】

癌症的发生，多因长期饮食不节、起居不慎、情志不遂等导致脏腑功能失调，逐渐出现痰浊结聚、气血凝结或火毒困结等病理改变，结成癌肿。癌肿形成日久则进一步消耗正气，造成正虚毒滞，病情迁延不愈。

1. 痰浊结聚　饮食不节，损伤脾胃，运化失职，痰浊内生，阻滞气机，痰浊结聚清窍，日久发为癌肿。

2. 气血凝结 情志不遂，肝失疏泄，气机阻滞，血行不畅，气血凝结于清窍，日久发为癌肿。

3. 火毒困结 外感邪毒，久而不去，郁而化火，或气郁化火，或痰浊困阻日久化火，火毒困结于清窍，日久变生癌肿。

4. 正虚毒滞 正气不足，祛邪无力，邪毒稽留，变生癌肿；日久则进一步耗损精血，以致正虚邪滞，病情迁延难愈。

【辨证及治疗】

1. 分型论治

（1）痰浊结聚

主证：咽喉阻塞感，声音嘶哑，脓涕腥秽，面颊麻木胀痛，耳内胀闷，头痛头重，胸闷，咳嗽痰多，体倦身重，腹胀纳呆。局部肿块色淡红，有分泌物附着，颈项恶核累累。舌淡红，苔腻，脉滑。

证候分析：痰浊结聚，阻滞气机，形成肿块，位于咽喉则见咽喉阻塞感、声音嘶哑，位于鼻部则见脓涕腥秽、面颊麻木胀痛，位于耳部则见耳内胀闷，位于颈部则见颈项恶核累累；痰浊阻滞，气机升降失调，清窍被蒙，则头痛头重；痰浊阻肺，宣降失常，则胸闷、咳嗽痰多；痰湿困脾，运化失职，则体倦身重、腹胀纳呆；舌淡、苔腻、脉滑为内有痰湿之象。

治法：燥湿除痰，行气散结。

方药：二陈汤加味。二陈汤为燥湿化痰之主方，宜加枳实、木香、胆南星、山慈菇、浙贝母之类以助行气、散结；咳嗽痰多酌加杏仁、瓜蒌、前胡、浙贝母之类以助宣肺化痰；若兼倦怠乏力，大便溏薄，舌质偏淡，酌加党参、白术、陈皮之类以助健脾益气；若见舌质偏红，口渴便结，局部分泌物黄浊者，多属痰热蕴结，酌加黄芩、瓜蒌、天花粉之类以助清热化痰；颈部肿块巨大，重用山慈菇、猫爪草、夏枯草、浙贝母之类以除痰散结；若兼局部疼痛明显，舌质暗滞或有瘀点，多属痰瘀互结，酌加三棱、莪术、桃仁、红花、当归、川芎、丹参、三七之类以助活血化瘀。

（2）气血凝结

主证：患处疼痛或刺痛感，部位固定，日轻夜重，声音嘶哑，吞咽困难，伸舌不便，张口困难，面颊麻木疼痛显著，头痛剧烈，耳鸣耳聋，耳内胀闷闭塞，胸胁胀满。局部肿块凹凸不平，色暗红或有血丝缠绕，触之易出血，或有颈项恶核硬实。舌暗或瘀紫，脉弦细涩或弦缓。

证候分析：气血凝结，形成肿块，脉络痹阻，故患处疼痛，部位固定；血瘀病位在阴，故疼痛日轻夜重；瘀血结聚咽喉，则声音嘶哑、吞咽困难、伸舌不便，甚则张口困难；瘀聚鼻窍，则面颊麻木、疼痛显著；瘀结颅颌，清窍失利，则头痛剧烈，耳鸣耳聋，耳内胀闷闭塞；血瘀则气机不行，肝失疏泄，故胸胁胀满；局部肿块暗红、舌暗或瘀紫、脉弦细涩或弦缓俱为血瘀之象。

治法：行气活血，化瘀散结。

方药：桃红四物汤加减。可酌加水蛭、虻虫、王不留行、川牛膝之类以加强本方活血化瘀之力。若兼倦怠，舌质淡暗，酌加黄芪、党参、白术、山药之类以补益脾气；若声音嘶哑，病位在咽喉，酌加桔梗引药直达病所；病位在鼻，酌加白芷引经，苍耳子、露蜂房解毒止痛；头痛、耳聋、耳鸣、胀闷，酌加柴胡以为引经之用；局部肿块较大，或颈项恶核累累，触压硬实，多属痰瘀互结，酌加三棱、莪术、浙贝母、山慈菇之类以助化瘀除痰，软坚散结；容易出血者，酌加三七、藕节、白茅根之类以助化瘀止血。

（3）火毒困结

主证：患处红肿溃腐，剧痛，分泌物秽浊量多或夹血，气味恶臭，伴烦躁少寐，口干口苦，面红目赤，小便短赤，大便秘结。舌质红，苔黄，脉数。

证候分析：火毒内盛，灼腐肌膜，故患处红肿溃腐，分泌物秽浊量多，气味恶臭；火毒灼伤脉络，故容易出血；火毒困结，气血壅滞不通，故局部疼痛；火毒攻心，则烦躁少寐；火热上炎，则口干口苦、面红目赤；火热灼津，则小便短赤、大便秘结；舌质红、苔黄、脉数为火热内盛之象。

治法：清热泻火，解毒散结。

方药：黄连解毒汤加味。可酌加重楼、白花蛇舌草、土茯苓、蒲公英、山豆根之类以助清热解毒。心烦少寐失眠者，酌加生牡蛎重镇安神。若咽喉痰涎壅盛者，热在肺脾，酌加瓜蒌、射干、天竺黄之类清肺化痰。舌菌而见火毒困结者，可酌加山豆根、重楼、夏枯草、马鞭草之类泻火解毒。大便秘结者加大黄、玄明粉。火毒困结证易致分泌物夹血或鼻衄，酌加凉血止血之品，如白茅根、旱莲草、仙鹤草之类。

（4）正虚毒滞

主证：局部肿块隆起，色淡红，或血丝缠绕，或脓血涕附着，颈部或可扪及恶核。耳鸣耳聋，头痛眩晕，形体瘦弱，或有盗汗，五心烦热，腰膝酸软。舌红少苔，脉细。

证候分析：正虚邪毒稽留结块，故见局部肿块隆起，色淡红；气血不足，清窍失养，则耳鸣耳聋，头痛眩晕；气血亏虚，形体失养，则形体瘦弱；阴虚火旺，则盗汗，五心烦热；肾虚精亏，则腰膝酸软；舌红少苔、脉细为阴血亏虚之象。

治法：调和营血，扶正祛邪。

方药：和荣散坚丸。方中以人参、白术健脾益气，当归、熟地黄养血，茯神、远志、酸枣仁、柏子仁、龙齿、朱砂养心安神，香附、沉香行气，牡丹皮活血，橘红、贝母、天南星化痰，芦荟泄热导滞。全方共奏调和营血、祛邪散结之功。阴虚明显者，酌加女贞子、何首乌、山茱萸、知母、黄柏之类。

2. 放疗、化疗配合中医辨证治疗

放射治疗或化学药物治疗，可以有效地杀灭或抑制癌细胞，但也容易导致不同程度的不良反应，致脏腑亏虚，功能失调。配合中医治疗，可减轻放疗、化疗的副作用，缓解与改善全身症状，提高治疗效果。根据放疗、化疗后患者容易出现的情况，一般可分为肺胃阴虚、脾胃虚弱、肾精亏损等三种证型进行辨证施治。

（1）肺胃阴虚

主证：口干咽燥，或口唇燥裂，鼻干少津，或口烂疼痛，干呕或呃逆，干咳少痰，胃纳欠佳，大便秘结，小便短少。舌红而干，少苔或无苔，脉细数。

治法：养阴润肺，和胃生津。

方药：沙参麦冬汤加减。方中沙参、麦冬、玉竹、天花粉养阴生津；桑叶清肺；扁豆、甘草健脾和胃。若口烂疼痛较甚者，为心火上炎，可配合导赤散。

（2）脾胃虚弱

主证：头晕目眩，面色苍白或萎黄，咽干，纳呆，恶心呕吐，腹胀便溏，气短乏力，四肢麻木，心悸怔忡，失眠多梦，形体消瘦，甚则头发脱落，爪甲无华。舌质淡或淡暗，苔白，脉细弱。

治法：健脾和胃，养心安神。

方药：归脾汤加减。若恶心呕吐者，加法半夏、生姜以和胃降逆；纳呆者，可加砂仁、麦芽、神曲等以健胃消食；头发脱落、爪甲无华者，可加何首乌、菟丝子、补骨脂、黑芝麻等以补血填精。

（3）肾精亏损

主证：形体消瘦，眩晕耳鸣，听力下降，精神萎靡，口舌干燥，咽干欲饮，腰酸膝软，遗精滑泄，五心烦热或午后潮热。咽喉黏膜潮红干燥，鼻咽可有血痂或脓痂附着。舌红少苔或无苔，脉细弱或细数。

治法：补肾固本，滋阴降火。

方药：知柏地黄汤加减。若阴损及阳，出现形寒肢冷等肾阳虚或阴阳俱虚的表现者，可选加补骨脂、制附子、肉桂、骨碎补、淫羊藿等温补肾阳药。若阳虚水泛，头面浮肿者，可用真武汤。

3. 外治法

（1）滴鼻法　鼻菌或鼻咽癌，涕多腥臭污秽者，可用清热解毒、芳香通窍的滴鼻剂滴鼻。若鼻咽癌放疗后，鼻咽黏膜萎缩，干燥痂多者，可用滋养润燥的滴鼻剂滴鼻。

（2）吹药法　对于喉核菌、鼻菌、舌菌，可用药物粉末吹患处，如硇砂散、麝香散等，有清热解毒、祛腐散结、生肌止痛的作用。

（3）含漱法　对于喉菌、喉核菌、舌菌，局部腐烂流臭涎者，宜用金银花、桔梗、甘草煎水漱口。

（4）外敷法　放射性皮炎，轻者皮肤粗糙、瘙痒，重者起颗粒，皮肤增厚水肿、发红、丘疹，甚则皮损难愈，可外敷黄连膏。皮损渗液者，可掺珍珠层粉以收敛生肌。

（5）止衄法　对于鼻菌或鼻咽癌而见鼻衄者，应按"鼻衄"一节的外治处理。

（6）手术治疗　对于鼻菌、喉菌、喉核菌、舌菌等，可根据肿物浸润范围不同，采用不同的方式进行手术治疗。

【预防与调护】

1. 开展肿瘤普查，争取早期诊断，早期治疗。

2. 癌肿晚期，可出现持续而剧烈疼痛，应及时给予镇痛处理。

3. 复视者，应嘱病人勿擅自外出，以免发生意外，并用纱布覆盖患眼，以减轻复视症状。

4. 对口臭、流涕污秽者，应加强口腔、鼻及鼻咽护理。可用药液含漱，清洁口腔，配合滴鼻、冲洗鼻腔、鼻咽等。

5. 注意饮食有节，避免过食肥甘厚腻之品，节制烟酒，忌食发霉、有毒食品。

6. 保持心情舒畅，消除恐惧心理，养成良好的起居习惯，增强机体自身康复能力。

7. 改善环境卫生，加强个人防护，减少致癌物对人体的侵袭损害。

【预后及转归】

癌症的预后一般较差。鼻咽癌、喉菌、舌菌若能早期发现、早期积极治疗，可提高 5 年生存率。鼻菌、喉核菌大多预后较差。癌肿局部复发与转移是主要死亡原因。

【知识拓展】

中医古籍中的癌症　古医籍中明确记载"癌"的较少。宋代的《卫济宝书》卷上第一次出现"癌"字，将癌归属"痈疽五发"之一，并描述了"癌"的临床表现："癌疾初发，却无头绪，只是肉热痛。过一七或二七，忽然紫赤微肿，渐不疼痛，迤逦软熟紫赤色，只是不破。"这里描述的癌类似于体表的恶性肿物，引起了人们的关注。明代的《仁斋直指附遗方论》卷二十二对体表癌肿的描述更为详细："癌者，上高下深，岩穴之状，颗颗累垂，裂如瞽眼，其中带青，由是簇头各露一舌，毒根深藏，穿孔透里，男则多发于腹，女则多发于乳，或项或肩或臂，外证令人昏迷。"另外，古医籍中的"失荣""上石疽""恶核""石痈""石疽"等病证与癌的表现颇为类似，值得参考。

耳鼻咽喉口齿结构名词解释

一、耳

耳：为头面清窍，属五官九窍之一。

窗笼：①指耳。《灵枢·卫气》："窗笼者，耳也。"②指天窗穴。《针灸甲乙经》卷之二："天窗，一名窗笼，在曲颊下，扶突后，动脉应手陷者中，手太阳脉气所发，刺入六分，灸三壮。"

耳中：①指耳内。②穴位名。

耳廓：又谓之耳壳，即突出于头之两侧部分。

耳门：①指耳屏，又谓之蔽。《灵枢·五色》："蔽者，耳门也。"②穴位名。

耳轮：指耳廓之边缘部分。《伤科补要》称为"郭"，其曰："耳轮名曰郭。"

耳根：指耳廓后部与头之连接处。

耳坠：指耳轮之下垂部，即耳垂，又谓之耳垂珠。

耳孔：通入耳底之孔道，即外耳道。

完骨：指耳后乳突部位。《灵枢·骨度》："耳后当完骨者，广九寸。"

耳底：泛指耳窍的深部，似指外耳道深部及鼓膜等部分。

耳膜：即鼓膜。

皮膜：似指鼓膜。《血证论》卷六谓："为司听之神所居，其形如珠，皮膜包裹真水。若真水破，而耳立聋，有为大声所震而聋者，皮膜破也，或聋或不聋者。"

二、鼻

鼻：为头面清窍，属五官九窍之一。因系肺所主，肺气通于鼻，故又谓之肺窍。

天牝：鼻的别称。《景岳全书》卷二十七："鼻为肺窍，又曰天牝。"

玄门：鼻的别称。《东医宝鉴·外形篇》卷二："鼻通天气，曰玄门。"

神庐：鼻的别称。《东医宝鉴·外形篇》卷二："神庐者，鼻也，乃神气出入之门也。"

明堂：①鼻的别名，《灵枢·五色》："明堂者，鼻也。"②指"鼻准"，《东医宝鉴·外形篇》卷一："山根之下曰鼻准，即明堂也。"

山根：系指两目内眦间的部分。《东医宝鉴·外形篇》卷一："印堂之下曰山根，即两眼之间。"又谓之"下极""王宫"。

下极：见《灵枢·五色》。《中西汇通医经精义》谓："下极，即山根。"

王宫：见《灵枢·五色》。《中西汇通医经精义》谓："王宫，今名山根。"

鼻尖：即鼻梁前下端隆起之顶部。

鼻准：即鼻尖部。又谓之准头、面王。

颎：①指鼻梁的凹陷处。②指整个鼻梁。《证治准绳·杂病》："颎，亦作鼿，鼻山根也，俗呼鼻梁。"

鼻孔：即鼻前孔。

鼻道：泛指鼻腔。

鼻隧：泛指鼻腔。

中血堂：似指今之鼻中隔前下方易出血区。《伤科补要》卷二："中血堂，即鼻内颎下脆骨空处也。若伤之，血流不止。"

三、咽喉

咽：亦名嗌、咽嗌。①指口咽或喉咽。《济生方·咽喉门》谓："夫咽者，言可以咽物也，又谓之嗌。"②指食道或胃。《医贯·咽喉痛论》谓："咽者胃脘，水谷之道路，主纳而不出。"③泛指吞咽动作。《重楼玉钥》卷上谓："咽者，咽也，主通利水谷。"

喉：亦谓之喉头、喉道、喉嗌、气喉等。①今之咽与喉的统称。②今之喉部。《重楼玉钥》卷上谓："喉者空虚，主气息出入呼吸，为肺之系，乃肺气之通道也。"

咽门：似指喉头。《灵枢·肠胃》："咽门重十两，广一寸半，至胃长一尺六寸。"《备急千金要方》卷六谓："咽门者，肝胆之候。若脏热，咽门则闭而气塞；若腑寒，咽门则破而声嘶。"

喉核：即腭扁桃体。

喉关：即咽峡，由扁桃体、前后腭弓、悬雍垂和舌根组成。古人认为，咽喉为人体呼吸、饮食之要道，形如关隘之险要，故谓之喉关。

喉底：即咽后壁。

悬雍垂：又名小舌、蒂丁、蒂中、喉花等，即今之悬雍垂。

会厌：即今之会厌。《类经》卷二十一谓："会厌者，喉间之薄膜也，周围会合，上连悬雍，咽喉食息之道得以不乱者，赖其遮厌，故谓之会厌。"

颃颡：指今之鼻咽部。《灵枢集注·忧恚无言》："颃颡者，腭之上窍，口鼻之气及涕唾从此相通，故为分气之所泄，谓气之从此而分出于口鼻者也。"

吸门：①指会厌。《难经·四十四难》谓："会厌为吸门。"②指会厌之下的部分。《儒门事亲》卷三："会厌之下为吸门。"

咽路：包括咽与食道。

四、口

口：五官九窍之一，为脾所主，又称脾窍。

都门：即口。

唇：即今之口唇。

飞门：即口唇。

齿：即牙齿。

户门：即牙齿。

齿龈：又称牙龈、牙断（龈与断同音），牙床上之肉也。

牙床：又名牙车，即牙槽骨，为口腔内载牙之骨。

赤龙：即今之舌，为心之苗窍。

金津：穴位名，位于舌下系带左侧的静脉上。

玉液：穴位名，位于舌下系带右侧的静脉上。

颊：口腔两侧。

蕃：两侧颊部。《灵枢·五色》："蕃者，颊侧也。"

庭：即颜面部。《灵枢·五色》："庭者，颜也。"

吻：口角，又名口丫。

玉堂：上腭，俗称天花板。

地阁骨：即下颌骨。

二画

二陈汤（《太平惠民和剂局方》）

　　半夏　橘红　白茯苓　甘草　生姜　乌梅

十灰散（《十药神书》）

　　大蓟　小蓟　荷叶　侧柏叶　白茅根　茜草根　栀子　大黄　牡丹皮　棕榈皮

十全大补汤（《太平惠民和剂局方》）

　　人参　肉桂　川芎　地黄　茯苓　白术　炙甘草　黄芪　白芍　当归

七厘散（《同寿录》）

　　血竭　冰片　红花　麝香　乳香　没药　儿茶　朱砂

八珍汤（《正体类要》）

　　当归　川芎　白芍　熟地黄　人参　白术　茯苓　甘草

人参紫金丹（《医宗金鉴》）

　　人参　丁香　当归　血竭　骨碎补　五味子　甘草　五加皮　没药　茯苓

九一丹（《药蔹启秘》）

　　熟石膏　红升丹

三画

三甲复脉汤（《温病条辨》）

　　炙甘草　干地黄　白芍　麦冬　生牡蛎　阿胶　火麻仁　生鳖甲　生龟甲

三拗汤（《太平惠民和剂局方》）

　　麻黄　杏仁　甘草

大补元煎（《景岳全书》）

　　人参　炒山药　杜仲　熟地黄　当归　枸杞子　山茱萸　炙甘草

大定风珠（《温病条辨》）

　　生白芍　干地黄　麦冬　阿胶　生龟甲　生牡蛎　炙甘草　生鳖甲　火麻仁　五味子　生鸡子黄

川芎茶调散（《太平惠民和剂局方》）

　　川芎　荆芥　白芷　羌活　甘草　细辛　防风　薄荷

四画

天麻钩藤饮（《中医内科杂病证治新义》）

　　天麻　钩藤　生石决明　山栀　黄芩　川牛膝　杜仲　益母草　桑寄生　夜交藤　茯神　云南白药

　　中成药，处方略。

五味消毒饮（《医宗金鉴》）

　　金银花　野菊花　蒲公英　紫花地丁　紫背天葵子

止嗽散（《医学心悟》）

　　荆芥　桔梗　白前　紫菀　百部　甘草　陈皮

少阴甘桔汤（《外科正宗》）

　　甘草　桔梗　升麻　柴胡　陈皮　羌活　川芎　黄芩　葱白　玄参

贝母瓜蒌散（《医学心悟》）

　　贝母　瓜蒌　天花粉　茯苓　橘红　桔梗

化毒丸（《医学正传》）

　　生大黄　穿山甲（炙）　当归尾　白僵蚕（炒）　蜈蚣（炙黄）

月华丸（《医学心悟》）

天冬 麦冬 生地黄 熟地黄 山药 百部 沙参 川贝母 茯苓 三七 獭肝 菊花 桑叶 阿胶

丹栀逍遥散（《内科摘要》）
柴胡 白芍 茯苓 当归 白术 甘草 生姜 薄荷 牡丹皮 栀子

六君子汤（《医学正传》）
人参 白术 茯苓 炙甘草 陈皮 半夏

六味地黄丸（《小儿药证直诀》）
熟地黄 山茱萸 山药 茯苓 泽泻 牡丹皮

六味汤（《喉科秘旨》）
荆芥 防风 桔梗 僵蚕 薄荷 甘草

六神丸（《喉科心法》引雷允上方）
麝香 牛黄 冰片 珍珠 蟾酥 雄黄

双解通圣散（《医宗金鉴》）
防风 荆芥 当归 白芍 连翘 白术 川芎 薄荷 麻黄 栀子 黄芩 石膏 桔梗 甘草 滑石

五画

玉屏风散（《医方类聚》）
黄芪 白术 防风

正骨紫金丹（《医宗金鉴》）
丁香 木香 血竭 儿茶 熟大黄 红花 当归 莲子 茯苓 牡丹皮 白芍 甘草

正容汤（《审视瑶函》）
羌活 白附子 防风 秦艽 胆南星 白僵蚕 制半夏 木瓜 甘草 茯神木

甘露饮（《阎氏小儿方论》）
熟地黄 生地黄 天冬 麦冬 枳壳 生甘草 茵陈 枇杷叶 石斛 黄芩

甘露消毒丹（《医效秘传》）
白豆蔻 藿香 绵茵陈 滑石 木通 石菖蒲 黄芩 川贝母 射干 薄荷 连翘

左归丸（《景岳全书》）
熟地黄 炒山药 山茱萸 枸杞子 川牛膝 制菟丝子 鹿角胶 龟甲胶

右归丸（《景岳全书》）

熟地黄 炒山药 山茱萸 枸杞子 制菟丝子 鹿角胶 当归 杜仲 制附子 肉桂

龙虎二仙汤（《时疫白喉捷要》）
龙胆草 生地黄 生石膏 犀角 牛蒡子 板蓝根 知母 玄参 马勃 木通 黄连 焦栀子 黄芩 僵蚕 大青叶 粳米 甘草

龙胆泻肝汤（《医方集解》）
龙胆草 栀子 黄芩 柴胡 泽泻 木通 车前子 当归 生地黄 甘草

归脾汤（《正体类要》）
人参 炒白术 黄芪 茯神 龙眼肉 当归 远志 炒酸枣仁 木香 炙甘草 生姜 大枣

四君子汤（《太平惠民和剂局方》）
人参 白术 茯苓 甘草

四物汤（《仙授理伤续断秘方》）
当归 熟地黄 白芍 川芎

四物消风饮（《外科证治》）
生地黄 当归 赤芍 川芎 荆芥 薄荷 柴胡 黄芩 生甘草

四黄散（《证治准绳》）
黄连 黄芩 黄柏 大黄 滑石 五倍子

生肌散（《医宗金鉴》）
煅石膏 血竭 乳香 轻粉 冰片

生脉散（《医学启源》）
人参 麦冬 五味子

仙方活命饮（《校注妇人良方》）
穿山甲 天花粉 甘草 乳香 白芷 赤芍 贝母 防风 没药 炒皂角刺 当归尾 陈皮 金银花

白虎汤（《伤寒论》）
石膏 知母 粳米 甘草

半夏白术天麻汤（《医学心悟》）
半夏 白术 天麻 茯苓 陈皮 甘草 生姜 大枣

半夏厚朴汤（《金匮要略》）
半夏 厚朴 茯苓 生姜 苏叶

加味导赤汤（《简明中医喉科学》）
生地黄 木通 淡竹叶 甘草 黄连 黄

芩　金银花　连翘　牛蒡子　玄参　桔梗　薄荷

六画

地黄饮（《医宗金鉴》）

生地黄　熟地黄　何首乌　当归　牡丹皮　玄参　白蒺藜　僵蚕　红花　甘草

芎归二术汤（《外科正宗》）

川芎　当归　白术　苍术　人参　茯苓　薏苡仁　皂角刺　厚朴　防风　木瓜　木通　穿山甲　独活　金银花　甘草　土茯苓

芎芷散（《仁斋直指方论》）

川芎　白芷　细辛　陈皮　半夏　苍术　厚朴　石菖蒲　木通　肉桂　苏叶　生姜　葱白　甘草

耳聋左慈丸（《重订广温热论》）

熟地黄　怀山药　山茱萸　牡丹皮　泽泻　茯苓　五味子　磁石　石菖蒲

百合固金汤（《慎斋遗书》）

生地黄　熟地黄　麦冬　百合　贝母　当归　白芍　甘草　玄参　桔梗

托里消毒散（《外科正宗》）

黄芪　人参　白术　茯苓　甘草　川芎　当归　白芍　金银花　皂角刺　桔梗　白芷

至宝丹（《太平惠民和剂局方》）

犀角　朱砂　雄黄　玳瑁　琥珀　麝香　冰片　金箔　银箔　牛黄　安息香

血府逐瘀汤（《医林改错》）

当归　生地黄　桃仁　红花　枳壳　赤芍　柴胡　桔梗　川芎　牛膝　甘草

会厌逐瘀汤（《医林改错》）

桃仁　红花　当归　赤芍　柴胡　枳壳　桔梗　生地黄　玄参　甘草

冰硼散（《外科正宗》）

冰片　硼砂　朱砂　玄明粉

交泰丸（《韩氏医通》）

黄连　肉桂

安宫牛黄丸（《温病条辨》）

牛黄　郁金　犀角　黄连　朱砂　栀子　雄黄　黄芩　珍珠　冰片　麝香　金箔衣

导赤散（《小儿药证直诀》）

生地黄　木通　竹叶　生甘草梢

导痰汤（《传信适用方》）

半夏　陈皮　枳实　赤茯苓　制南星　生姜

如意金黄散（《外科正宗》）

大黄　黄柏　姜黄　白芷　生南星　陈皮　苍术　厚朴　甘草　天花粉

七画

杞菊地黄丸（《麻疹全书》）

枸杞子　菊花　熟地黄　山茱萸　山药　泽泻　牡丹皮　茯苓

苍耳子散（《重订严氏济生方》）

苍耳子　辛夷　白芷　薄荷

苏叶散（《冰玉堂验方集》）

紫苏叶　防风　桂枝　生姜　甘草

苏合香丸（《太平惠民和剂局方》）

白术　青木香　犀角　香附　朱砂　诃子　檀香　安息香　沉香　麝香　丁香　荜茇　冰片　苏合香油　薰陆香

辰砂定痛散（《外科大成》）

朱砂　煅石膏　胡黄连　冰片

连理汤（《症因脉治》）

人参　白术　干姜　炙甘草　黄连

辛夷清肺饮（《外科正宗》）

辛夷　石膏　知母　栀子　黄芩　枇杷叶　升麻　百合　麦冬　生甘草

沙参麦冬汤（《温病条辨》）

北沙参　麦冬　玉竹　生甘草　桑叶　生扁豆　天花粉

补中益气汤（《内外伤辨惑论》）

黄芪　人参　白术　炙甘草　当归　陈皮　升麻　柴胡

补阳还五汤（《医林改错》）

黄芪　当归尾　川芎　赤芍　桃仁　红花　地龙

附子理中丸（《太平惠民和剂局方》）

人参　白术　甘草　干姜　附子

八画

青蛤散（《外科大成》）

青黛　蛤粉　石膏　轻粉　黄柏

青黛散（《赵炳南临床经验集》）

青黛粉　黄柏　滑石粉

肾气丸（《金匮要略》）

干地黄　山药　山茱萸　泽泻　茯苓　牡
丹皮　桂枝　炮附子

知柏地黄丸（《医方考》）

熟地黄　山茱萸　怀山药　泽泻　牡丹
皮　茯苓　知母　黄柏

和荣散坚丸（《外科正宗》）

当归　熟地黄　人参　白术　茯神　香
附　橘红　远志　酸枣仁　柏子仁　贝
母　天南星　牡丹皮　龙齿　芦荟　沉
香　朱砂

金黄油膏（《中医耳鼻咽喉科学》五版教材）

如意金黄散加凡士林，配成 20% 油膏。

金锁匙（《外科发挥》）

硝石　硼砂　冰片　僵蚕　雄黄

金蟾脱甲酒（《外科正宗》）

白酒　大蛤蟆

鱼脑石散（《中医耳鼻喉科学》四版教材）

鱼脑石粉　冰片　辛夷　细辛

泻心汤（《金匮要略》）

大黄　黄芩　黄连

泻白散（《小儿药证直诀》）

桑白皮　地骨皮　甘草　粳米

泽泻汤（《金匮要略》）

泽泻　白术

治漏外塞药（《证治准绳》）

炉甘石　牡蛎粉

参附龙牡汤（《中医方剂临床手册》）

人参　附子　龙骨　牡蛎

参附汤（《妇人良方》）

人参　附子　生姜　大枣

参苓白术散（《太平惠民和剂局方》）

人参　茯苓　白术　炙甘草　炒扁豆　怀
山药　莲子肉　薏苡仁　砂仁　桔梗

细辛膏（《外台秘要》）

细辛　蜀椒　干姜　吴茱萸　皂角　附
子　猪油

九画

栀子清肝汤（《外科正宗》）

栀子　黄连　黄芩　牡丹皮　菖蒲　柴
胡　当归　甘草

荆防败毒散（《摄生众妙方》）

荆芥　防风　羌活　独活　前胡　桔
梗　枳壳　柴胡　川芎　茯苓　甘草

茯苓汤（《万病回春》）

土茯苓　桔梗　防风　乳香　没药

牵正散（《杨氏家藏方》）

白附子　白僵蚕　全蝎

复元活血汤（《医学发明》）

柴胡　瓜蒌根　当归　红花　生甘草　穿
山甲　大黄　桃仁

香苏散（《太平惠民和剂局方》）

香附　紫苏叶　陈皮　甘草

香砂六君子汤（《古今名医方论》）

人参　茯苓　白术　炙甘草　制半夏　陈
皮　木香　砂仁

独参汤（《伤寒大全》）

人参

养阴清肺汤（《重楼玉钥》）

玄参　生甘草　白芍　麦冬　生地黄　薄
荷　贝母　牡丹皮

养金汤（《杂病源流犀烛》）

沙参　麦冬　生地黄　知母　杏仁　桑白
皮　阿胶　白蜜

活血止痛汤（《外科大成》）

当归　苏木　落得打　川芎　红花　乳
香　没药　三七　赤芍　陈皮　地鳖虫　紫
金藤

活络效灵丹（《医学衷中参西录》）

当归　丹参　乳香　没药

穿粉散（《医宗金鉴》）

轻粉　穿山甲　黄丹

神仙活命汤（《时疫白喉捷要》）

龙胆草　金银花　黄芩　土茯苓　生地黄　木通　生石膏　浙贝　杏仁　马勃　蝉蜕　僵蚕　生青果

除瘟化毒汤（《白喉治法忌表抉微》）

桑叶　葛根　薄荷　金银花　生地黄　川贝母　枇杷叶　淡竹叶　木通　甘草

结毒紫金丹（《外科正宗》）

龟甲　石决明　朱砂

十画

珠黄青吹口散（《张赞臣临床经验选编》）

薄荷　石膏　人中白　犀黄　西瓜霜　老月石　天竺黄　黄连　青黛　珍珠粉　大梅片　生甘草

桂枝汤（《伤寒论》）

桂枝　白芍　生姜　大枣　炙甘草

桃红四物汤（《医垒元戎》）

桃仁　红花　川芎　当归　熟地黄　白芍

真武汤（《伤寒论》）

附子　茯苓　白术　生姜　白芍

柴胡清肝汤（《医宗金鉴》）

生地黄　当归　赤芍　川芎　柴胡　黄芩　栀子　天花粉　防风　牛蒡子　连翘　甘草

柴胡疏肝散（《证治准绳》）

柴胡　白芍　枳壳　甘草　香附　川芎　陈皮

逍遥散（《太平惠民和剂局方》）

柴胡　白芍　茯苓　当归　白术　薄荷　生姜　甘草

凉营清气汤（《喉痧证治概要》）

栀子　薄荷　连翘　黄连　生石膏　犀角　牡丹皮　生地黄　赤芍　玄参　石斛　竹叶　芦根

凉膈散（《太平惠民和剂局方》）

大黄　朴硝　栀子　黄芩　连翘　薄荷　甘草　竹叶　蜜

益气聪明汤（《东垣试效方》）

黄芪　人参　升麻　葛根　蔓荆子　白芍　黄柏　甘草

益胃汤（《温病条辨》）

沙参　麦冬　生地黄　玉竹　冰糖

消风散（《外科正宗》）

荆芥　防风　蝉蜕　牛蒡子　苍术　苦参　木通　石膏　知母　生地黄　当归　胡麻仁　甘草

涤痰汤（《奇效良方》）

制半夏　陈皮　茯苓　甘草　生姜　制南星　枳实　人参　石菖蒲　竹茹

调胃承气汤（《伤寒论》）

大黄　芒硝　甘草

桑菊饮（《温病条辨》）

桑叶　菊花　桔梗　连翘　杏仁　薄荷　芦根　甘草

通气散（《医林改错》）

柴胡　香附　川芎

通关散（《丹溪心法附余》）

皂角　细辛

通窍汤（《古今医鉴》）

麻黄　白芷　防风　羌活　藁本　细辛　川芎　升麻　葛根　苍术　川椒　甘草

通窍活血汤（《医林改错》）

桃仁　红花　赤芍　川芎　老葱　麝香　红枣　生姜　黄酒

十一画

萆薢渗湿汤（《疡科心得集》）

萆薢　薏苡仁　黄柏　赤茯苓　牡丹皮　泽泻　滑石　通草

黄芩汤（《医宗金鉴》）

黄芩　栀子　桑白皮　麦冬　赤芍　桔梗　薄荷　甘草　荆芥穗

黄连解毒汤（《肘后备急方》，名见《外台秘要》引催氏方）

黄连　黄柏　黄芩　山栀子

黄连膏（《医宗金鉴》）

黄连　当归尾　黄柏　生地黄　姜黄　麻油　黄蜡

硇砂散（《外科正宗》）

硇砂　轻粉　冰片　雄黄

银花解毒汤（《疡科心得集》）

　　金银花　连翘　紫花地丁　犀角　赤茯苓　牡丹皮　黄连　夏枯草

银翘散（《温病条辨》）

　　金银花　连翘　薄荷　淡豆豉　荆芥穗　牛蒡子　桔梗　甘草　淡竹叶　芦根

麻杏石甘汤（《伤寒论》）

　　麻黄　杏仁　石膏　甘草

麻黄汤（《伤寒论》）

　　麻黄　桂枝　杏仁　甘草

羚羊钩藤汤（《通俗伤寒论》）

　　羚羊角　桑叶　贝母　生地黄　钩藤　菊花　茯神　生白芍　生甘草　竹茹

清气化痰丸（《医方考》）

　　陈皮　制半夏　杏仁　枳实　黄芩　瓜蒌仁　茯苓　胆南星

清咽双和饮（《喉症全科紫珍集》）

　　金银花　桔梗　当归　赤芍　生地黄　玄参　赤茯苓　荆芥　牡丹皮　川贝母　甘草　葛根　前胡　灯心

清咽利膈汤（《外科正宗》）

　　连翘　栀子　黄芩　薄荷　牛蒡子　防风　荆芥　玄明粉　金银花　玄参　大黄　桔梗　黄连　甘草

清咽养荣汤（《疫喉浅论》）

　　西洋参　天冬　麦冬　生地黄　玄参　白芍　甘草　知母　天花粉　茯神

清胃散（《兰室秘藏》）

　　当归身　生地黄　牡丹皮　升麻　黄连

清宫汤（《温病条辨》）

　　玄参心　莲子心　竹叶卷心　麦冬　连翘心　犀角尖

清营汤（《温病条辨》）

　　犀角　生地黄　玄参　竹叶心　麦冬　丹参　黄连　金银花　连翘

清瘟败毒散（《疫疹一得》）

　　石膏　生地黄　玄参　竹叶　犀角　黄连　栀子　桔梗　黄芩　知母　赤芍　连翘　牡丹皮　甘草

清燥救肺汤（《医门法律》）

冬桑叶　石膏　胡麻仁　麦冬　阿胶　人参　甘草　杏仁　枇杷叶

续断紫金丹（《中医方剂大辞典》）

　　当归　熟地黄　菟丝子　骨碎补　川断　制首乌　焦白术　茯苓　牡丹皮　怀牛膝　红花　血竭　儿茶　乳香　没药　狗胫骨　鹿角霜　自然铜

十二画

葱豉汤（《肘后备急方》）

　　葱白　淡豆豉

越鞠丸（《丹溪心法》）

　　苍术　香附　川芎　神曲　栀子

雄黄解毒丸（《丹溪心法》）

　　雄黄　郁金　巴豆霜

紫金锭（《是斋百一选方》）

　　山慈菇　五倍子　千金子仁　红芽大戟　麝香

紫雪丹（《千金翼方》）

　　石膏　寒水石　滑石　磁石　犀角　羚羊角　青木香　沉香　玄参　升麻　炙甘草　丁香　朴硝　硝石　麝香　朱砂　黄金

普济消毒饮（《东垣试效方》）

　　黄芩　黄连　陈皮　甘草　玄参　柴胡　桔梗　连翘　板蓝根　马勃　牛蒡子　薄荷　僵蚕　升麻

温肺止流丹（《辨证录》）

　　人参　荆芥　细辛　诃子　甘草　桔梗　鱼脑石

犀角地黄汤（《小品方》，录自《外台秘要》）

　　犀角　生地黄　赤芍　牡丹皮

疏风清热汤（《中医喉科学讲义》）

　　金银花　连翘　荆芥　防风　牛蒡子　甘草　黄芩　桑白皮　赤芍　桔梗　天花粉　玄参　浙贝母

十三画

锡类散（《金匮翼》）

象牙屑　珍珠　青黛　冰片　壁钱　牛黄　人指甲

搽龙汤（《医醇賸义》）

藕节　白茅根　薄荷炭　黑荆芥　牛膝　牡丹皮　牡蛎　羚羊角　夏枯草　青黛　石斛　麦冬　川贝母　南沙参　茜草根

十四画

碧云散（《医宗金鉴》）

鹅不食草　川芎　细辛　辛夷　青黛

蔓荆子散（《东垣十书》）

蔓荆子　生地黄　赤芍　甘菊花　桑白皮　木通　麦冬　升麻　前胡　炙甘草　赤茯苓

十六画

薄荷连翘方（《冰玉堂验方集》）

连翘　金银花　鲜竹叶　薄荷　牛蒡子　绿豆衣　生地黄　知母

二十一画

麝香散（《喉症全科紫珍集》）

麝香　冰片　黄连

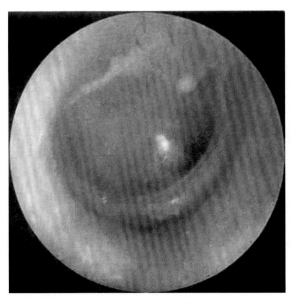

彩图 1　正常鼓膜

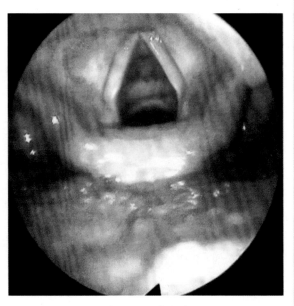

彩图 2　正常喉腔

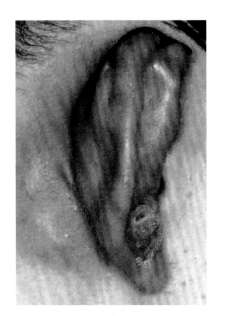

彩图 3　断耳疮

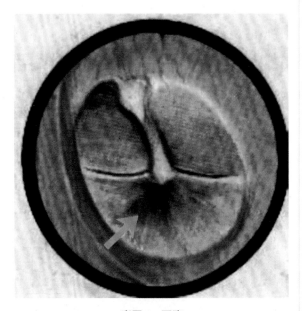

彩图 4　耳胀
（鼓室积液）

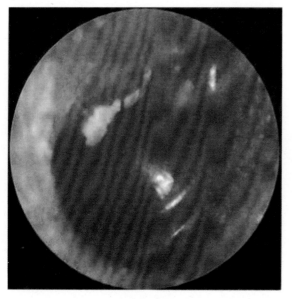

彩图 5　脓耳

（风热外侵型，鼓膜充血）

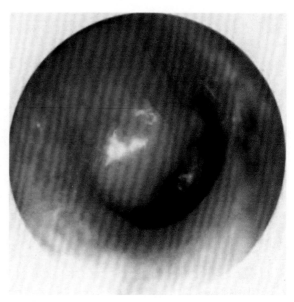

彩图 6　脓耳

（肝胆湿热型，鼓膜充血、膨隆）

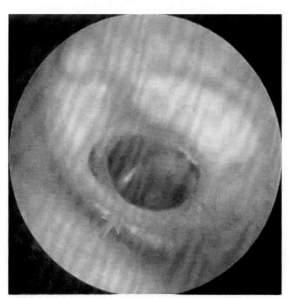

彩图 7　脓耳

（脾虚湿困型，鼓膜大穿孔及钙化斑）

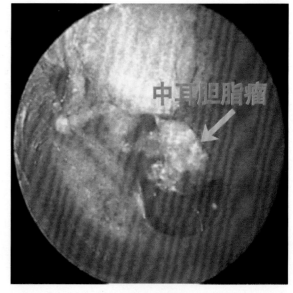

彩图 8　脓耳

（肾元亏损型，鼓膜边缘性穿孔及胆脂瘤）

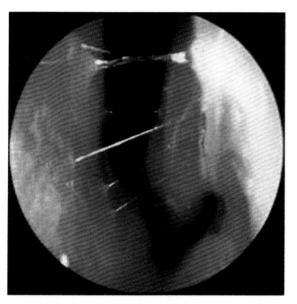

彩图 9　伤风鼻塞

（风热外袭型）

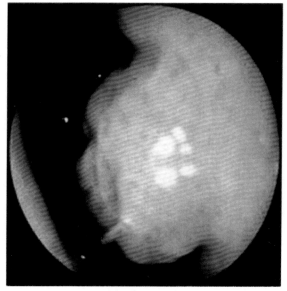

彩图 10　鼻窒

（气滞血瘀型）

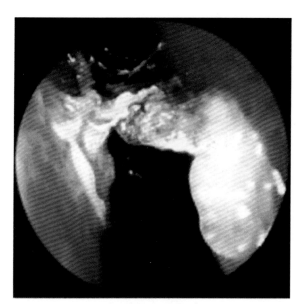

彩图 11　鼻槁

（肺肾阴虚型）

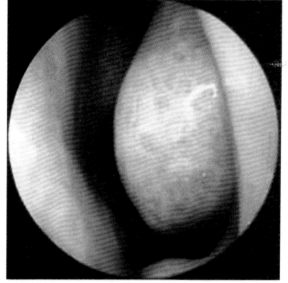

彩图 12　鼻衄

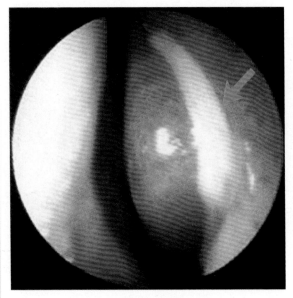

彩图 13 鼻渊

（中鼻道脓性分泌物）

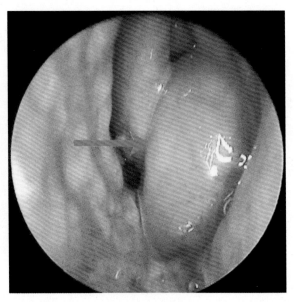

彩图 14 鼻息肉

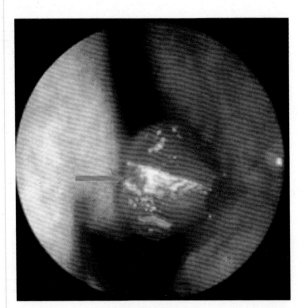

彩图 15 鼻异物

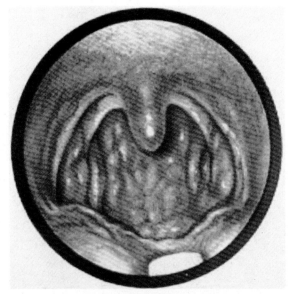

彩图 16 喉痹

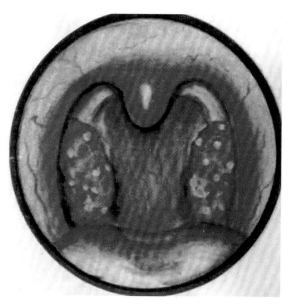

彩图 17　乳蛾

（肺胃热盛型）

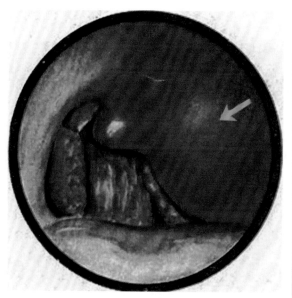

彩图 18　喉关痈

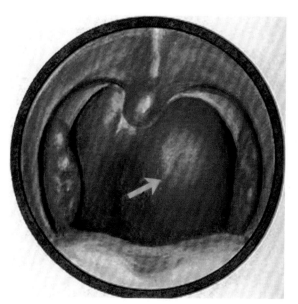

彩图 19　里喉痈

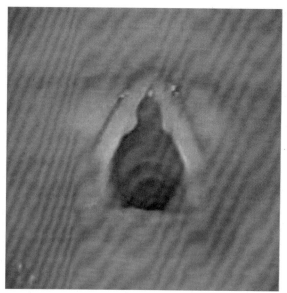

彩图 20　喉瘤

（血瘀痰凝型，双声带小结）

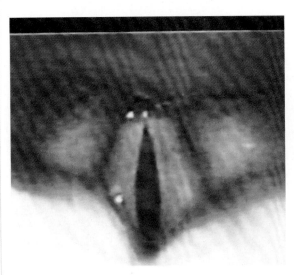

彩图 21　喉瘖

（肺脾气虚型，声门闭合不全）

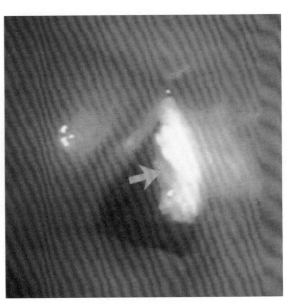

彩图 22　喉乳头状瘤

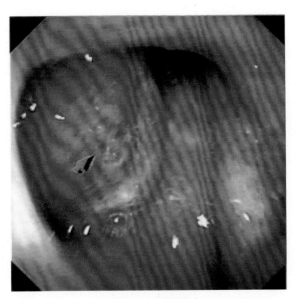

彩图 23　鼻咽癌

全国中医药行业高等教育"十四五"规划教材

全国高等中医药院校规划教材（第十一版）

教材目录（第一批）

注：凡标☆号者为"核心示范教材"。

（一）中医学类专业

序号	书名	主编		主编所在单位	
1	中国医学史	郭宏伟	徐江雁	黑龙江中医药大学	河南中医药大学
2	医古文	王育林	李亚军	北京中医药大学	陕西中医药大学
3	大学语文	黄作阵		北京中医药大学	
4	中医基础理论☆	郑洪新	杨柱	辽宁中医药大学	贵州中医药大学
5	中医诊断学☆	李灿东	方朝义	福建中医药大学	河北中医学院
6	中药学☆	钟赣生	杨柏灿	北京中医药大学	上海中医药大学
7	方剂学☆	李冀	左铮云	黑龙江中医药大学	江西中医药大学
8	内经选读☆	翟双庆	黎敬波	北京中医药大学	广州中医药大学
9	伤寒论选读☆	王庆国	周春祥	北京中医药大学	南京中医药大学
10	金匮要略☆	范永升	姜德友	浙江中医药大学	黑龙江中医药大学
11	温病学☆	谷晓红	马健	北京中医药大学	南京中医药大学
12	中医内科学☆	吴勉华	石岩	南京中医药大学	辽宁中医药大学
13	中医外科学☆	陈红风		上海中医药大学	
14	中医妇科学☆	冯晓玲	张婷婷	黑龙江中医药大学	上海中医药大学
15	中医儿科学☆	赵霞	李新民	南京中医药大学	天津中医药大学
16	中医骨伤科学☆	黄桂成	王拥军	南京中医药大学	上海中医药大学
17	中医眼科学	彭清华		湖南中医药大学	
18	中医耳鼻咽喉科学	刘蓬		广州中医药大学	
19	中医急诊学☆	刘清泉	方邦江	首都医科大学	上海中医药大学
20	中医各家学说☆	尚力	戴铭	上海中医药大学	广西中医药大学
21	针灸学☆	梁繁荣	王华	成都中医药大学	湖北中医药大学
22	推拿学☆	房敏	王金贵	上海中医药大学	天津中医药大学
23	中医养生学	马烈光	章德林	成都中医药大学	江西中医药大学
24	中医药膳学	谢梦洲	朱天民	湖南中医药大学	成都中医药大学
25	中医食疗学	施洪飞	方泓	南京中医药大学	上海中医药大学
26	中医气功学	章文春	魏玉龙	江西中医药大学	北京中医药大学
27	细胞生物学	赵宗江	高碧珍	北京中医药大学	福建中医药大学

序号	书名	主编		主编所在单位	
28	人体解剖学	邵水金		上海中医药大学	
29	组织学与胚胎学	周忠光	汪涛	黑龙江中医药大学	天津中医药大学
30	生物化学	唐炳华		北京中医药大学	
31	生理学	赵铁建	朱大诚	广西中医药大学	江西中医药大学
32	病理学	刘春英	高维娟	辽宁中医药大学	河北中医学院
33	免疫学基础与病原生物学	袁嘉丽	刘永琦	云南中医药大学	甘肃中医药大学
34	预防医学	史周华		山东中医药大学	
35	药理学	张硕峰	方晓艳	北京中医药大学	河南中医药大学
36	诊断学	詹华奎		成都中医药大学	
37	医学影像学	侯键	许茂盛	成都中医药大学	浙江中医药大学
38	内科学	潘涛	戴爱国	南京中医药大学	湖南中医药大学
39	外科学	谢建兴		广州中医药大学	
40	中西医文献检索	林丹红	孙玲	福建中医药大学	湖北中医药大学
41	中医疫病学	张伯礼	吕文亮	天津中医药大学	湖北中医药大学
42	中医文化学	张其成	臧守虎	北京中医药大学	山东中医药大学

（二）针灸推拿学专业

序号	书名	主编		主编所在单位	
43	局部解剖学	姜国华	李义凯	黑龙江中医药大学	南方医科大学
44	经络腧穴学☆	沈雪勇	刘存志	上海中医药大学	北京中医药大学
45	刺法灸法学☆	王富春	岳增辉	长春中医药大学	湖南中医药大学
46	针灸治疗学☆	高树中	冀来喜	山东中医药大学	山西中医药大学
47	各家针灸学说	高希言	王威	河南中医药大学	辽宁中医药大学
48	针灸医籍选读	常小荣	张建斌	湖南中医药大学	南京中医药大学
49	实验针灸学	郭义		天津中医药大学	
50	推拿手法学☆	周运峰		河南中医药大学	
51	推拿功法学☆	吕立江		浙江中医药大学	
52	推拿治疗学☆	井夫杰	杨永刚	山东中医药大学	长春中医药大学
53	小儿推拿学	刘明军	邰先桃	长春中医药大学	云南中医药大学

（三）中西医临床医学专业

序号	书名	主编		主编所在单位	
54	中外医学史	王振国	徐建云	山东中医药大学	南京中医药大学
55	中西医结合内科学	陈志强	杨文明	河北中医学院	安徽中医药大学
56	中西医结合外科学	何清湖		湖南中医药大学	
57	中西医结合妇产科学	杜惠兰		河北中医学院	
58	中西医结合儿科学	王雪峰	郑健	辽宁中医药大学	福建中医药大学
59	中西医结合骨伤科学	詹红生	刘军	上海中医药大学	广州中医药大学
60	中西医结合眼科学	段俊国	毕宏生	成都中医药大学	山东中医药大学
61	中西医结合耳鼻咽喉科学	张勤修	陈文勇	成都中医药大学	广州中医药大学
62	中西医结合口腔科学	谭劲		湖南中医药大学	

（四）中药学类专业

序号	书　名	主　编		主编所在单位	
63	中医学基础	陈　晶	程海波	黑龙江中医药大学	南京中医药大学
64	高等数学	李秀昌	邵建华	长春中医药大学	上海中医药大学
65	中医药统计学	何　雁		江西中医药大学	
66	物理学	章新友	侯俊玲	江西中医药大学	北京中医药大学
67	无机化学	杨怀霞	吴培云	河南中医药大学	安徽中医药大学
68	有机化学	林　辉		广州中医药大学	
69	分析化学（上）（化学分析）	张　凌		江西中医药大学	
70	分析化学（下）（仪器分析）	王淑美		广东药科大学	
71	物理化学	刘　雄	王颖莉	甘肃中医药大学	山西中医药大学
72	临床中药学☆	周祯祥	唐德才	湖北中医药大学	南京中医药大学
73	方剂学	贾　波	许二平	成都中医药大学	河南中医药大学
74	中药药剂学☆	杨　明		江西中医药大学	
75	中药鉴定学☆	康廷国	闫永红	辽宁中医药大学	北京中医药大学
76	中药药理学☆	彭　成		成都中医药大学	
77	中药拉丁语	李　峰	马　琳	山东中医药大学	天津中医药大学
78	药用植物学☆	刘春生	谷　巍	北京中医药大学	南京中医药大学
79	中药炮制学☆	钟凌云		江西中医药大学	
80	中药分析学☆	梁生旺	张　彤	广东药科大学	上海中医药大学
81	中药化学☆	匡海学	冯卫生	黑龙江中医药大学	河南中医药大学
82	中药制药工程原理与设备	周长征		山东中医药大学	
83	药事管理学☆	刘红宁		江西中医药大学	
84	本草典籍选读	彭代银	陈仁寿	安徽中医药大学	南京中医药大学
85	中药制药分离工程	朱卫丰		江西中医药大学	
86	中药制药设备与车间设计	李　正		天津中医药大学	
87	药用植物栽培学	张永清		山东中医药大学	
88	中药资源学	马云桐		成都中医药大学	
89	中药产品与开发	孟宪生		辽宁中医药大学	
90	中药加工与炮制学	王秋红		广东药科大学	
91	人体形态学	武煜明	游言文	云南中医药大学	河南中医药大学
92	生理学基础	于远望		陕西中医药大学	
93	病理学基础	王　谦		北京中医药大学	

（五）护理学专业

序号	书　名	主　编		主编所在单位	
94	中医护理学基础	徐桂华	胡　慧	南京中医药大学	湖北中医药大学
95	护理学导论	穆　欣	马小琴	黑龙江中医药大学	浙江中医药大学
96	护理学基础	杨巧菊		河南中医药大学	
97	护理专业英语	刘红霞	刘　娅	北京中医药大学	湖北中医药大学
98	护理美学	余雨枫		成都中医药大学	
99	健康评估	阚丽君	张玉芳	黑龙江中医药大学	山东中医药大学

序号	书名	主编		主编所在单位	
100	护理心理学	郝玉芳		北京中医药大学	
101	护理伦理学	崔瑞兰		山东中医药大学	
102	内科护理学	陈燕	孙志岭	湖南中医药大学	南京中医药大学
103	外科护理学	陆静波	蔡恩丽	上海中医药大学	云南中医药大学
104	妇产科护理学	冯进	王丽芹	湖南中医药大学	黑龙江中医药大学
105	儿科护理学	肖洪玲	陈偶英	安徽中医药大学	湖南中医药大学
106	五官科护理学	喻京生		湖南中医药大学	
107	老年护理学	王燕	高静	天津中医药大学	成都中医药大学
108	急救护理学	吕静	卢根娣	长春中医药大学	上海中医药大学
109	康复护理学	陈锦秀	汤继芹	福建中医药大学	山东中医药大学
110	社区护理学	沈翠珍	王诗源	浙江中医药大学	山东中医药大学
111	中医临床护理学	裘秀月	刘建军	浙江中医药大学	江西中医药大学
112	护理管理学	全小明	柏亚妹	广州中医药大学	南京中医药大学
113	医学营养学	聂宏	李艳玲	黑龙江中医药大学	天津中医药大学

（六）公共课

序号	书名	主编		主编所在单位	
114	中医学概论	储全根	胡志希	安徽中医药大学	湖南中医药大学
115	传统体育	吴志坤	邵玉萍	上海中医药大学	湖北中医药大学
116	科研思路与方法	刘涛	商洪才	南京中医药大学	北京中医药大学

（七）中医骨伤科学专业

序号	书名	主编		主编所在单位	
117	中医骨伤科学基础	李楠	李刚	福建中医药大学	山东中医药大学
118	骨伤解剖学	侯德才	姜国华	辽宁中医药大学	黑龙江中医药大学
119	骨伤影像学	栾金红	郭会利	黑龙江中医药大学	河南中医药大学洛阳平乐正骨学院
120	中医正骨学	冷向阳	马勇	长春中医药大学	南京中医药大学
121	中医筋伤学	周红海	于栋	广西中医药大学	北京中医药大学
122	中医骨病学	徐展望	郑福增	山东中医药大学	河南中医药大学
123	创伤急救学	毕荣修	李无阴	山东中医药大学	河南中医药大学洛阳平乐正骨学院
124	骨伤手术学	童培建	曾意荣	浙江中医药大学	广州中医药大学

（八）中医养生学专业

序号	书名	主编		主编所在单位	
125	中医养生文献学	蒋力生	王平	江西中医药大学	湖北中医药大学
126	中医治未病学概论	陈涤平		南京中医药大学	